Torsten B. Moeller, Emil Reif

Pocket Atlas of Sectional Anatomy

Volume II: Thorax, Heart, Abdomen, and Pelvis

Computed Tomography and Magnetic Resonance Imaging

(4th edition)

CT与MRI袖珍断层解剖图谱

第2卷：胸、心、腹、盆腔

（第4版）

主　编〔德〕托斯坦·B.穆勒
　　　　　　　埃米尔·赖夫

主　译　李新华　王晓冬　翟　宁

主　审　薛蕴菁

天津出版传媒集团

天津科技翻译出版有限公司

著作权合同登记号:图字:02-2014-109

图书在版编目(CIP)数据

CT与MRI袖珍断层解剖图谱. 第2卷, 胸、心、腹、盆腔 / (德) 穆勒 (Moeller, T. B.), (德) 赖夫 (Reif, E.) 主编; 李新华等译. —天津: 天津科技翻译出版有限公司, 2015.9 (2024.11重印)

书名原文: Pocket Atlas of Sectional Anatomy Volume Ⅱ: Thorax, Heart, Abdomen, and Pelvis—Computed Tomography and Magnetic Resonance Imaging (4/e)

ISBN 978-7-5433-3539-4

Ⅰ. ①C… Ⅱ. ①穆… ②赖… ③李… Ⅲ. ①计算机X线扫描体层摄影-断面解剖学-图谱 ②核磁共振成像-断面解剖学-图谱 Ⅳ. ①R814.42-64 ②R445.2-64

中国版本图书馆CIP数据核字(2015)第211765号

Original title:

Pocket Atlas of Sectional Anatomy, Volume Ⅱ: Thorax, Heart, Abdomen and Pelvis, 4/e by Torsten B. Moeller and Emil Reif.

Illustrators: Torsten B. Moeller, Dillingen/Saarlouis, Germany; Gay and Sender, Bremen, Germany.

Cover design was inspired by Thieme Publishing Group.

授权单位: Georg Thieme Verlag KG.
出　　版: 天津科技翻译出版有限公司
出 版 人: 方　艳
地　　址: 天津市南开区白堤路244号
邮政编码: 300192
电　　话: (022)87894896
传　　真: (022)87895650
网　　址: www.tsttpc.com
印　　刷: 天津新华印务有限公司
发　　行: 全国新华书店
版本记录: 635×940　32开本　11印张　360千字
2015年9月第1版　2024年11月第2次印刷
定价:98.00元

(如发现印装问题,可与出版社调换)

译者名单

主　译

李新华（滨州医学院附属医院无棣医院）

王晓冬（济南市长清区人民医院）

翟　宁（济宁医学院附属医院）

主　审

薛蕴菁（福建医科大学附属协和医院）

译　者（以姓氏拼音为序）

李新华（滨州医学院附属医院无棣医院）

王晓冬（济南市长清区人民医院）

翟　宁（济宁医学院附属医院）

张　振（滨州医学院附属医院无棣医院）

宗先金（滨州医学院附属医院无棣医院）

中文版前言

在平时工作中,对于影像断层解剖的理解,大多停留在一些大的框架上,对一些小的细微解剖往往不求甚解或者一带而过。当看到《CT 与 MRI 袖珍断层解剖图谱》一书时,里面精细的线图和精美的影像图像立即吸引了我,遂作为手头查阅精细解剖的工具书。但由于该书为英文图书,书中有些英文词汇相对生僻,不便于查阅,于是有了把它翻译成中文的想法。起初以为这是件简单的事情,书中需要翻译的仅仅是单个解剖词汇,无需语法方面的遣词造句和揣摩,更不用讲究“信达雅”,但在翻译过程中发现,由于东西方观念的不同,解剖学名词并不完全一一对应,对于不熟悉的词汇还要查阅中文解剖书,遇到生疏的解剖区域还要了解其相关的功能,因此翻译此书相当于重新系统地学习了一遍解剖学。由于本人才疏学浅,于是邀请山东省济南市长清区人民医院的王晓冬主任、济宁医学院附属医院的翟宁主治医师以及本院的张振主治医师、宗先金技师参与翻译工作,并邀请福建医科大学附属协和医院的薛蕴菁主任担任主审,以保证书稿翻译质量,尽最大努力服务于同仁。对于译本中存在的错误和失误,衷心恳请读者多多斧正。

李新华

2014 年 12 月

前　言

医学在不断发展,影像学也不例外。如同 CT 或 MRI 用于心血管成像一样,多层螺旋 CT 已经成为常规成像诊断方法。新版的袖珍解剖图谱根据这些发展,在横断面图像的基础上,增补了胸腹部 CT 的矢状面、冠状面图像。在血管成像中,尤其是盆腔与下肢血管成像,多角度成像已成为成像标准。因此,在“MR 特殊检查”和“MR 血管造影”章节中,有更多的篇幅展示血管成像。

当然,高分辨率断层图像可以显示更丰富的图像细节。彩色线图更有助于我们识别解剖结构。本书中采用同一颜色标示同一解剖结构,便于读者识别血管、神经、肌肉、液体或某一器官。不同的颜色也用于区分不同的肌群。颜色的选择请参见袖珍断层解剖图谱第 3 卷:下肢、关节和脊柱。

我们仍沿用以前的排版方式(采用对开方式显示 CT 或 MR 图像与对应的彩色线图),并提供定位图。肺段、肝段和淋巴结组在封底内页列出,如同依据美国心脏协会的标准进行心血管的解剖和临床常规分段一样,纵隔淋巴结的分类以美国癌症联合委员会和国际癌症控制分类系统对肺癌的控制分类和淋巴结组的颜色分类为标准。

与之前的几个版本一样,所有的修改和增补离不开支持者的大力协助。在此,我们深切感谢技术人员 Silke Köhl,Sabine Mattil,Stefanie Müller,Brigitte Schild 和 Biggi Pieles,西门子公司的 Michaela Martin 和 Bernhard Klueh,以及我的同事 Eberhard Bauer 和 Christoph Buntru 的热情支持,感谢他们提供的高质量、高分辨率的 CT 图像。

一如既往,我们在细节方面付出了努力,衷心希望得到广大读者的认可。

托斯坦·B.穆勒

埃米尔·赖夫

谨以此书献给我的孩子们，

特别是 Jamie，Rick 和 Bill，

并希望她们和 Shawn，Krista，Kayla 婚姻幸福！

目　　录

胸部

腹部

盆腔

MR 特殊检查

MR 血管造影

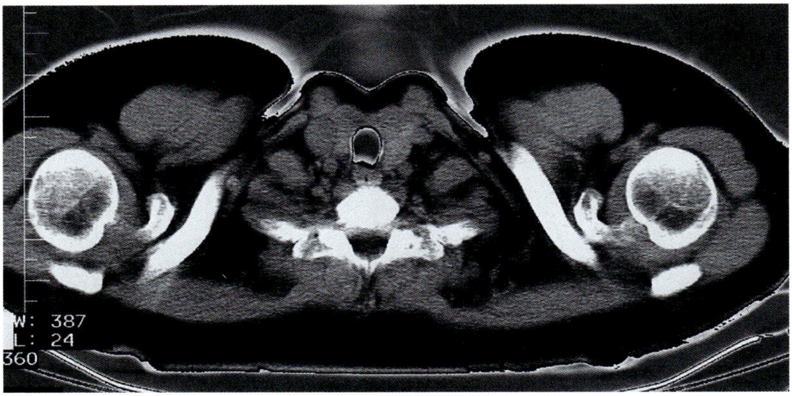

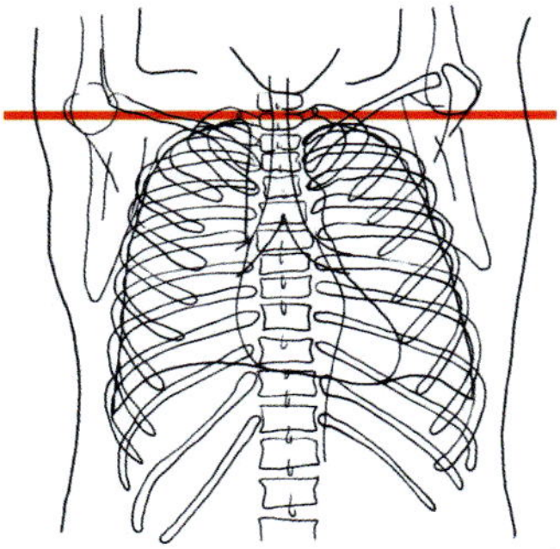

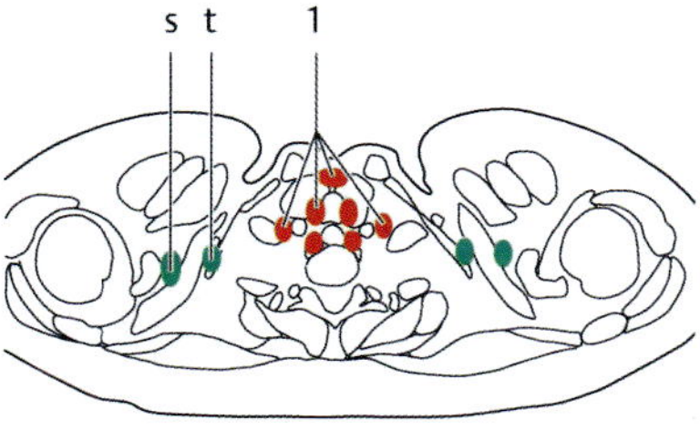

● ● = 淋巴结(见封底内页)

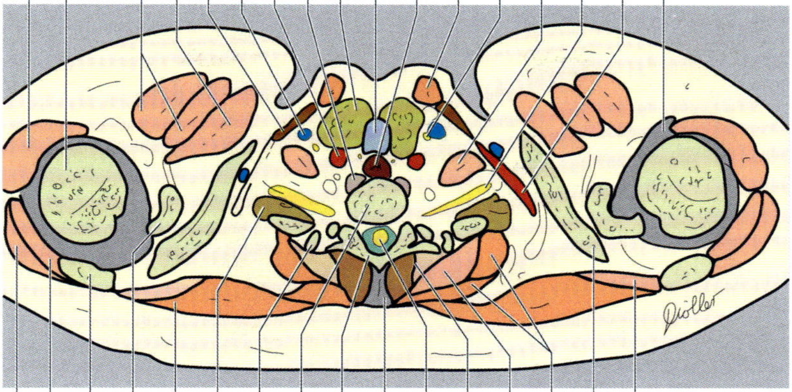

1	三角肌	17	关节囊与囊韧带
2	肱骨头	18	冈下肌
3	胸大肌	19	肩胛冈
4	胸小肌	20	肩胛骨喙突
5	胸骨甲状肌	21	斜方肌
6	颈内静脉	22	中、后斜角肌
7	颈内动脉	23	肋椎关节(第 1 肋)
8	颈长肌	24	椎体(第 1 胸椎)
9	甲状腺	25	椎板
10	气管	26	棘上韧带
11	食管	27	脊髓
12	胸锁乳突肌	28	竖脊肌内侧束
13	迷走神经	29	前锯肌
14	前斜角肌	30	菱形肌
15	臂丛	31	锁骨
16	锁骨下动脉	32	冈上肌

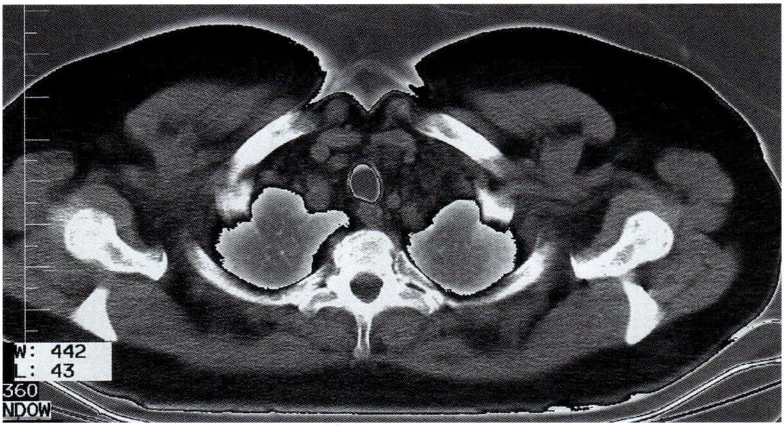

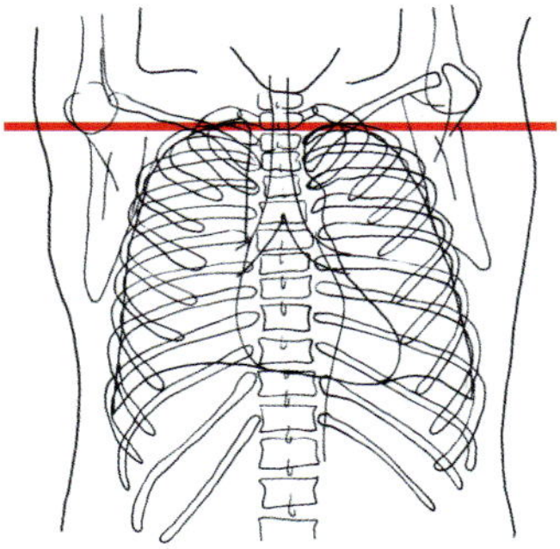

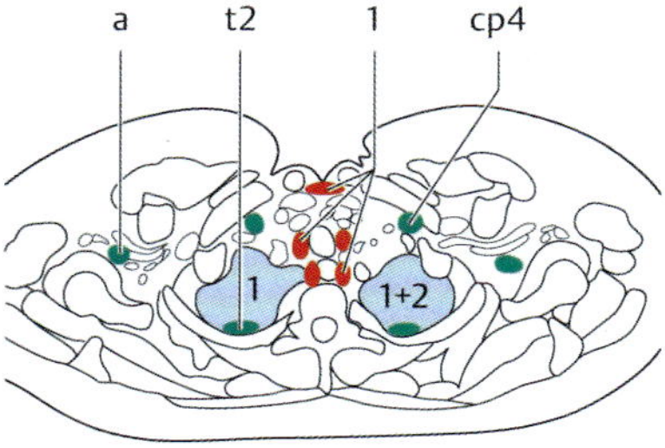

右肺

1 上叶尖段

左肺

1+2 上叶尖后段

● ● = 淋巴结(见封底内页)

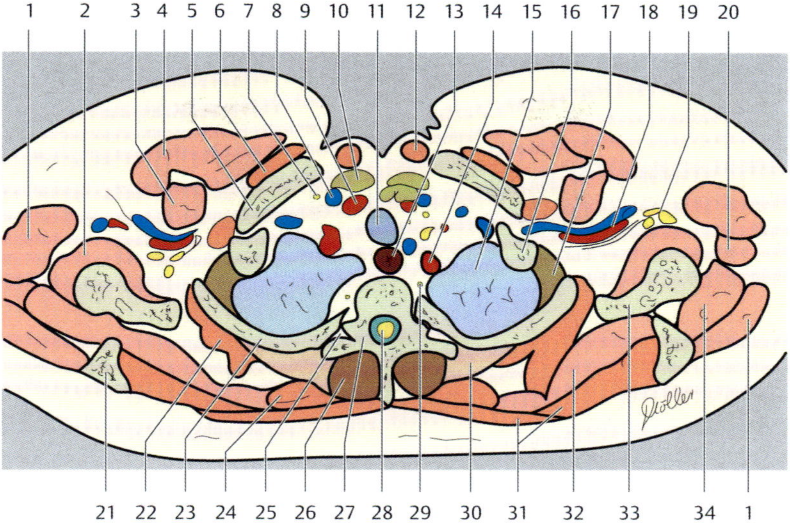

1　三角肌
2　肩胛下肌
3　胸小肌
4　胸大肌
5　锁骨
6　锁骨下肌
7　迷走神经
8　颈内静脉
9　颈内动脉
10　甲状腺
11　气管
12　胸锁乳突肌
13　食管
14　锁骨下动脉
15　左肺
16　第 1 肋
17　肋间肌
18　锁骨下动、静脉
19　臂丛
20　大圆肌与背阔肌
21　肩胛冈
22　前锯肌
23　第 2 肋
24　菱形肌内侧束
25　肋椎关节
26　竖脊肌内侧束
27　第 2 胸椎体
28　脊髓
29　交感干
30　竖脊肌外侧束
31　斜方肌
32　冈上肌
33　肩胛骨
34　冈下肌

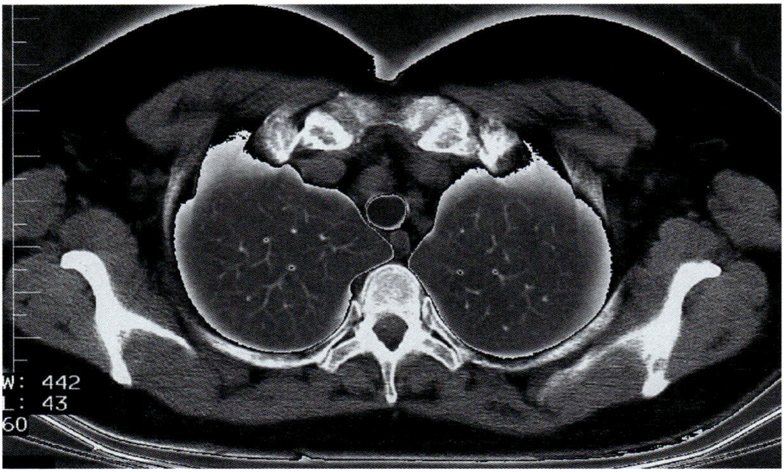

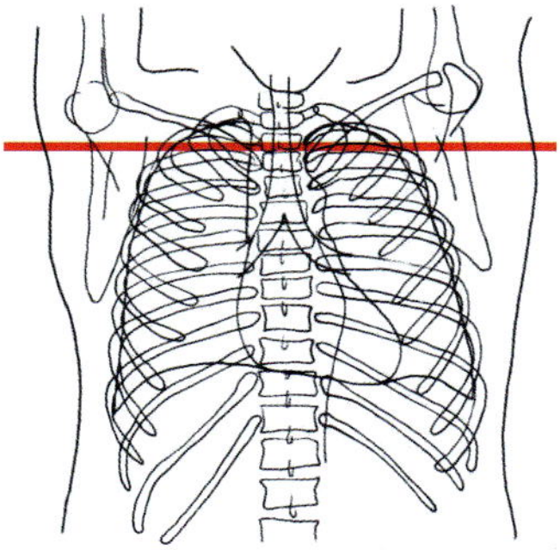

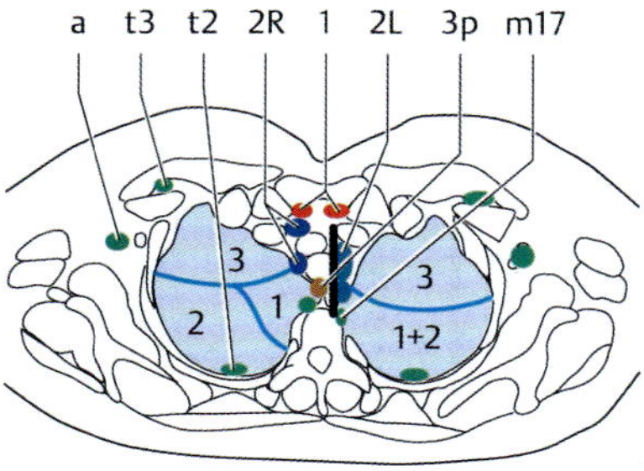

右肺

1 上叶尖段

2 上叶后段

3 上叶前段

左肺

1+2 上叶尖后段

3 上叶前段

● ● ● = 淋巴结

● ● (见封底内页)

—— = 肺段分界

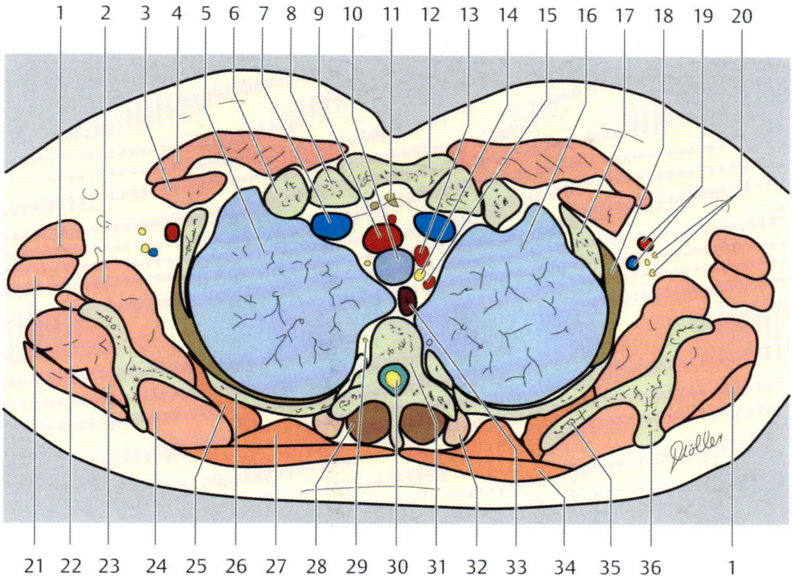

1 三角肌
2 肩胛下肌
3 胸小肌
4 胸大肌
5 右肺
6 第1肋
7 头臂静脉
8 锁骨
9 头臂干
10 气管
11 胸腺
12 胸骨柄
13 左颈总动脉
14 喉返神经
15 左锁骨下动脉
16 左肺
17 第2肋
18 肋间肌
19 腋动、静脉
20 臂丛
21 大圆肌与背阔肌
22 肱三头肌长头
23 冈下肌
24 冈上肌
25 前锯肌
26 第3肋
27 菱形肌
28 竖脊肌内侧束
29 交感神经干
30 脊髓
31 胸椎体
32 竖脊肌外侧束
33 食管
34 斜方肌
35 肩胛骨
36 肩胛冈

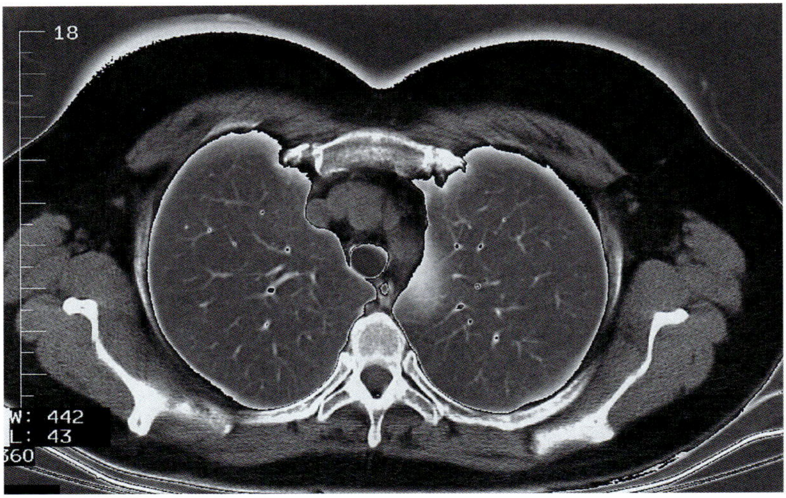

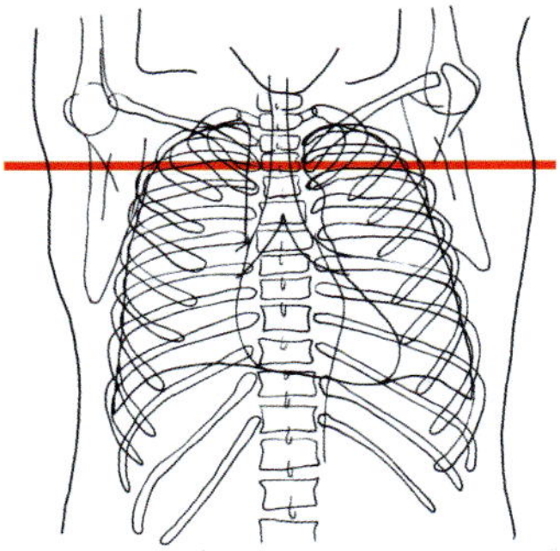

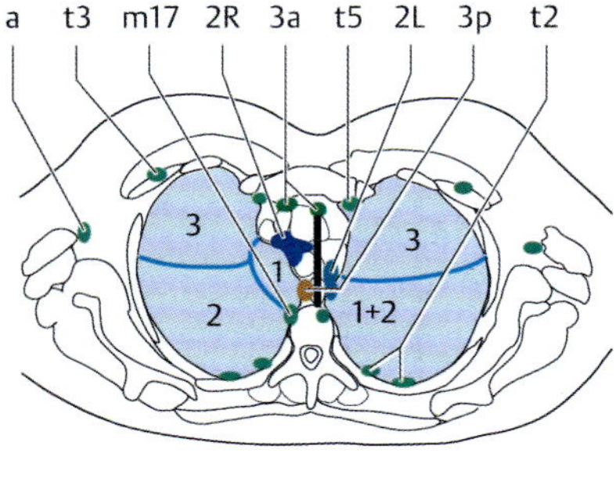

右肺
2 上叶后段
3 上叶前段

左肺
1+2 上叶尖后段
3 上叶前段

= 淋巴结（见封底内页）
= 肺段分界

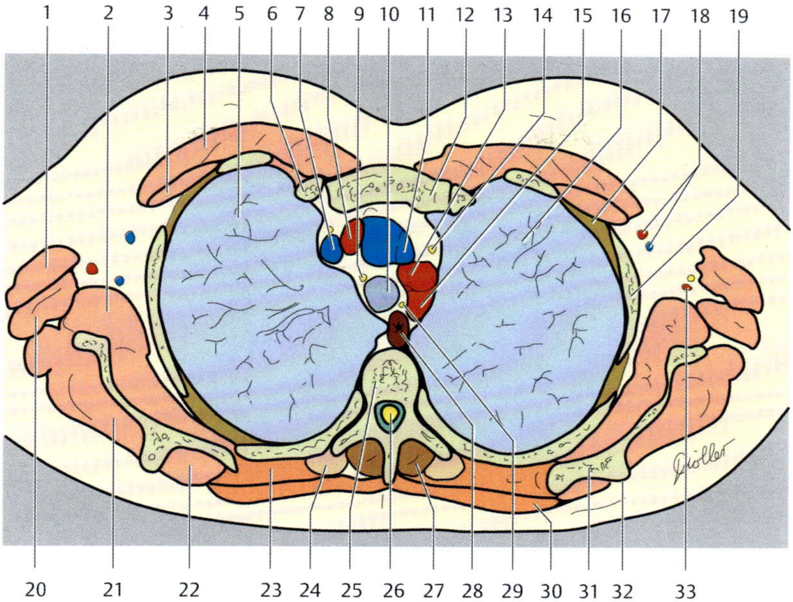

1 三角肌
2 肩胛下肌
3 胸小肌
4 胸大肌
5 右肺
6 第1肋
7 右头臂静脉
8 头臂干
9 迷走神经
10 气管
11 左头臂静脉
12 胸骨柄
13 左颈总动脉
14 膈神经
15 左锁骨下动脉
16 左肺
17 肋间肌
18 腋动、静脉
19 第3肋
20 大圆肌与背阔肌
21 冈下肌
22 冈上肌
23 大菱形肌
24 竖脊肌外侧束
25 第3胸椎体
26 脊髓(胸段)
27 竖脊肌内侧束
28 食管
29 喉返神经
30 斜方肌
31 肩胛骨
32 肩胛冈
33 胸背动脉

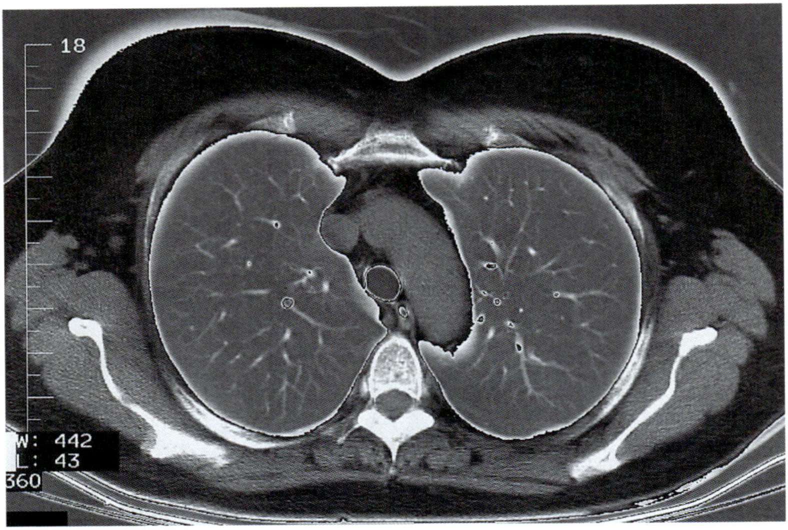

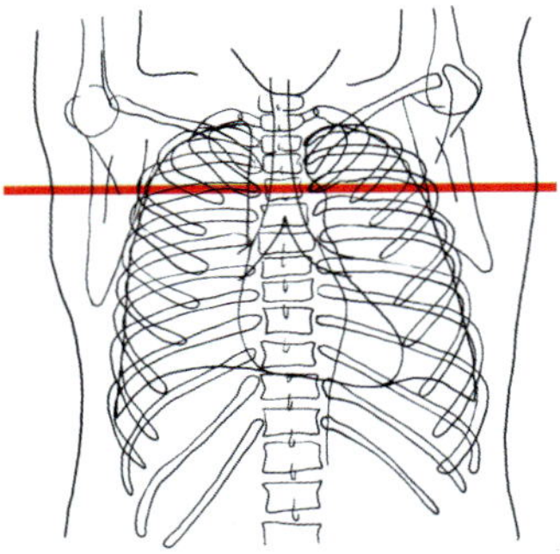

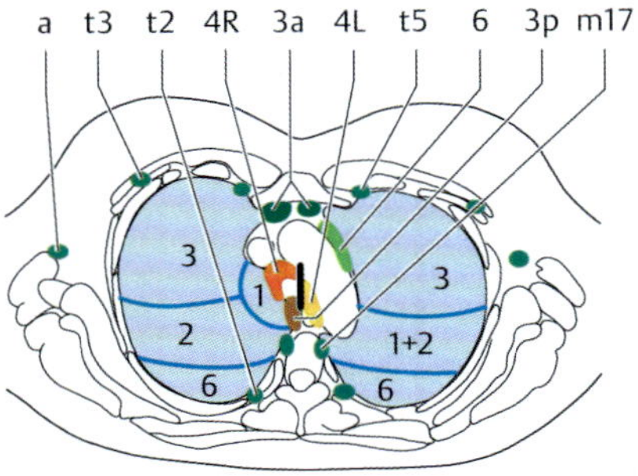

右肺

2 上叶后段

3 上叶前段

6 下叶上段

左肺

1+2 上叶尖后段

3 上叶前段

6 下叶上段

● ● ● ● = 淋巴结（见封底内页）

—— = 肺段分界

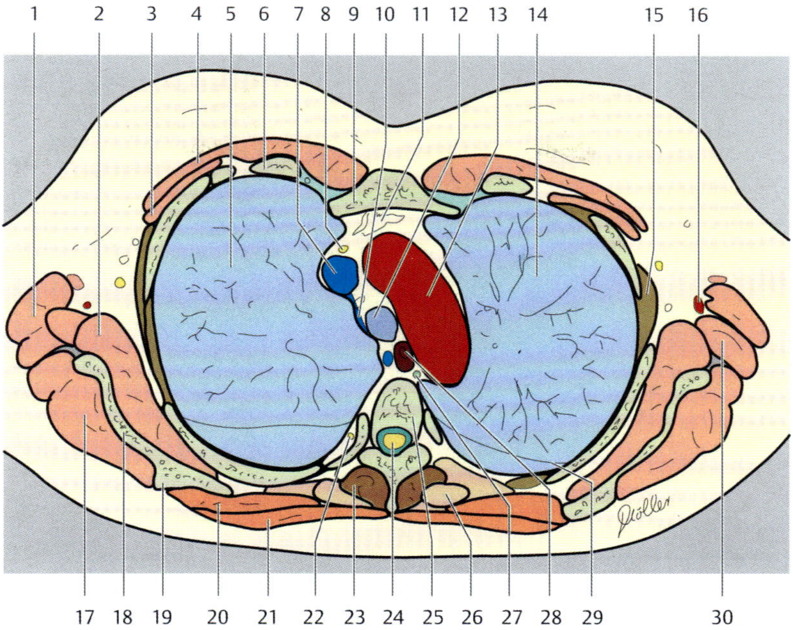

1	背阔肌
2	肩胛下肌
3	胸小肌
4	胸大肌
5	右肺
6	第2肋
7	右头臂静脉
8	膈神经
9	胸骨柄
10	奇静脉
11	胸腺
12	气管
13	主动脉弓
14	左肺
15	肋间肌
16	胸背动脉
17	冈下肌
18	肩胛骨
19	肩胛冈
20	大菱形肌
21	斜方肌
22	交感干
23	竖脊肌内侧束
24	脊髓
25	第4胸椎体
26	竖脊肌外侧束
27	胸导管
28	食管
29	斜裂
30	大圆肌

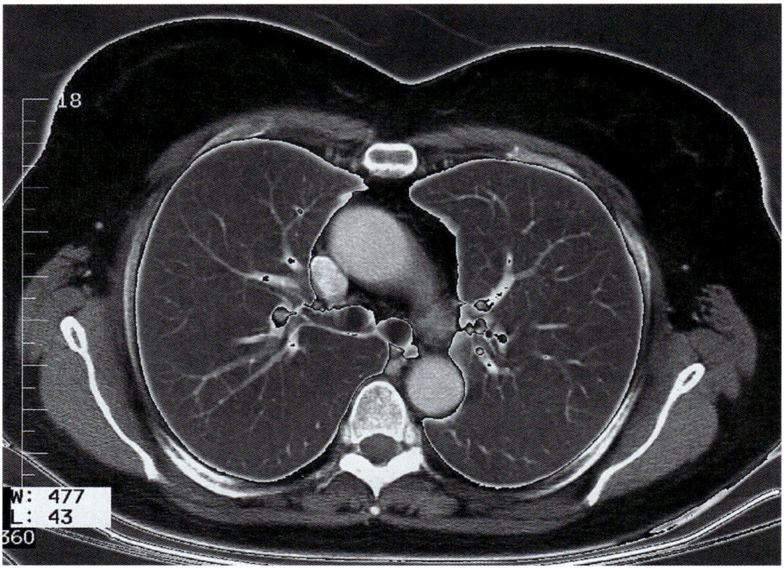

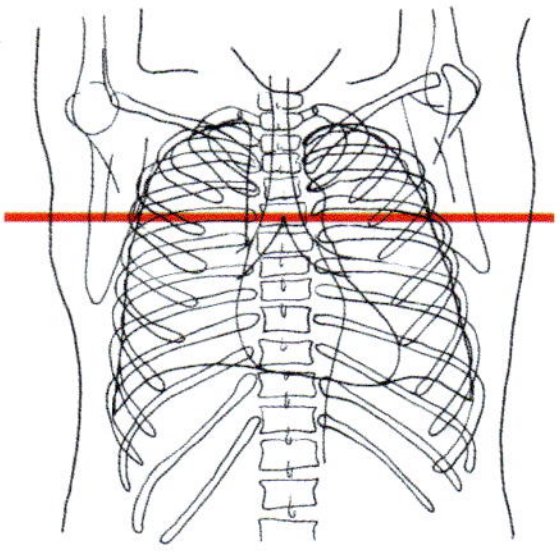

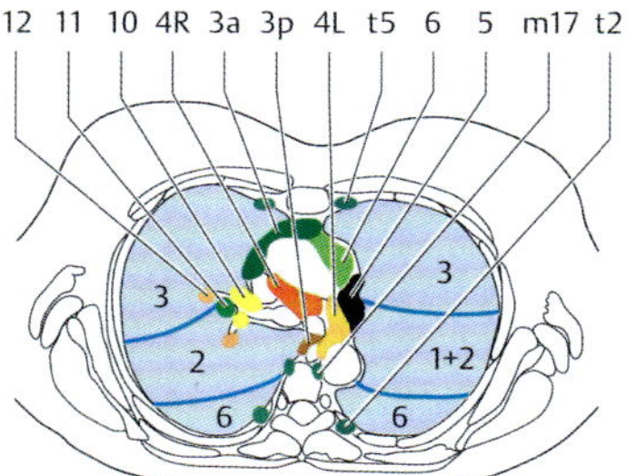

右肺

2 上叶后段

3 上叶前段

6 下叶上段

左肺

1+2 上叶尖后段

3 上叶前段

6 下叶上段

● ● ● ● = 淋巴结

● ● ● ● （见封底内页）

—— = 肺段分界

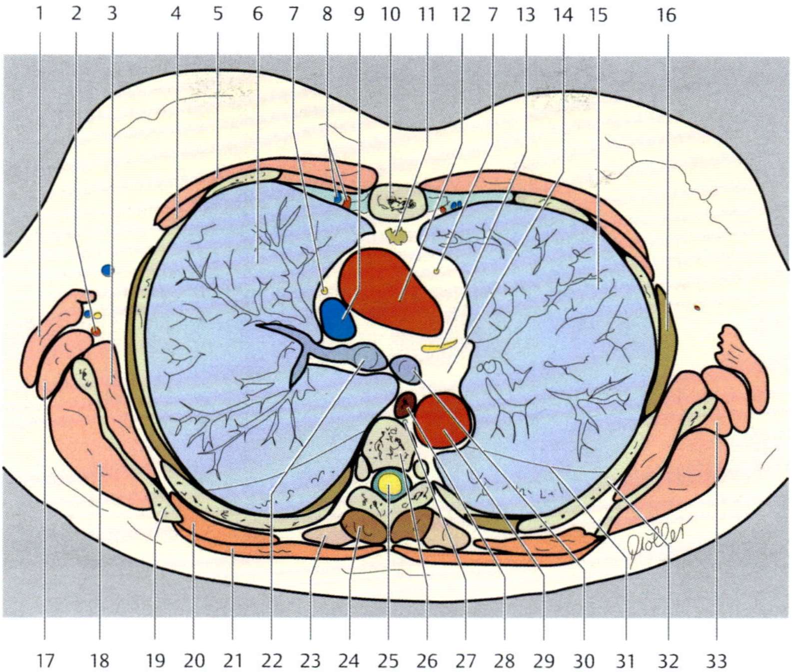

1 背阔肌
2 胸背动脉
3 肩胛下肌
4 胸小肌
5 胸大肌
6 右肺
7 膈神经
8 胸廓内动、静脉
9 上腔静脉
10 胸骨体
11 胸腺
12 升主动脉
13 喉返神经
14 主肺动脉窗
15 左肺
16 肋间肌
17 大圆肌
18 冈下肌
19 肩胛骨
20 大菱形肌
21 斜方肌
22 右主支气管
23 竖脊肌外侧束
24 竖脊肌内侧束
25 脊髓
26 第5胸椎体
27 胸导管
28 食管
29 降主动脉
30 左主支气管
31 斜裂
32 第5肋
33 小圆肌

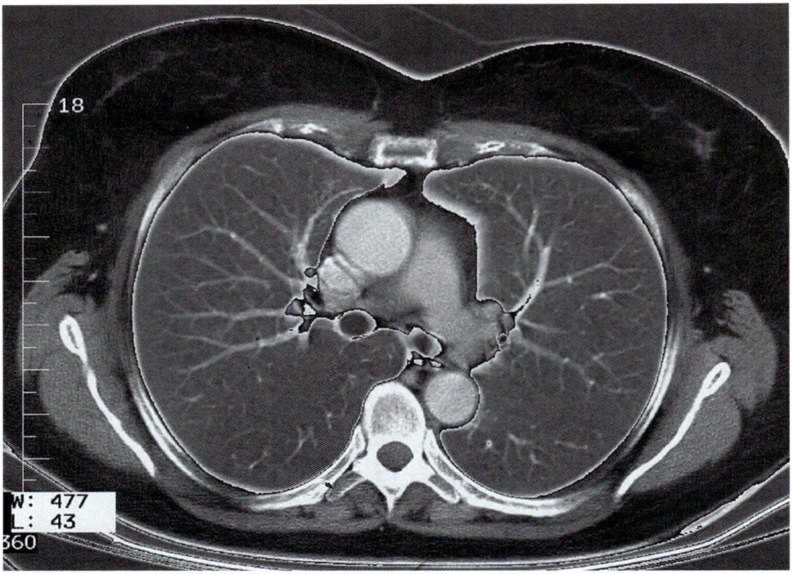

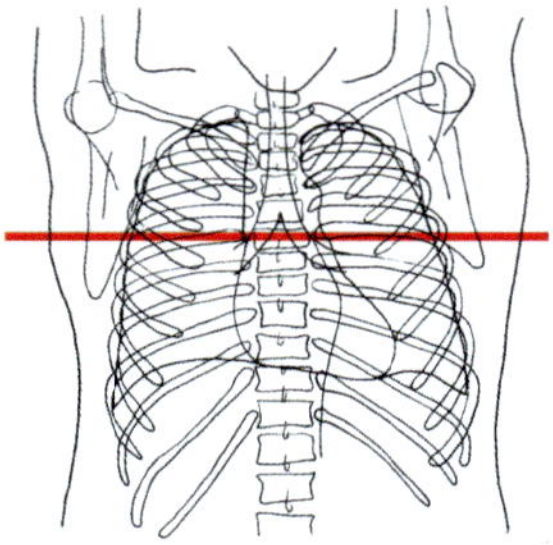

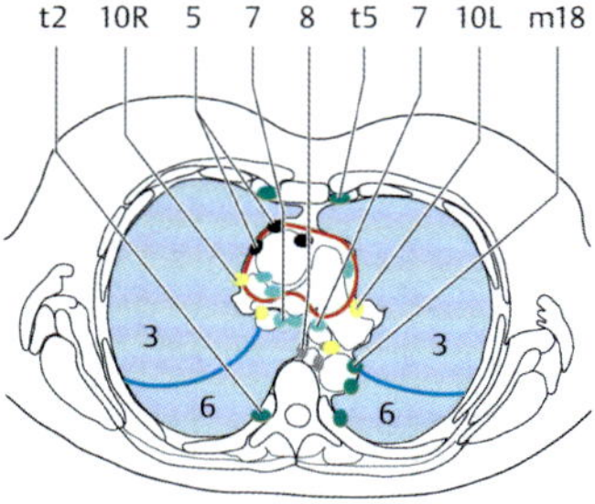

右肺
3 上叶前段
6 下叶上段

左肺
3 上叶前段
6 下叶上段

● ● ● =淋巴结
● ● （见封底内页）
=肺段分界
=心包

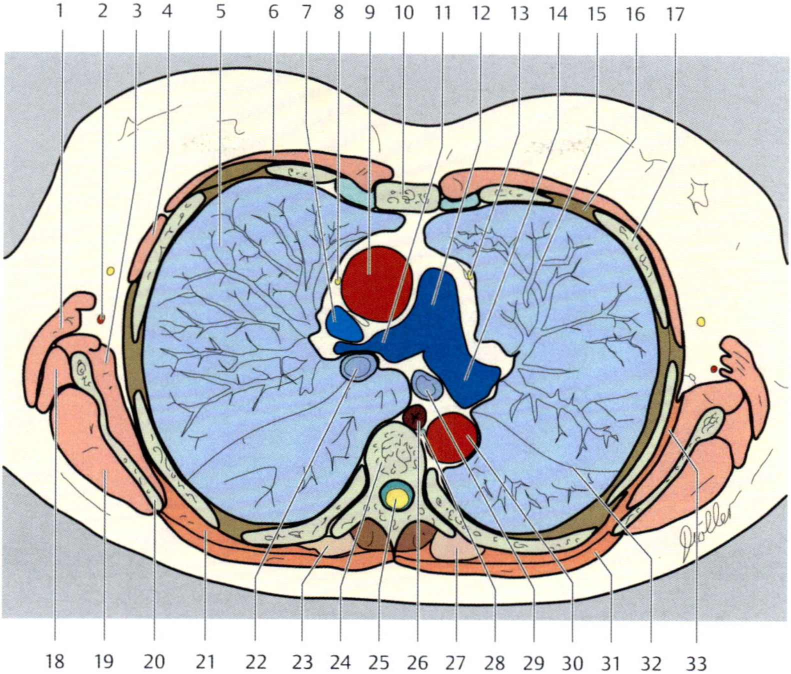

1 背阔肌
2 胸背动脉
3 肩胛下肌
4 胸小肌
5 右肺
6 胸大肌
7 上腔静脉
8 膈神经
9 升主动脉
10 胸骨
11 右肺动脉
12 肺动脉干
13 喉返神经
14 左肺动脉
15 左肺
16 肋间肌
17 第4肋
18 大圆肌
19 冈下肌
20 肩胛骨
21 大菱形肌
22 右主支气管
23 竖脊肌外侧束
24 第6胸椎体
25 脊髓
26 食管
27 竖脊肌内侧束
28 胸导管
29 左主支气管
30 降主动脉
31 斜方肌
32 斜裂
33 前锯肌

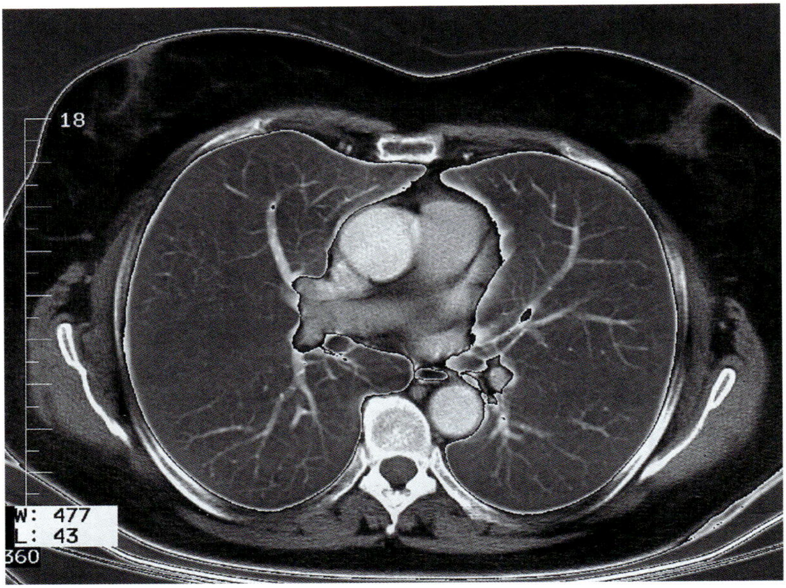

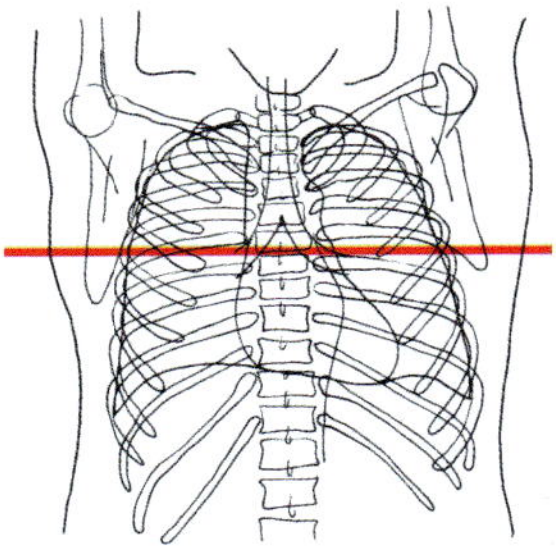

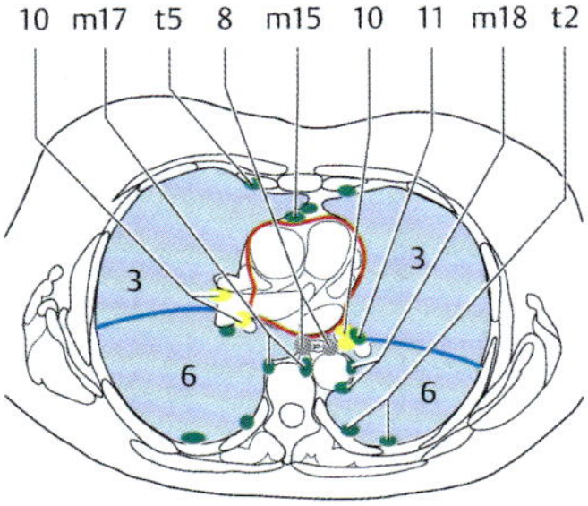

右肺

3 上叶前段

6 下叶上段

左肺

3 上叶前段

6 下叶上段

=淋巴结(见封底内页)

=肺段分界

=心包

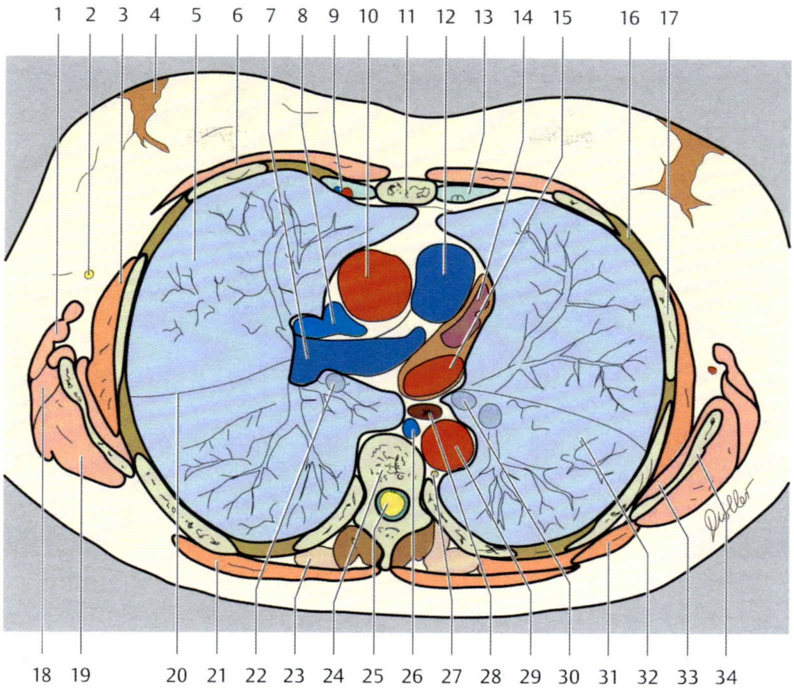

1 背阔肌
2 胸长神经
3 前锯肌
4 乳腺组织与乳头
5 右肺
6 胸大肌
7 右肺动脉
8 上腔静脉
9 胸廓内动、静脉
10 升主动脉
11 胸骨
12 肺动脉干
13 第3肋软骨
14 左肺静脉
15 左心房
16 肋间肌
17 第5肋
18 大圆肌
19 冈下肌
20 斜裂
21 斜方肌
22 右肺下叶支气管
23 竖脊肌
24 第7胸椎体
25 脊髓
26 奇静脉
27 胸导管
28 食管
29 降主动脉
30 左肺下叶支气管
31 大菱形肌
32 左肺
33 肩胛下肌
34 肩胛骨

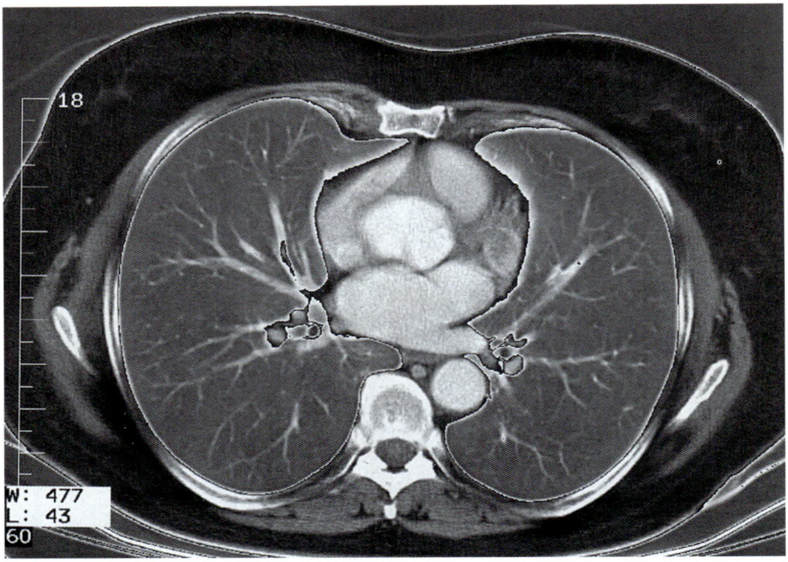

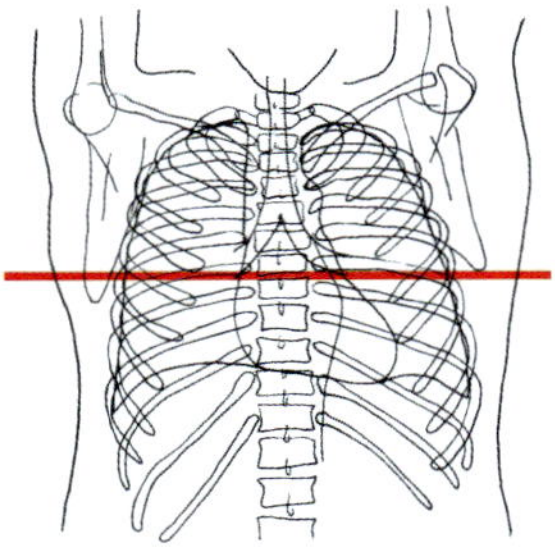

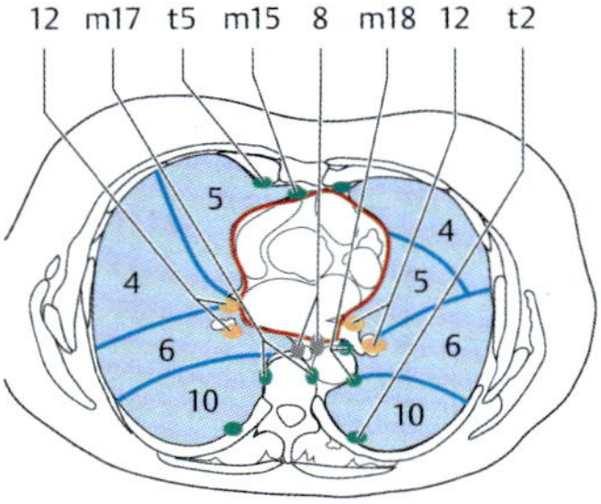

右肺
4 中叶外侧段
5 中叶内侧段
6 下叶上段
10 下叶后基底段

左肺
4 上叶上舌段
5 上叶下舌段
6 下叶上段
10 下叶后基底段

● ● ● =淋巴结(见封底内页)
—— =肺段分界
—— =心包

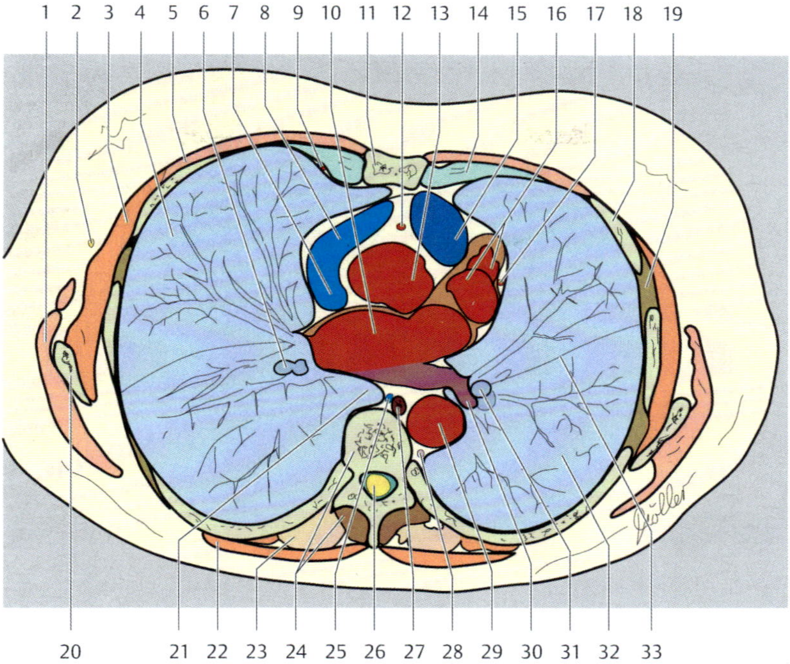

1 背阔肌
2 胸长神经
3 前锯肌
4 右肺
5 胸大肌
6 右肺下叶支气管
7 上腔静脉
8 右心耳
9 胸廓内动、静脉
10 左心房
11 胸骨
12 右冠状动脉
13 升主动脉
14 第4肋软骨
15 动脉圆锥
16 左心室
17 左冠状动脉对角支
18 第5肋
19 肋间肌
20 肩胛骨
21 位于食管后隐窝的右肺
22 斜方肌
23 竖脊肌外侧束
24 第7胸椎体与竖脊肌内侧束
25 奇静脉
26 脊髓
27 食管
28 胸导管
29 降主动脉
30 左肺静脉
31 左肺下叶支气管
32 左肺
33 斜裂

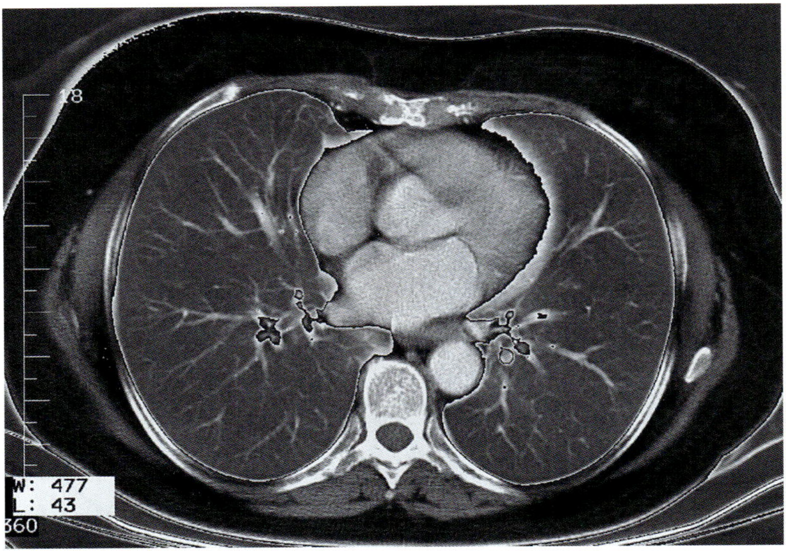

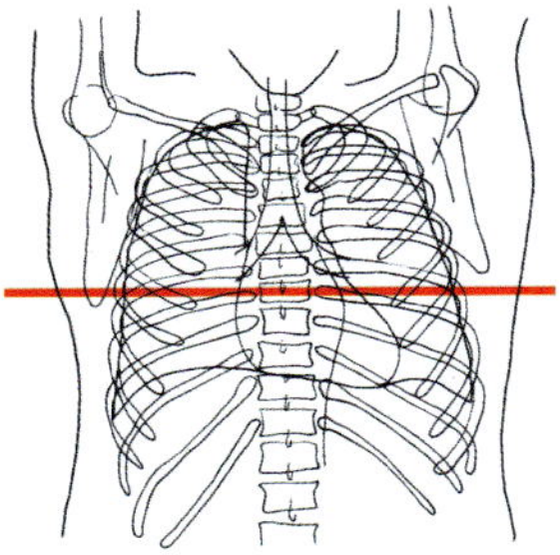

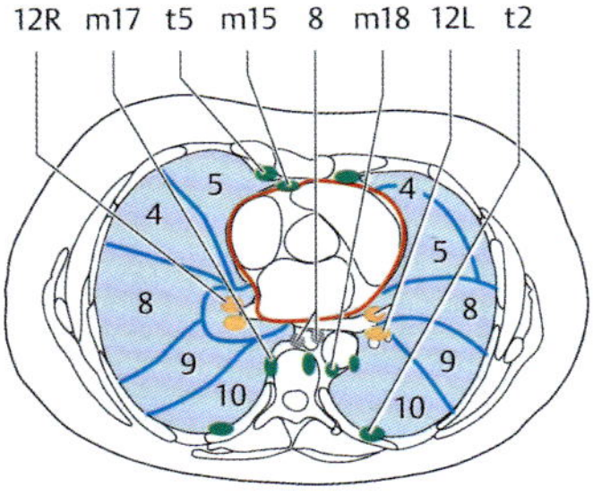

右肺

4 中叶外侧段

5 中叶内侧段

8 下叶前基底段

9 下叶外基底段

10 下叶后基底段

左肺

4 上叶上舌段

5 上叶下舌段

8 下叶前基底段

9 下叶外基底段

10 下叶后基底段

● ● ● =淋巴结(见封底内页)

=肺段分界

=心包

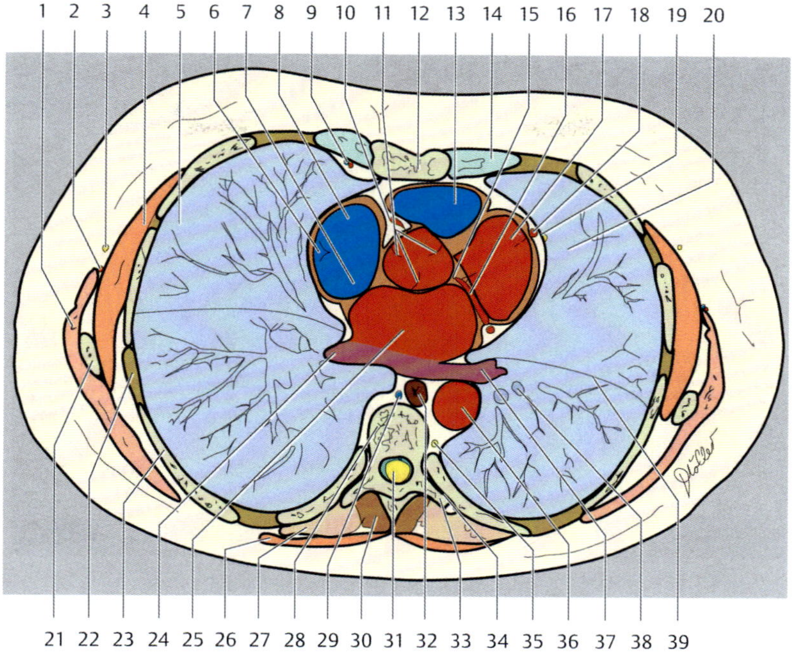

1 背阔肌
2 胸背动脉
3 胸长神经
4 前锯肌
5 右肺
6 界嵴
7 上腔静脉
8 右心房
9 胸廓内动、静脉
10 右冠状动脉
11 主动脉瓣
12 胸骨
13 动脉圆锥
14 第4肋软骨
15 左冠状动脉
16 冠状沟
17 左心室
18 左冠状动脉对角支
19 膈神经与心包
20 左肺
21 肩胛骨
22 肋间肌
23 第7肋
24 左肺静脉
25 左心房
26 斜方肌
27 竖脊肌外侧束
28 第8胸椎体
29 奇静脉
30 竖脊肌内侧束
31 脊髓
32 食管
33 横突
34 肋椎关节
35 胸导管
36 降主动脉
37 左肺静脉
38 左肺下叶支气管
39 斜裂

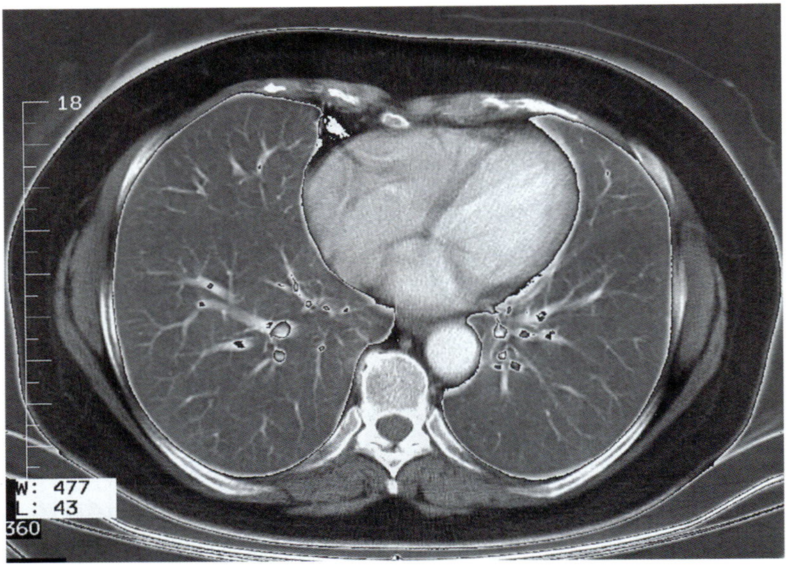

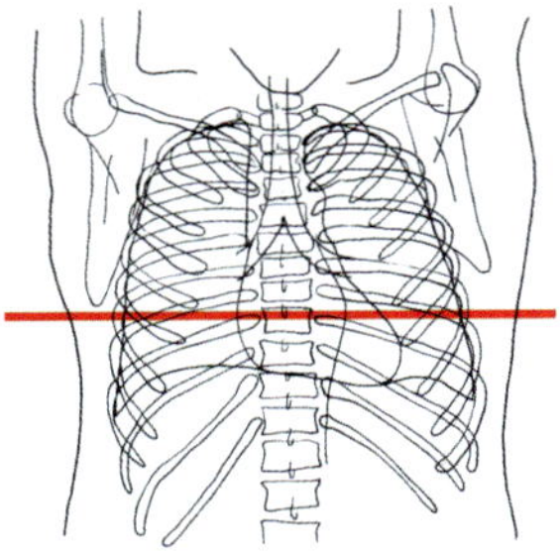

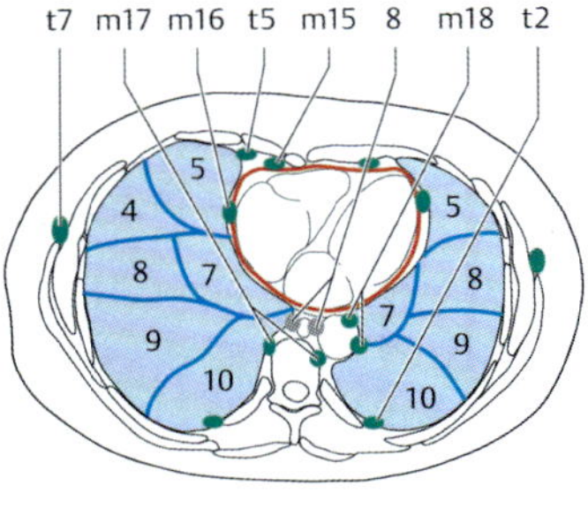

右肺

4 中叶外侧段
5 中叶内侧段
7 下叶内基底段
8 下叶前基底段
9 下叶外基底段
10 下叶后基底段

左肺

5 上叶下舌段
7 下叶内基底段
8 下叶前基底段
9 下叶外基底段
10 下叶后基底段

● ● =淋巴结(见封底内页)
—— =肺段分界
—— =心包

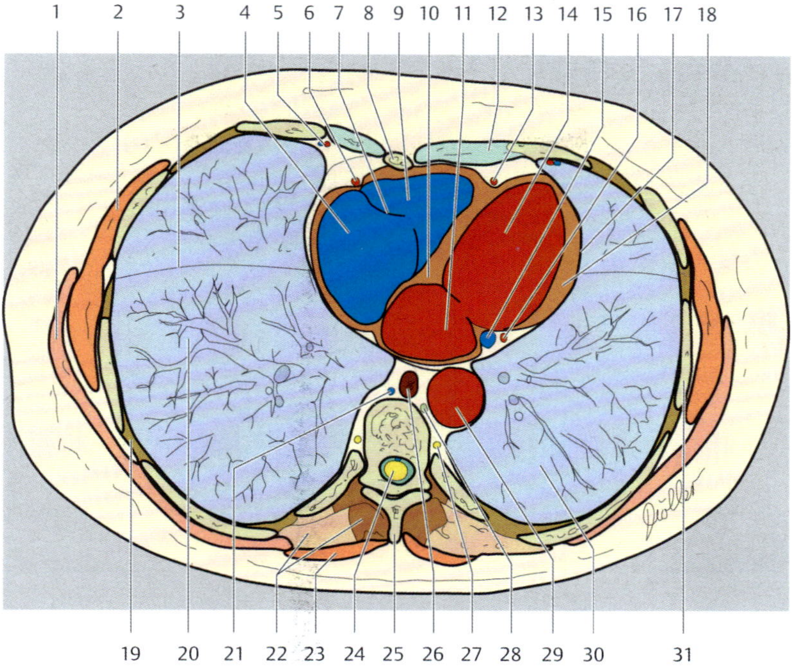

1 背阔肌
2 前锯肌
3 斜裂
4 右心房
5 胸廓内动、静脉
6 右冠状动脉
7 右房室瓣(三尖瓣)
8 胸骨体
9 右心室
10 室间隔
11 左心房
12 第4、5肋软骨
13 左冠状动脉前室间支
14 左心室
15 冠状窦
16 左冠状动脉回旋支
17 膈神经与心包
18 心肌
19 肋间肌
20 右肺
21 奇静脉
22 竖脊肌内、外侧束
23 斜方肌
24 脊髓
25 棘突
26 食管
27 交感干
28 胸导管
29 降主动脉
30 左肺
31 第7肋

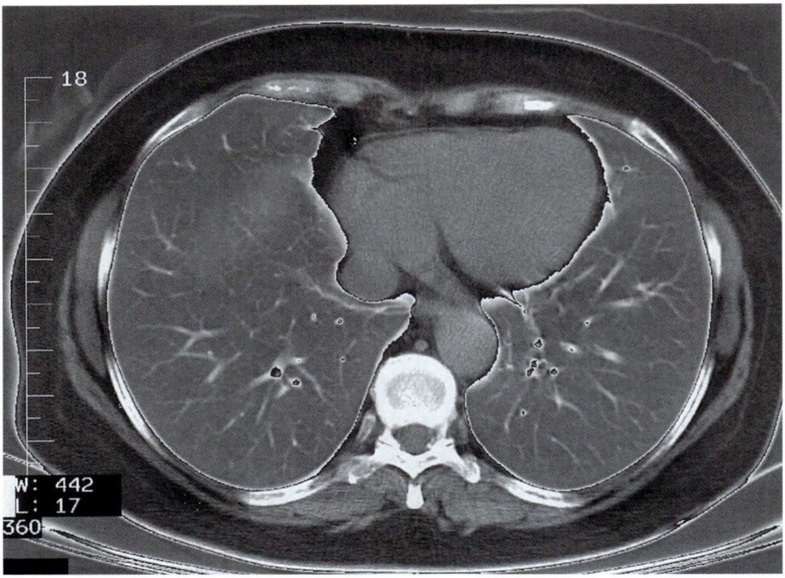

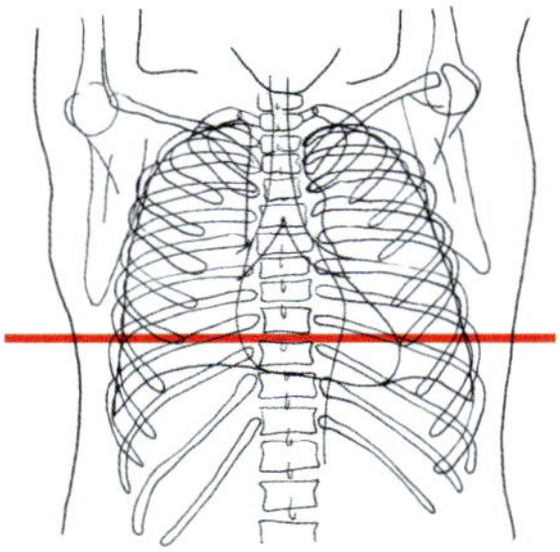

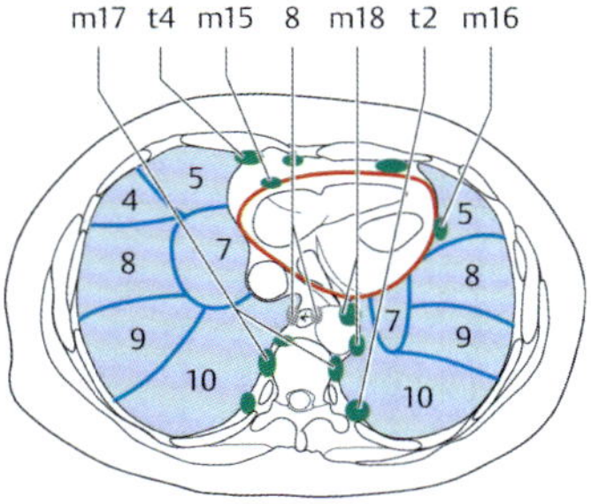

右肺

4 中叶外侧段

5 中叶内侧段

7 下叶内基底段

8 下叶前基底段

9 下叶外基底段

10 下叶后基底段

左肺

5 上叶下舌段

7 下叶内基底段

8 下叶前基底段

9 下叶外基底段

10 下叶后基底段

● ● =淋巴结(见封底内页)

—— =肺段分界

—— =心包

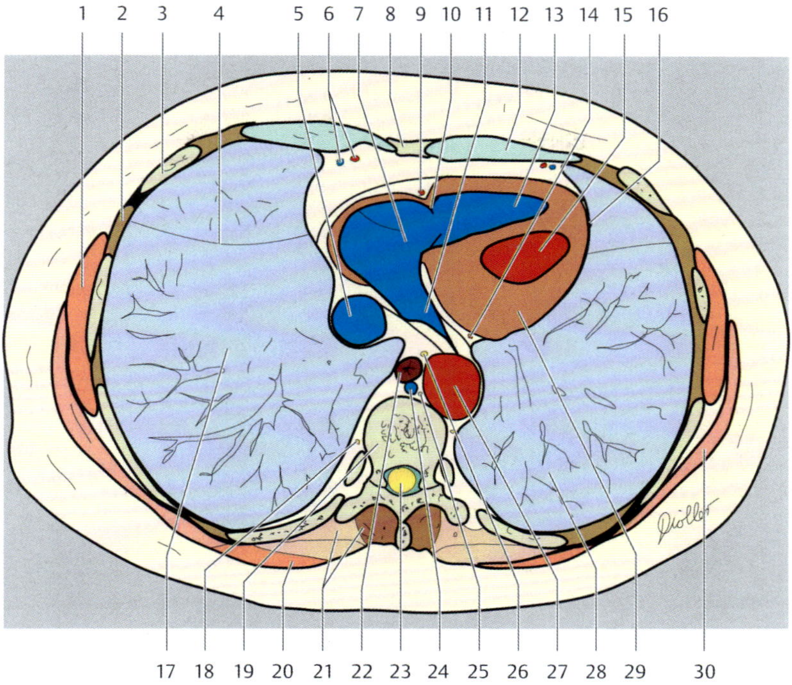

1 背阔肌
2 肋间肌
3 第6肋
4 斜裂
5 下腔静脉
6 胸廓内动、静脉
7 右心房
8 剑突
9 右冠状动脉
10 右房室瓣(三尖瓣)
11 冠状窦
12 第5肋软骨
13 右心室
14 左冠状动脉回旋支
15 左心室
16 膈神经与心包
17 右肺
18 交感干
19 第10胸椎体
20 斜方肌
21 竖脊肌内、外侧束
22 食管
23 脊髓
24 奇静脉
25 胸导管
26 迷走神经
27 降主动脉
28 左肺
29 左室心肌
30 前锯肌

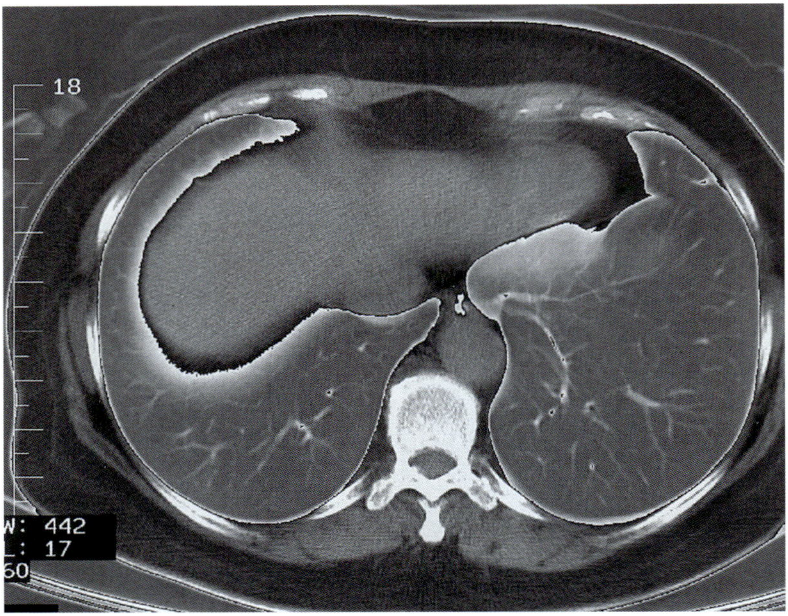

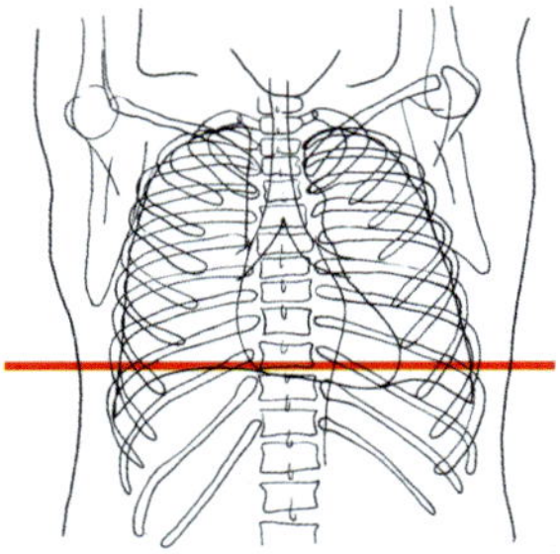

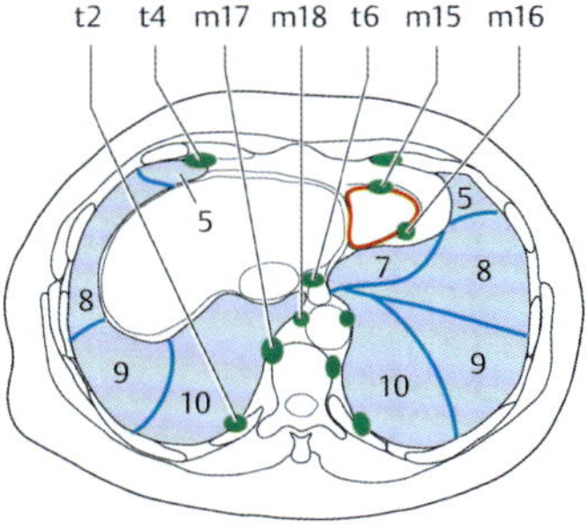

右肺

5 中叶内侧段

8 下叶前基底段

9 下叶外基底段

10 下叶后基底段

左肺

5 上叶下舌段

7 下叶内基底段

8 下叶前基底段

9 下叶外基底段

10 下叶后基底段

● =淋巴结(见封底内页)

—— =肺段分界

—— =心包

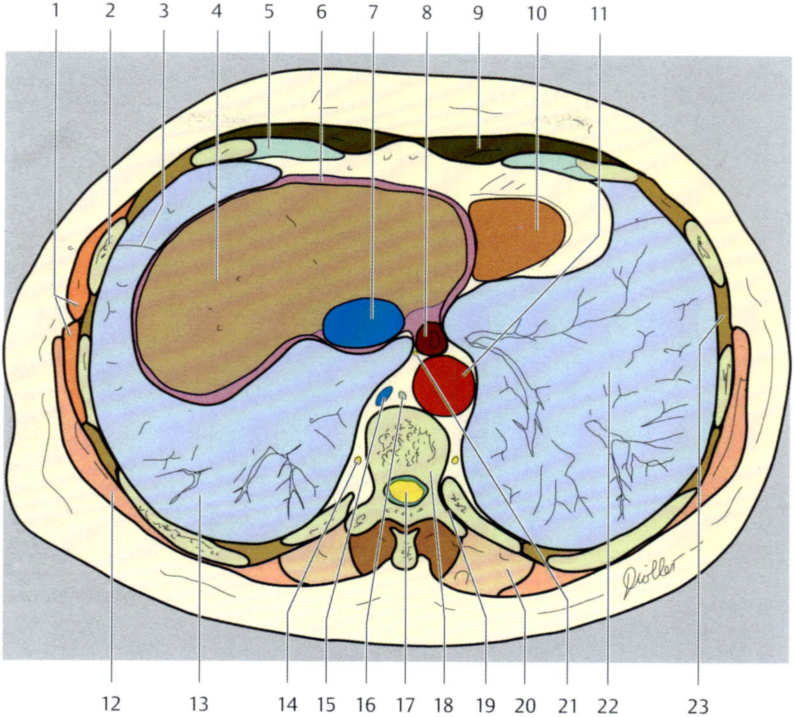

1 前锯肌
2 第7肋
3 斜裂
4 肝脏
5 第6肋软骨
6 膈肌
7 下腔静脉
8 食管
9 腹直肌
10 心底
11 降主动脉
12 背阔肌
13 右肺
14 交感干
15 奇静脉
16 胸导管
17 脊髓
18 第10胸椎体
19 肋椎关节
20 竖脊肌外侧束
21 迷走神经
22 左肺
23 肋间肌

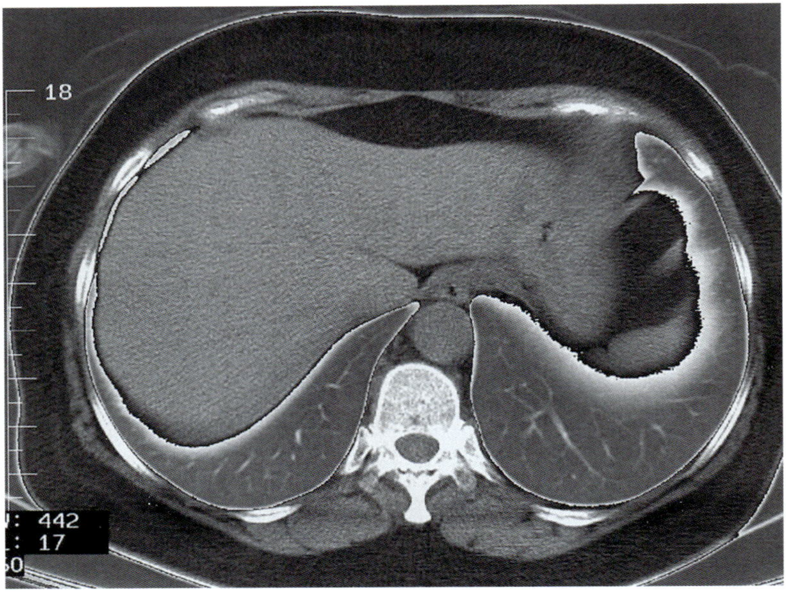

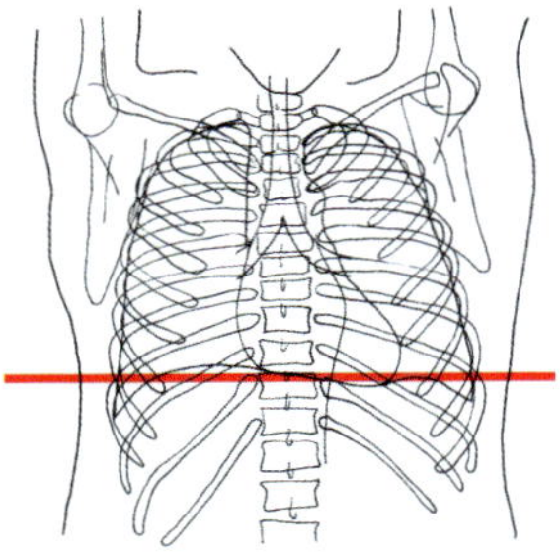

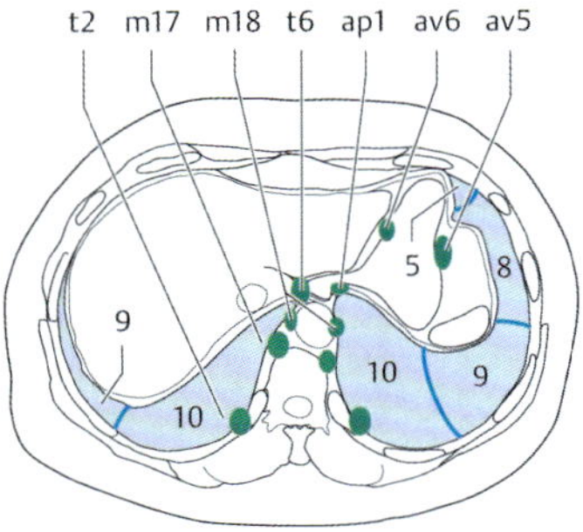

右肺

9 下叶外基底段

10 下叶后基底段

左肺

5 上叶下舌段

8 下叶前基底段

9 下叶外基底段

10 下叶后基底段

● =淋巴结(见封底内页)

—— =肺段分界

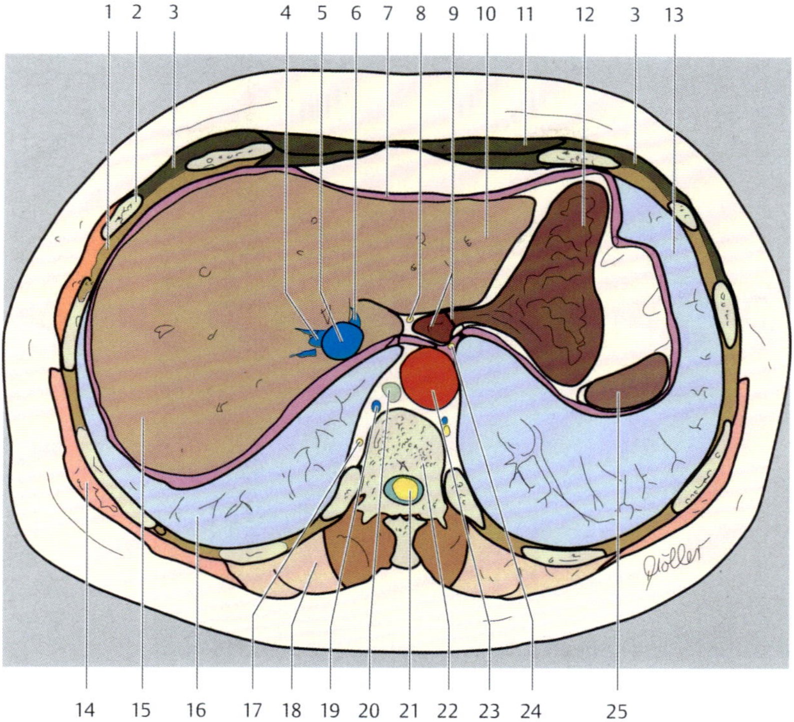

1	肋间肌	14	背阔肌
2	第7肋	15	肝右叶
3	腹外斜肌	16	右肺
4	肝右静脉	17	交感干
5	下腔静脉	18	竖脊肌外侧束
6	肝左静脉	19	奇静脉
7	膈肌	20	胸导管
8	迷走神经前干	21	脊髓
9	食管	22	第11胸椎体
10	肝左叶	23	降主动脉
11	腹直肌	24	迷走神经后干
12	胃	25	脾
13	左肺		

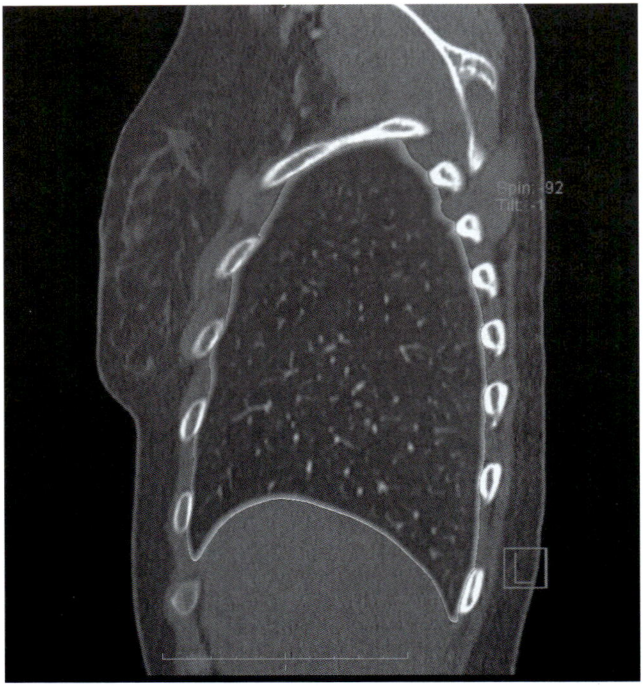

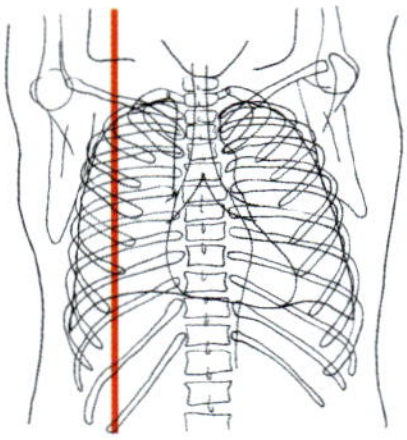

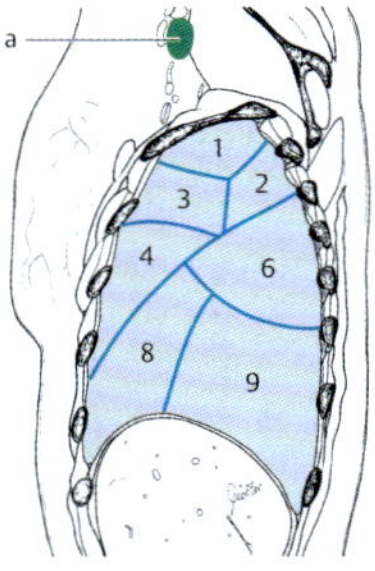

1　上叶尖段
2　上叶后段
3　上叶前段
4　中叶外侧段
6　下叶上段
8　下叶前基底段
9　下叶外基底段

● =淋巴结(见封底内页)
—— =肺段分界

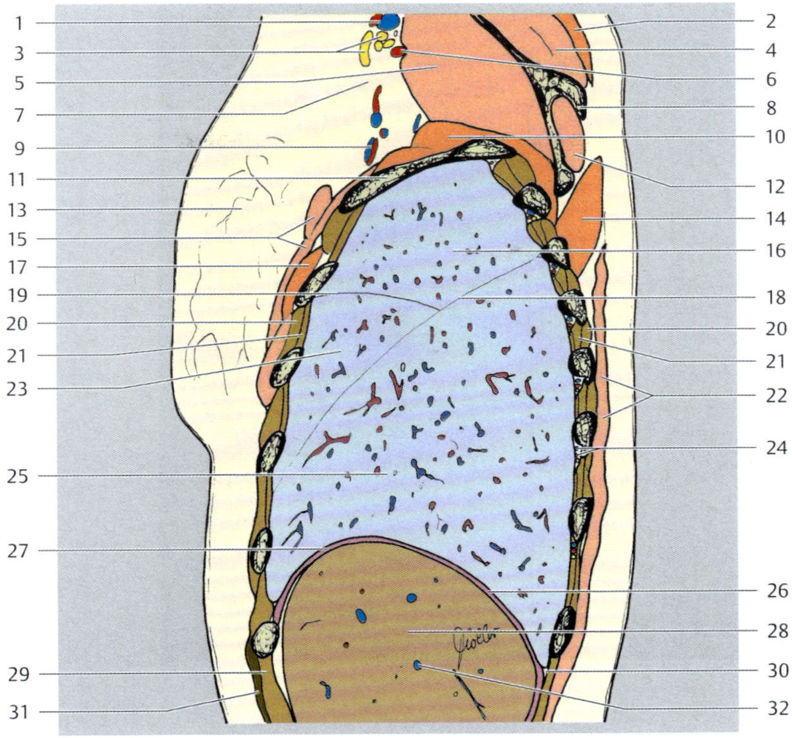

1 腋动、静脉
2 斜方肌
3 臂丛
4 冈上肌
5 肩胛下肌
6 肩胛下动脉
7 腋窝
8 肩胛冈
9 胸廓外动、静脉
10 前锯肌
11 第3肋
12 冈下肌
13 乳腺
14 大菱形肌
15 胸大肌
16 右肺上叶
17 胸小肌
18 斜裂
19 水平裂
20 肋间外肌
21 肋间内肌
22 背阔肌
23 右肺中叶
24 肋间动、静脉与神经
25 右肺下叶
26 膈肌外周部
27 膈肌(中心腱)
28 肝右叶
29 腹内斜肌与腹横肌
30 肋膈隐窝
31 腹外斜肌
32 肝右静脉

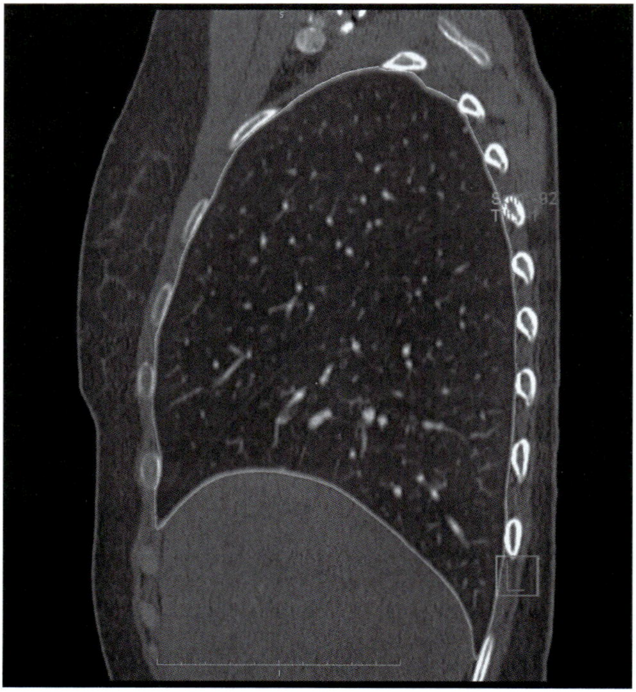

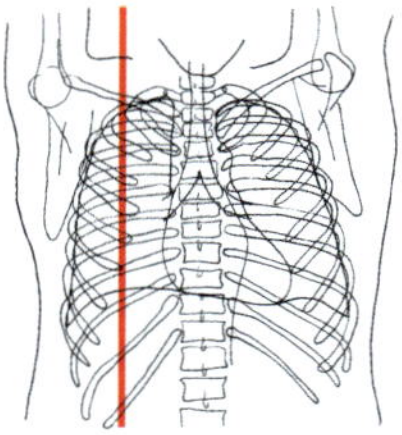

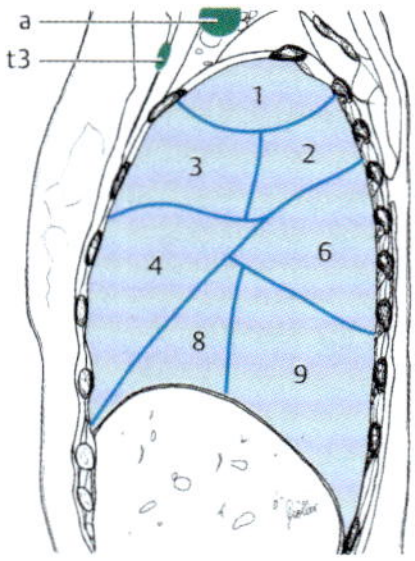

1 上叶尖段
2 上叶后段
3 上叶前段
4 中叶外侧段
6 下叶上段
8 下叶前基底段
9 下叶外基底段

● =淋巴结(见封底内页)
—— =肺段分界

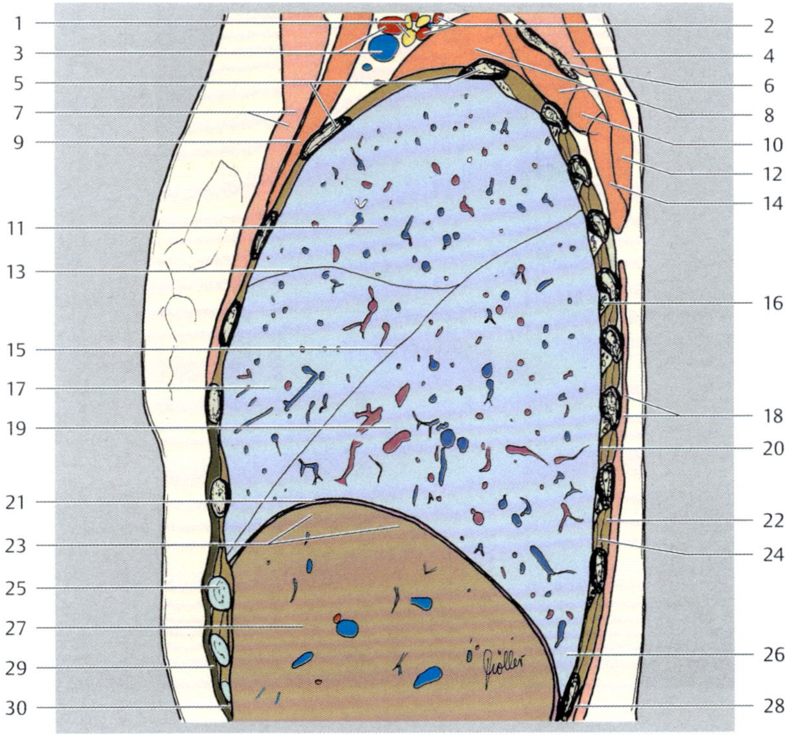

1 臂丛
2 肩胛下动、静脉
3 腋动、静脉
4 冈上肌
5 第2肋
6 肩胛骨内缘
7 胸大肌
8 前锯肌
9 胸小肌
10 上后锯肌
11 右肺上叶
12 斜方肌
13 水平裂
14 大菱形肌
15 斜裂
16 肋间动、静脉与神经
17 右肺中叶
18 背阔肌
19 右肺下叶
20 肋间最内肌
21 膈肌
22 肋间外肌
23 肝脏上部
24 肋间内肌
25 第7肋软骨
26 肋膈隐窝
27 肝右叶
28 下后锯肌
29 外斜肌
30 腹内斜肌与腹横肌

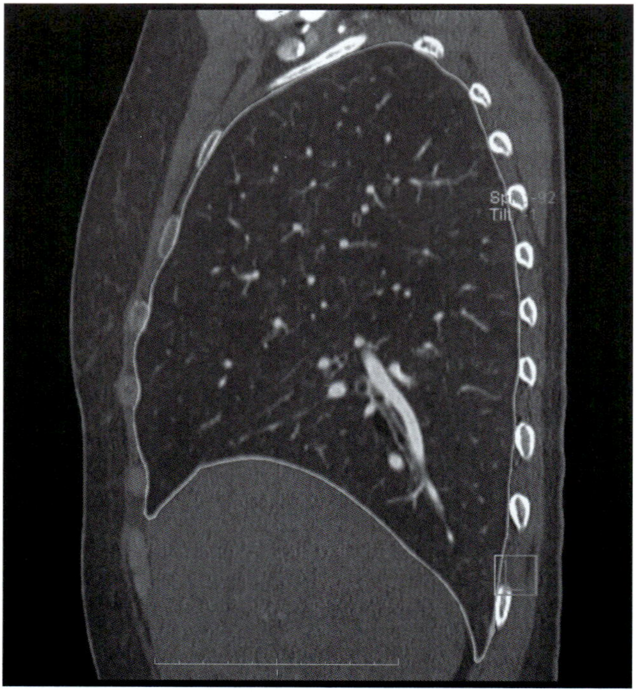

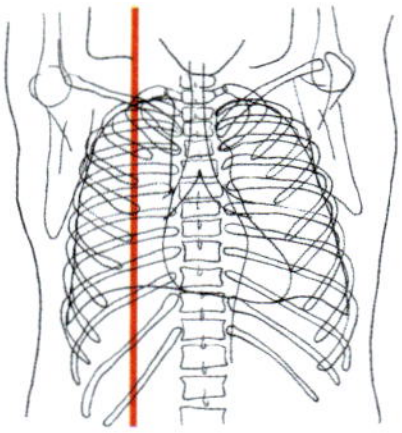

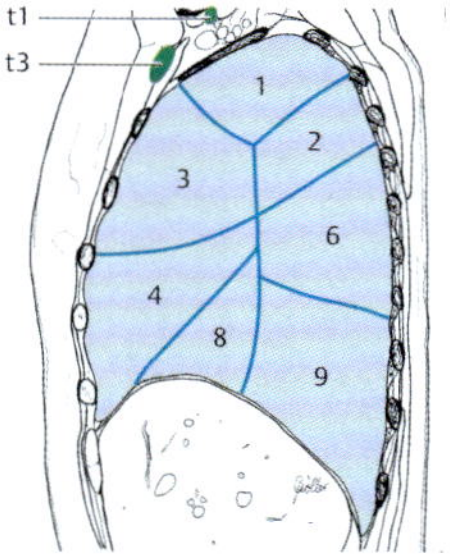

1 上叶尖段
2 上叶后段
3 上叶前段
4 中叶外侧段
6 下叶上段
8 下叶前基底段
9 下叶外基底段

● =淋巴结(见封底内页)
—— =肺段分界

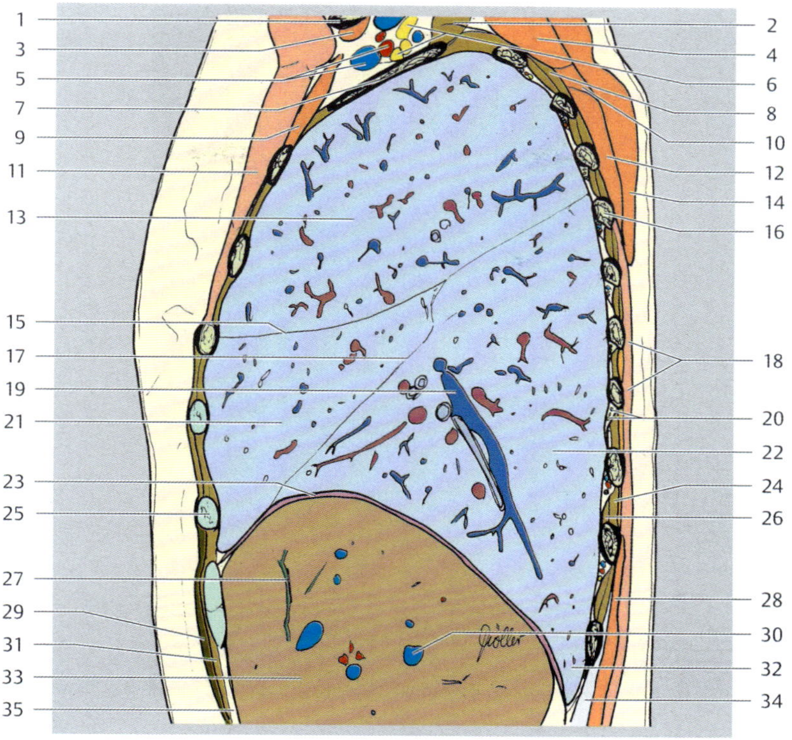

1 锁骨
2 内斜角肌
3 锁骨下肌
4 肩胛提肌
5 锁骨下动、静脉
6 臂丛
7 第1肋
8 上后锯肌
9 胸小肌
10 小菱形肌
11 胸大肌
12 大菱形肌
13 右肺上叶
14 斜方肌
15 水平裂
16 第5肋骨后部
17 斜裂
18 背阔肌
19 右肺下动脉基底部
20 肋间动、静脉与神经
21 右肺中叶
22 右肺下叶
23 膈肌
24 肋间外肌
25 第6肋软骨
26 肋间内肌
27 门静脉分支
28 下后锯肌
29 腹外斜肌
30 肝右静脉分支
31 腹内斜肌
32 肋膈隐窝
33 肝右叶
34 竖脊肌外侧束
35 腹横肌

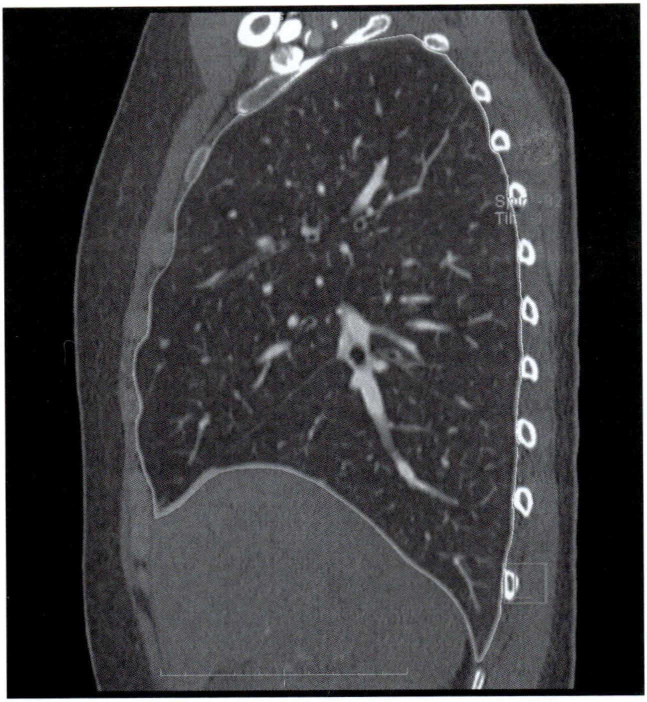

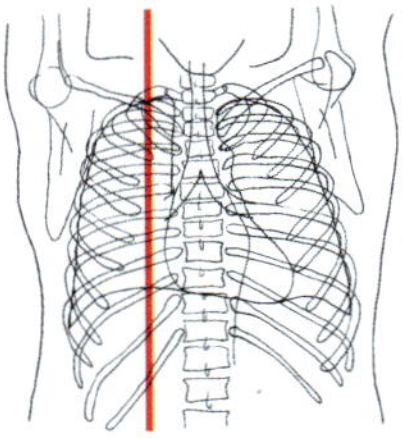

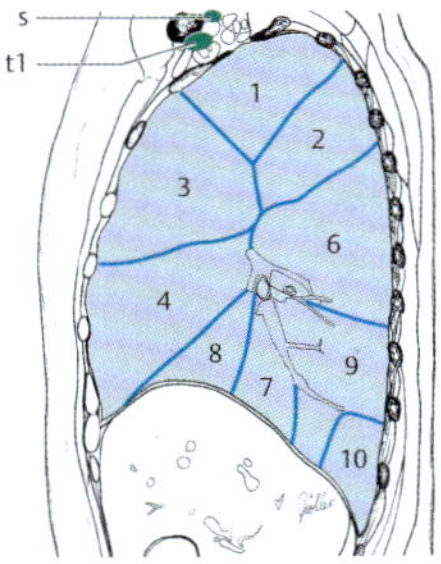

1 上叶尖段
2 上叶后段
3 上叶前段
4 中叶外侧段
6 下叶上段
7 下叶内基底段
8 下叶前基底段
9 下叶外基底段
10 下叶后基底段

● =淋巴结(见封底内页)
—— =肺段分界

1 颈丛
2 内斜角肌
3 颈外静脉
4 肩胛提肌
5 锁骨
6 小菱形肌
7 胸大肌
(锁骨部)

▶

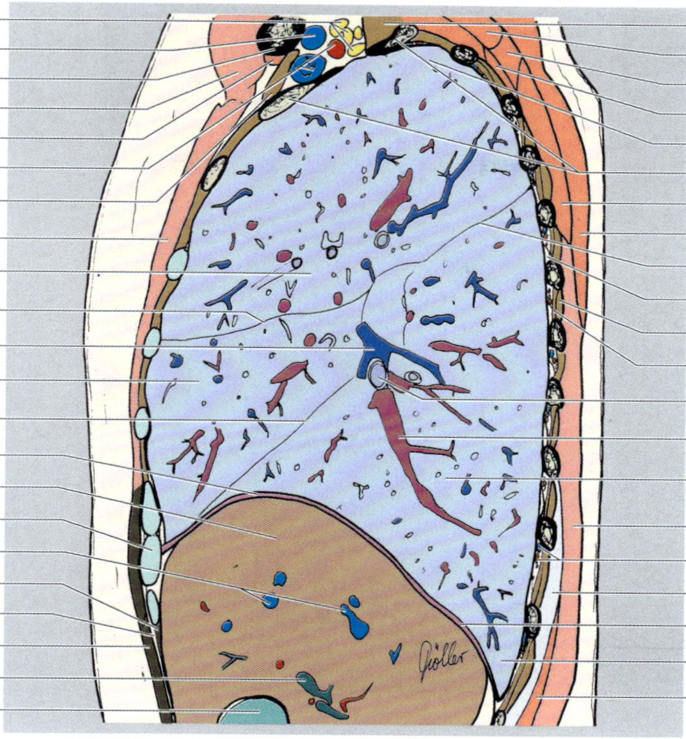

8	上后锯肌	21	前、外、后、内基底段动脉主干	32	背阔肌
9	锁骨下肌	22	肋间外肌	33	腹横肌
10	肺尖	23	右肺中叶	34	肋间动、静脉和神经
11	锁骨下动、静脉	24	肋间内肌	35	腹直肌
12	第1肋	25	膈肌(中心腱)	36	竖脊肌外侧束
13	前斜角肌	26	下叶支气管	37	外斜肌
14	大菱形肌	27	肝右叶	38	膈肌(肋部)
15	胸大肌(胸肋部)	28	右下肺静脉基底部	39	门静脉属支
16	斜方肌	29	第7肋软骨	40	肋膈隐窝
17	右肺上叶	30	右肺下叶	41	胆囊
18	斜裂	31	肝静脉右支	42	下后锯肌
19	水平裂				
20	肋间最内肌				

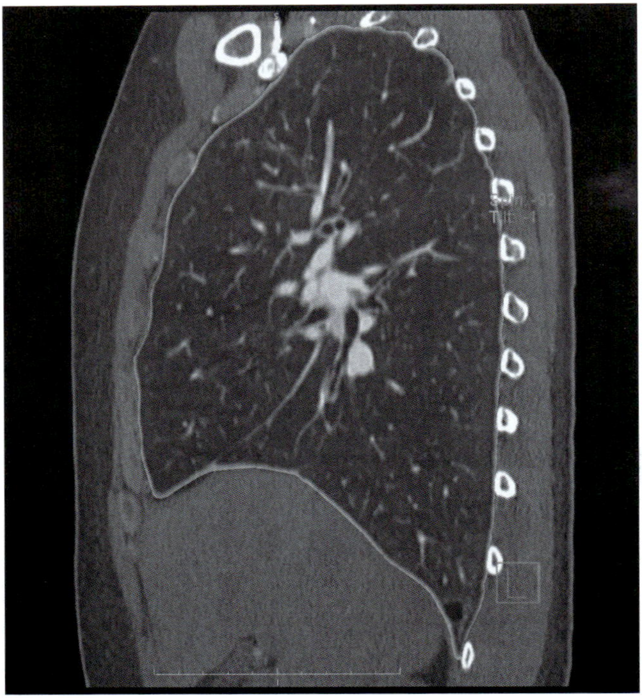

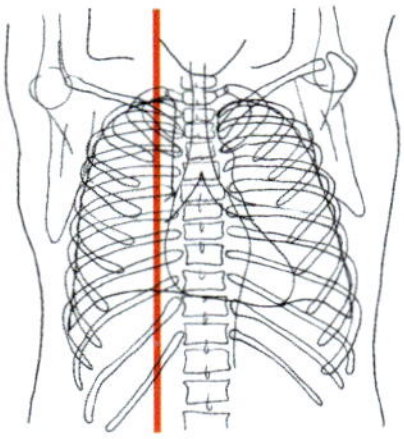

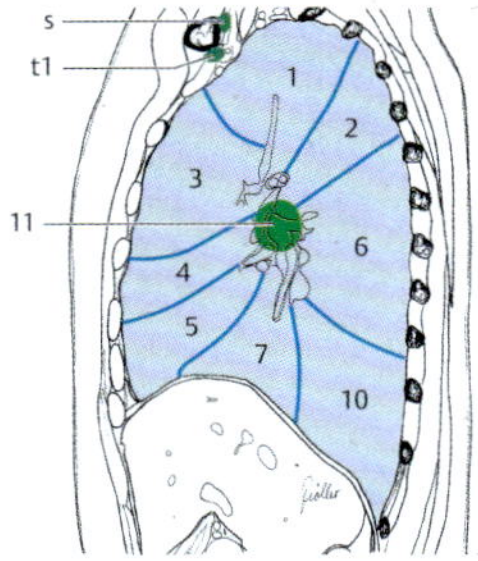

1 上叶尖段
2 上叶后段
3 上叶前段
4 中叶外侧段
5 中叶内侧段
6 下叶上段
7 下叶内基底段
10 下叶后基底段

1 颈丛
2 内斜角肌
3 胸锁乳突肌
4 肩胛提肌
5 前斜角肌
6 肺尖
7 锁骨下动脉 ▶

● =淋巴结(见封底内页)
—— =肺段分界

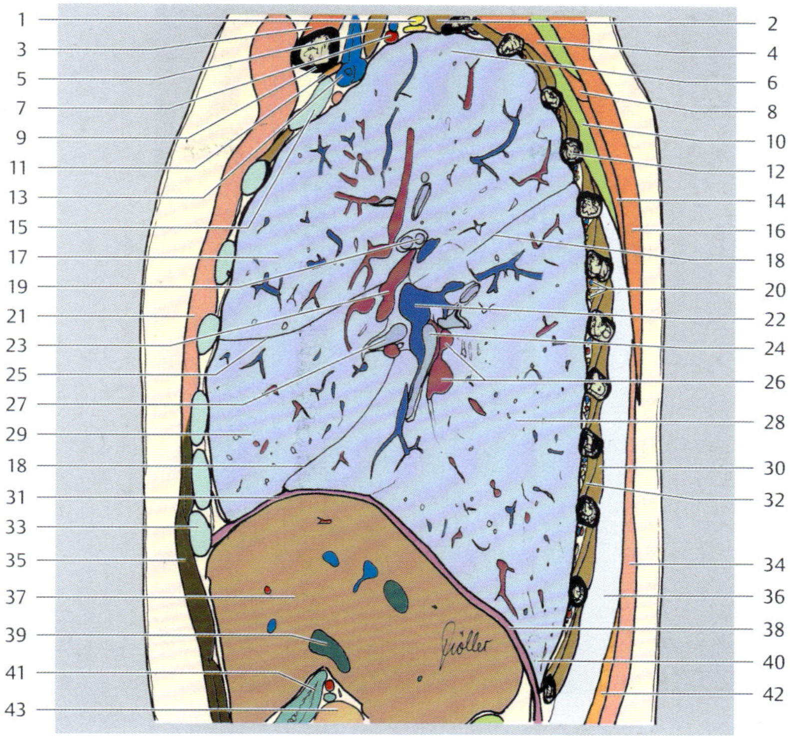

8 小菱形肌
9 锁骨
10 上后锯肌
11 锁骨下肌
12 第4肋骨后部
13 锁骨下静脉
14 大菱形肌
15 第1肋软骨
16 斜方肌
17 右肺上叶
18 斜裂
19 右肺上叶支气管
20 肋间动、静脉和神经
21 胸大肌(胸骨部)
22 右肺下动脉
23 中叶静脉
24 右肺下叶支气管
25 水平裂
26 右肺下静脉基底部
27 右肺中叶支气管
28 右肺下叶
29 右肺中叶
30 肋间外肌
31 膈肌(中心腱)
32 肋间内肌
33 第7肋软骨
34 背阔肌
35 腹直肌
36 竖脊肌外侧束
37 肝右叶
38 膈肌(肋部)
39 门静脉右主支
40 肋膈隐窝
41 胆囊
42 下后锯肌
43 十二指肠

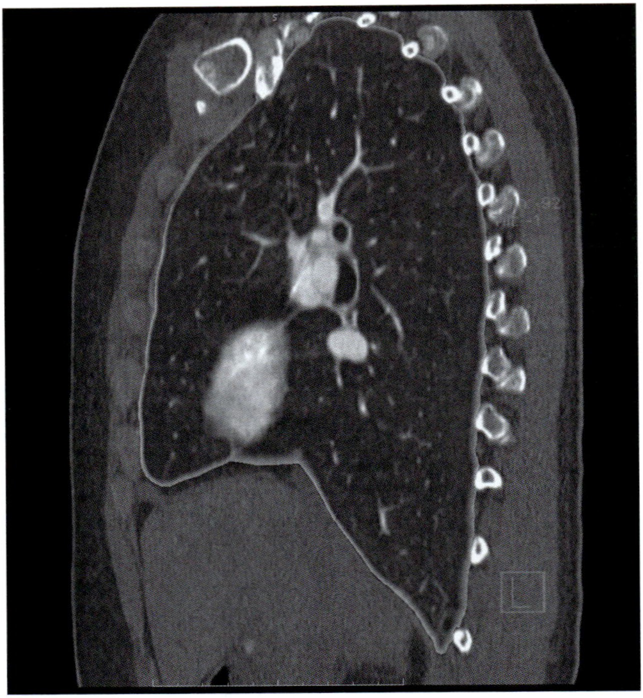

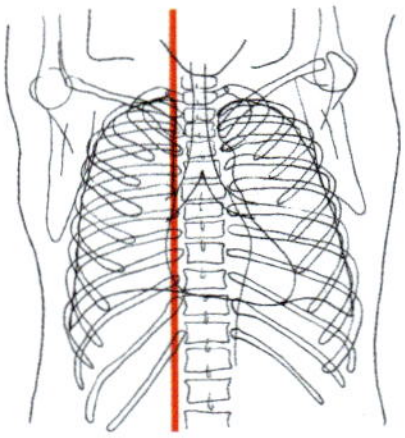

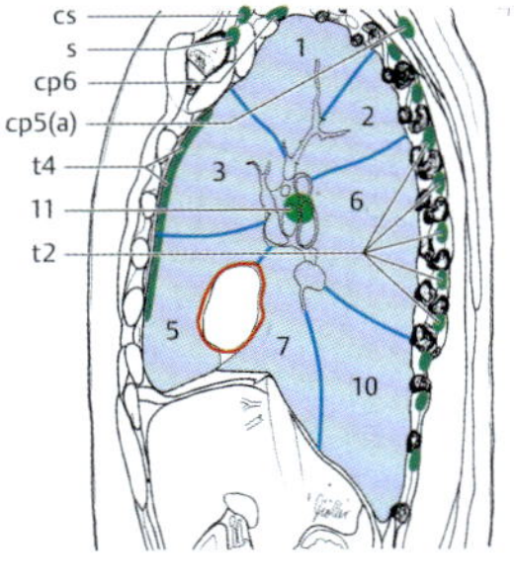

1 胸锁乳突肌
2 肩胛提肌
3 锁骨下动脉
4 颈夹肌与头夹肌
5 锁骨下静脉
6 小菱形肌 ▶

1 上叶尖段
2 上叶后段
3 上叶前段
5 中叶内侧段
6 下叶上段
7 下叶内基底段
10 下叶后基底段

● =淋巴结(见封底内页)
—— =肺段分界
—— =心包

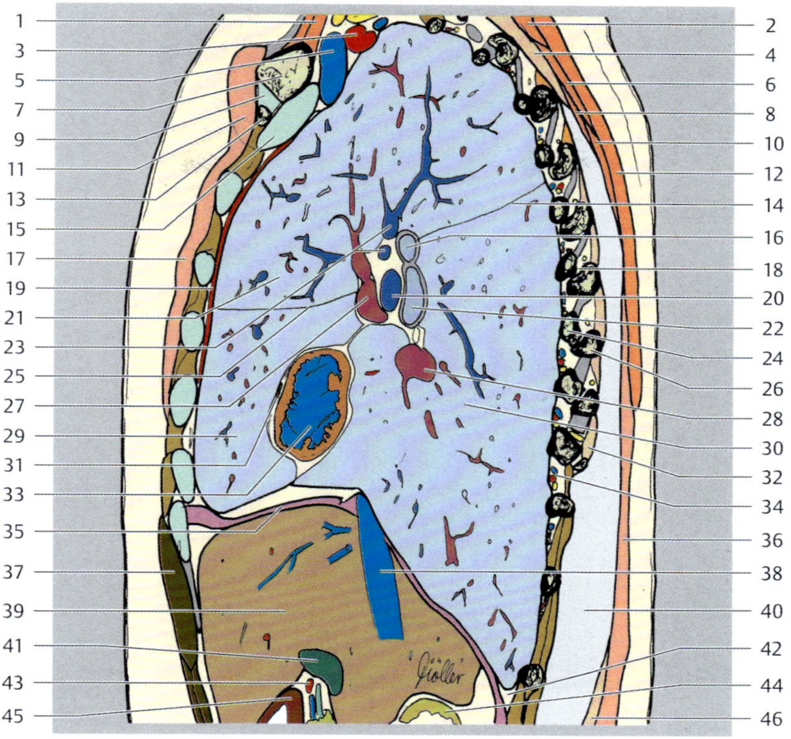

7 锁骨
8 上后锯肌
9 胸锁关节
10 大菱形肌
11 胸大肌(锁骨部)
12 斜方肌
13 胸骨柄
14 斜裂
15 第1肋软骨
16 右肺上叶支气管
17 胸大肌(胸肋部)
18 肋横突关节
19 胸廓内动脉
20 右肺动脉（下叶主干与中叶段动脉）
21 右肺上叶
22 右肺下叶支气管
23 右肺动脉（上叶动脉）
24 第7肋结节
25 水平裂
26 横突
27 右肺上叶静脉
28 右肺下叶静脉
29 右肺中叶
30 右肺下叶
31 右冠状动脉
32 横突间肌
33 右心室
34 肋间后动、静脉（背侧支）
35 膈肌
36 背阔肌
37 腹直肌
38 下腔静脉
39 肝右叶
40 竖脊肌外侧束
41 门静脉
42 肋膈隐窝
43 肝动脉
44 肾上腺
45 十二指肠
46 下后锯肌

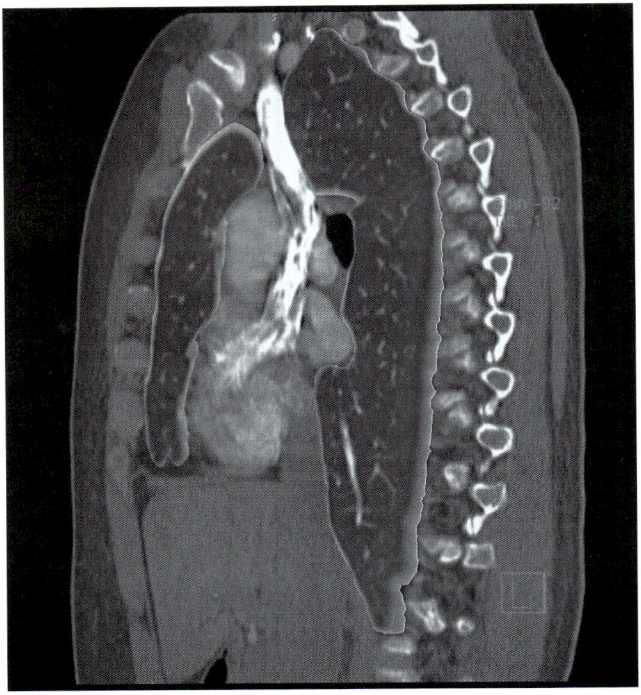

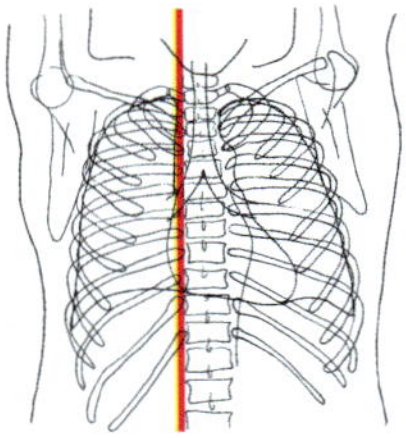

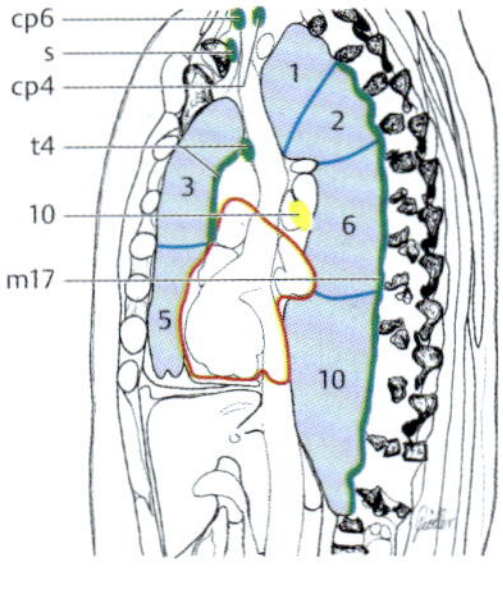

1 胸锁乳突肌
2 内斜角肌
3 胸骨舌骨肌
4 颈棘肌与多裂肌
5 颈丛

1 上叶尖段
2 上叶后段
3 上叶前段
5 中叶内侧段
6 下叶上段
10 下叶后基底段

●● =淋巴结(见封底内页)
—— =肺段分界
—— =心包

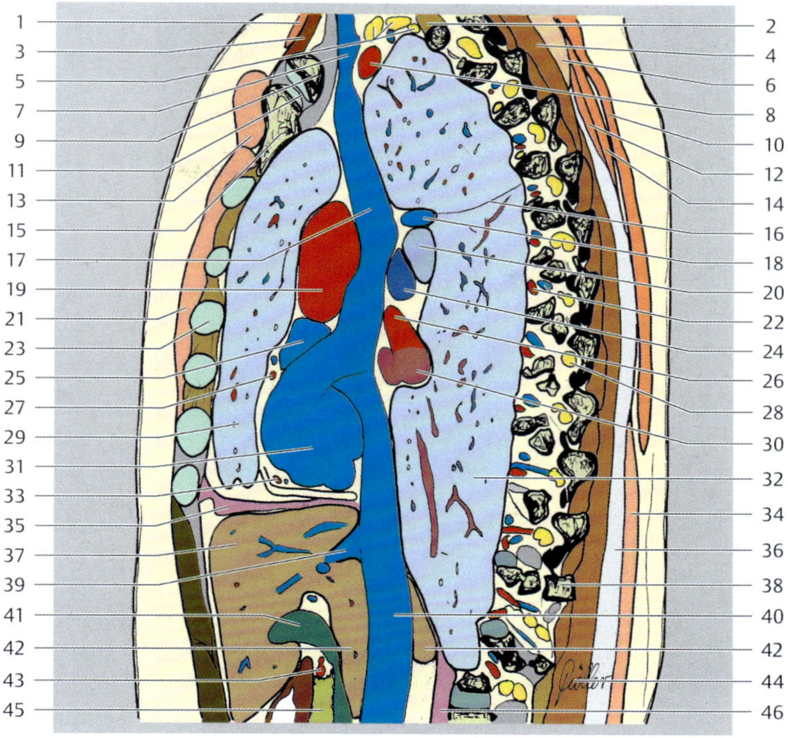

6 颈夹肌与头夹肌
7 颈内静脉
8 右锁骨下动脉
9 锁骨
10 斜方肌
11 胸锁关节
12 上后锯肌
13 胸大肌(锁骨部)
14 大菱形肌
15 胸骨柄
16 斜裂
17 上腔静脉
18 奇静脉
19 升主动脉
20 右主支气管
21 胸大肌(胸肋部)
22 肋间后动、静脉(背侧支)
23 第4肋软骨
24 右肺动脉
25 右心耳
26 左心房
27 右冠状动脉
28 脊神经节
29 右肺
30 右下肺静脉
31 右心房
32 右肺下叶
33 右冠状动脉右缘支
34 背阔肌
35 膈肌(肋部)
36 竖脊肌
37 肝左叶
38 横突
39 肝静脉
40 下腔静脉
41 门静脉左支
42 肝尾叶
43 肝动脉
44 多裂肌
45 胰腺
46 膈肌(腰部)

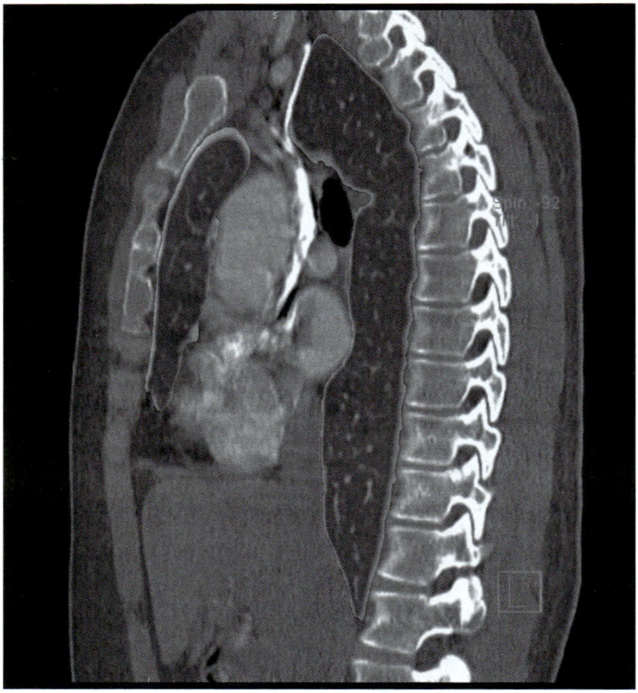

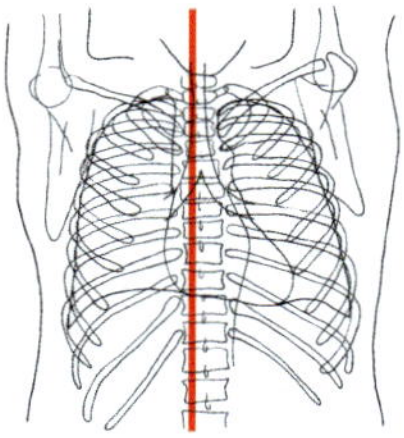

1 胸锁乳突肌
2 头半棘肌
3 前斜角肌
4 颈棘肌与多裂肌
5 椎动脉
6 右锁骨下动脉
7 胸锁关节 ▶

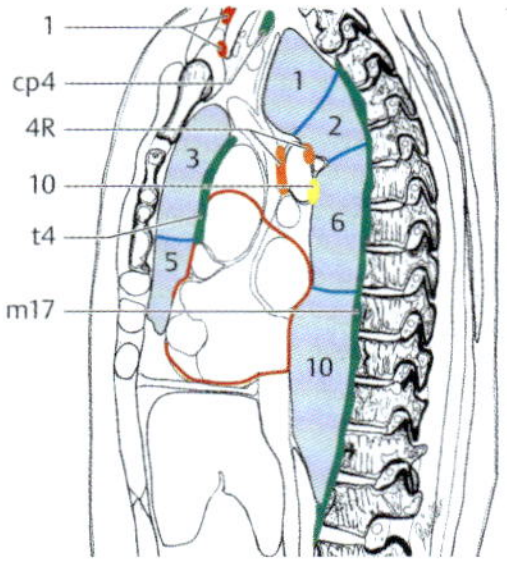

1 上叶尖段
2 上叶后段
3 上叶前段
5 中叶内侧段
6 下叶上段
10 下叶后基底段

●●●● =淋巴结（见封底内页）
=肺段分界
=心包

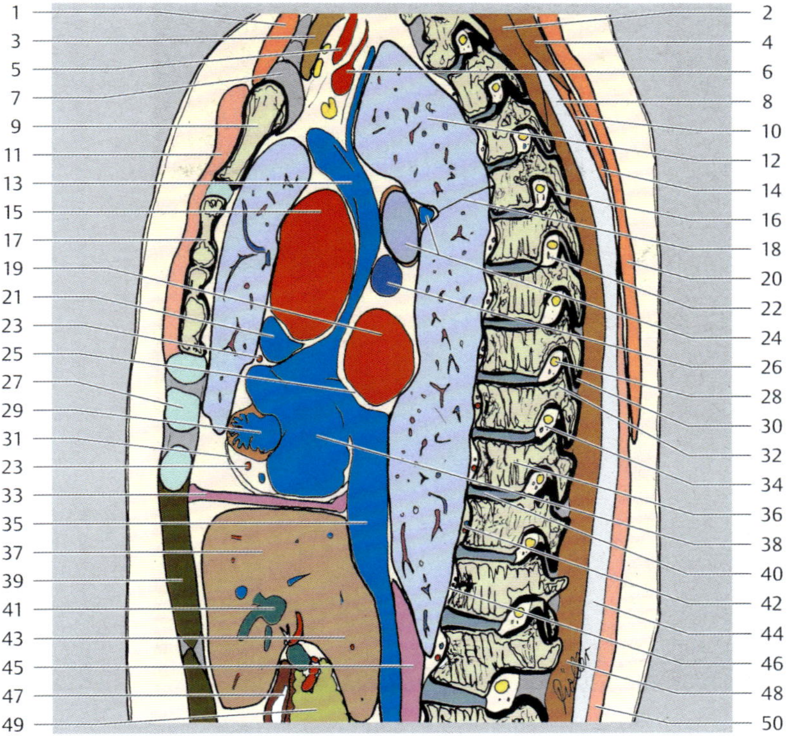

8 胸棘肌
9 胸骨柄
10 上后锯肌
11 胸大肌
12 右肺
13 上腔静脉
14 大菱形肌
15 升主动脉
16 关节突关节
17 胸骨体
18 斜裂
19 左心房
20 斜方肌
21 右心耳
22 椎间静脉
23 右冠状动脉
24 右主支气管与奇静脉
25 房间隔
26 右肺动脉
27 第6肋软骨
28 脊神经节
29 右心室
30 下关节突
31 心包腔
32 上关节突
33 膈肌
34 椎间神经孔
35 下腔静脉
36 第8胸椎体
37 肝左叶
38 右心房
39 腹直肌
40 椎间盘
41 门静脉左支
42 肋间后动、静脉(背侧支)
43 肝尾叶
44 竖脊肌
45 膈肌(腰部)
46 前纵韧带
47 十二指肠
48 胸半棘肌与多裂肌
49 胰腺
50 背阔肌

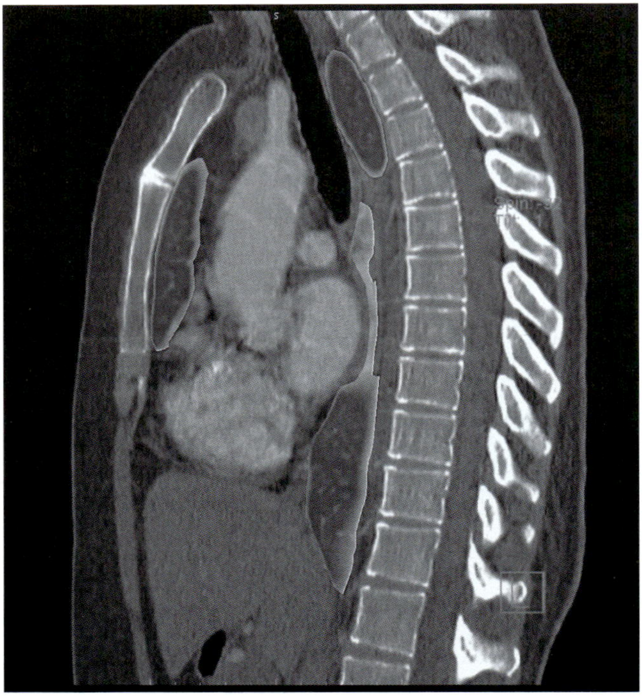

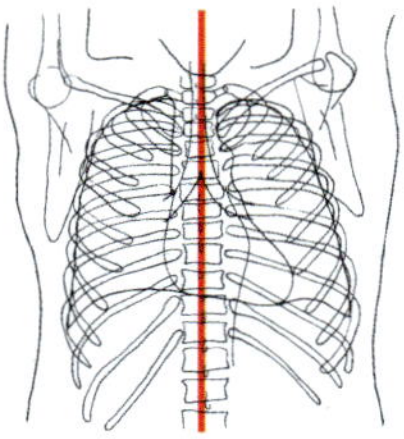

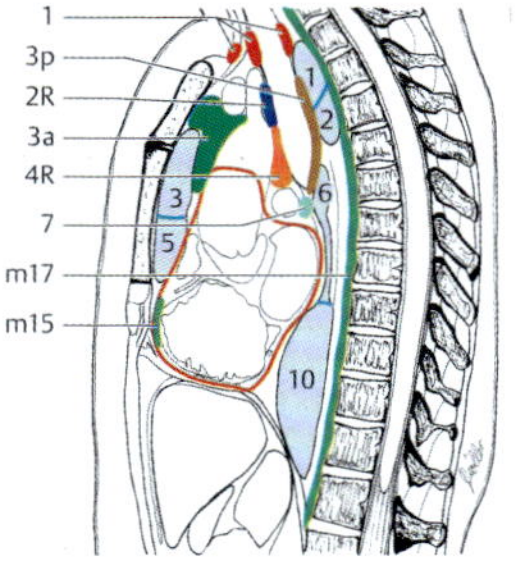

1 上叶尖段
2 上叶后段
3 上叶前段
5 中叶内侧段
6 下叶上段
10 下叶后基底段

●●● =淋巴结
●●● （见封底内页）
—— =肺段分界
—— =心包

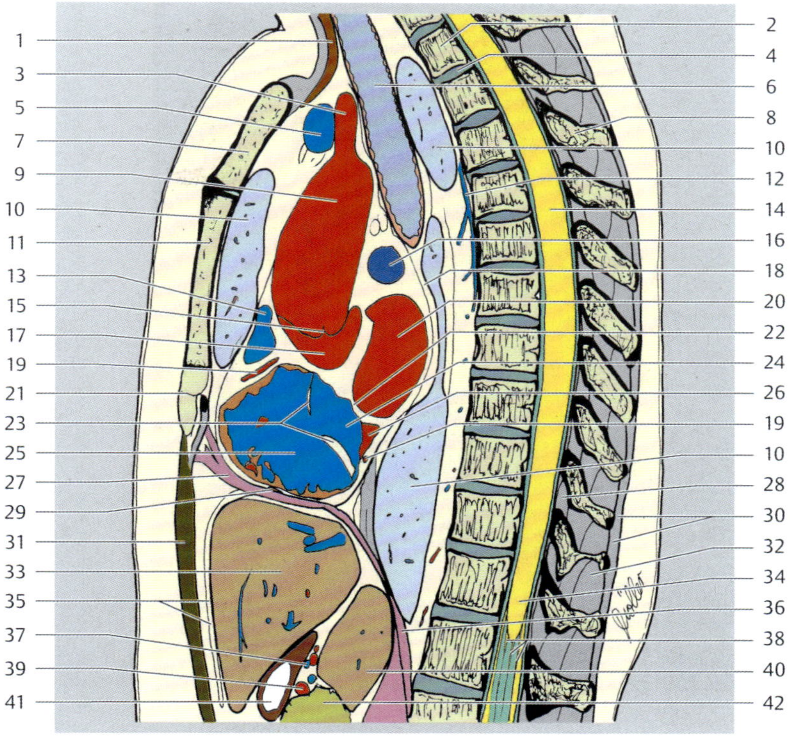

1 胸骨舌骨肌
2 第1胸椎体
3 头臂干
4 椎间盘
5 左头臂干
6 气管
7 胸骨柄
8 棘突
9 升主动脉
10 右肺
11 胸骨体
12 奇静脉
13 右心耳
14 胸段脊髓
15 主动脉瓣
16 左肺动脉
17 左心室
18 心包斜窦
19 右冠状动脉前支
20 左心房
21 剑突
22 室间隔
23 右房室瓣（三尖瓣）
24 右心房
25 右心室
26 冠状窦
27 膈肌
28 黄韧带
29 右冠状动脉右缘支
30 棘上韧带
31 腹直肌
32 棘间韧带
33 肝左叶
34 脊髓圆锥
35 大网膜
36 膈肌(腰部)
37 胃左静脉
38 脊髓终丝(马尾)
39 肝总动脉
40 肝尾叶
41 十二指肠
42 胰腺

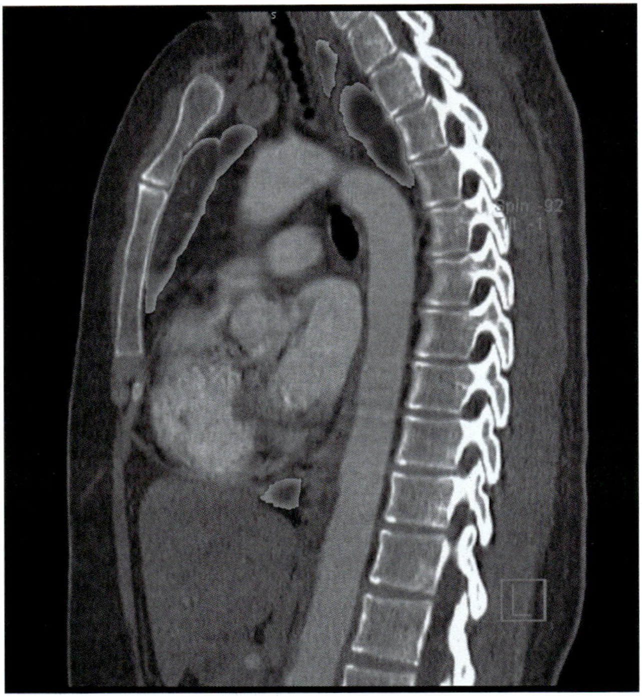

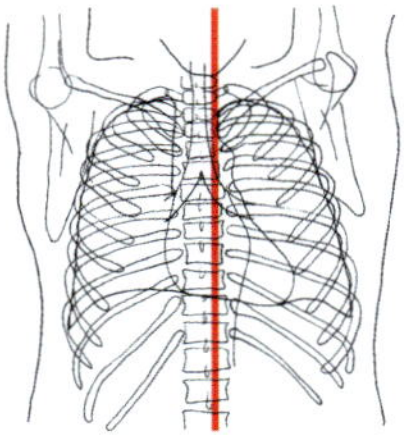

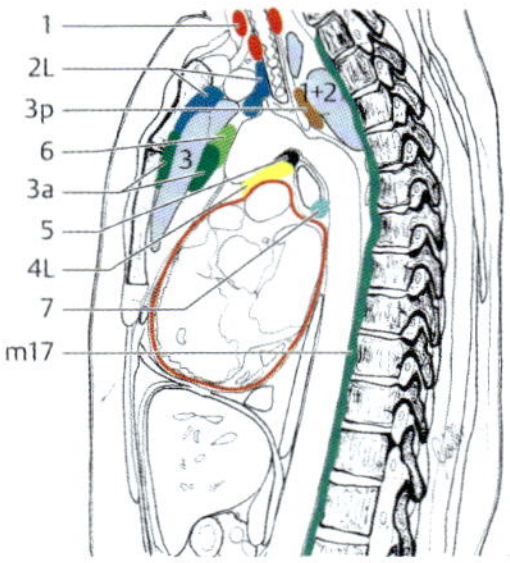

1 胸骨舌骨肌
2 颈夹肌(竖脊肌外侧束)
3 气管
4 头半棘肌(内侧束)与胸最长肌(外侧束)
5 头臂静脉
6 左肺
7 胸骨柄
8 大菱形肌
9 头臂干
10 上后锯肌
11 胸大肌
12 脊神经孔
13 主动脉弓
14 第4胸椎体
15 右肺动脉 ►

●●●● =淋巴结
●●●● (见封底内页)

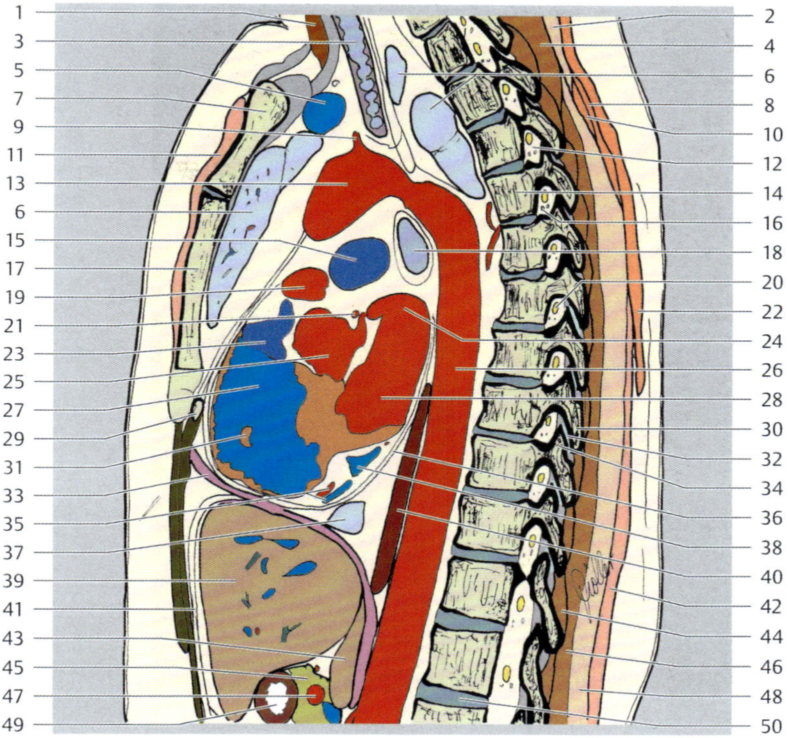

16 椎间静脉
17 胸骨体
18 左主支气管
19 升主动脉
20 脊神经节（T4神经根）
21 左冠状动脉
22 斜方肌
23 肺动脉流出道
24 左心耳
25 左心室
26 降主动脉
27 右心室
28 左心房
29 剑突
30 下关节突
31 前乳头肌
32 关节突关节
33 膈肌
34 上关节突
35 右冠状动脉与心中静脉
36 心包
37 左肺下叶
38 冠状窦
39 肝左叶
40 食管
41 大网膜
42 背阔肌
43 肝尾叶
44 回旋长肌与短肌（竖脊肌，横突脊肌系，内侧束）
45 胰腺
46 胸半棘肌与多裂肌（竖脊肌，横突脊肌系，内侧束）
47 脾动脉
48 最长肌，腰髂肋肌与胸髂肋肌（竖脊肌，骶脊肌系，外侧束）
49 十二指肠
50 椎间盘

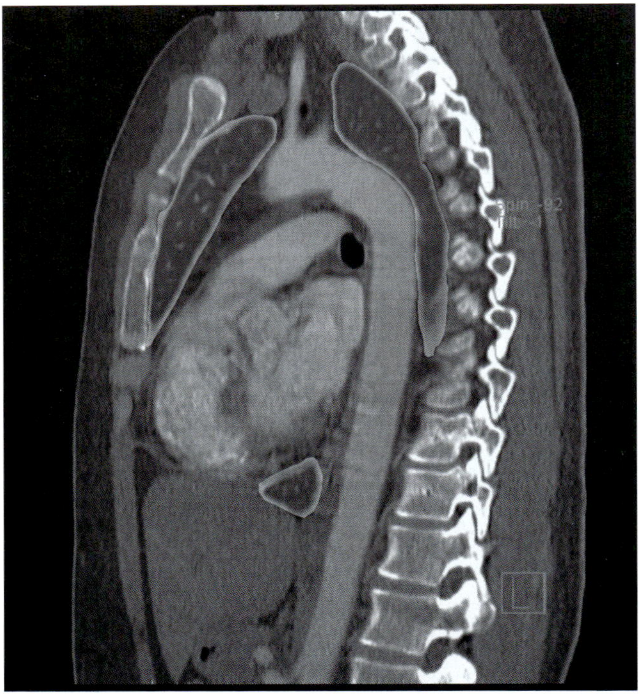

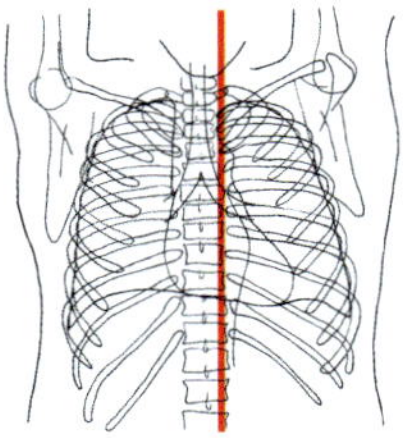

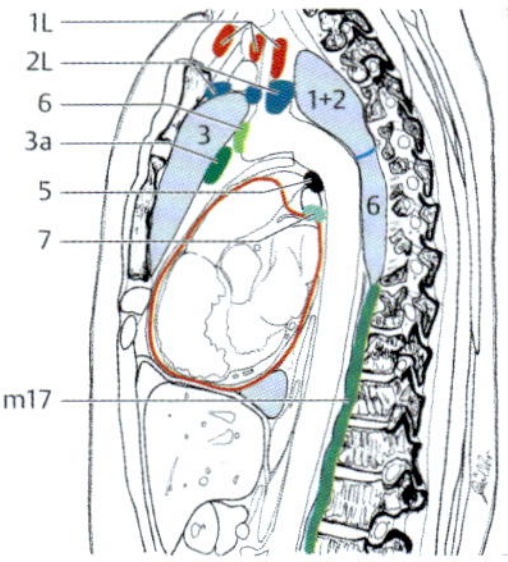

1 甲状腺
2 颈夹肌
3 胸锁乳突肌
4 多裂肌
5 左颈总动脉
6 大菱形肌
7 胸骨舌骨肌
8 上后锯肌
9 头臂静脉
10 左肺上叶
11 胸大肌
12 气管
13 胸骨柄
14 左锁骨下动脉
15 主动脉弓
16 半奇静脉
17 心包
18 斜方肌 ▶

1+2 上叶尖后段
3 上叶前段
6 下叶上段

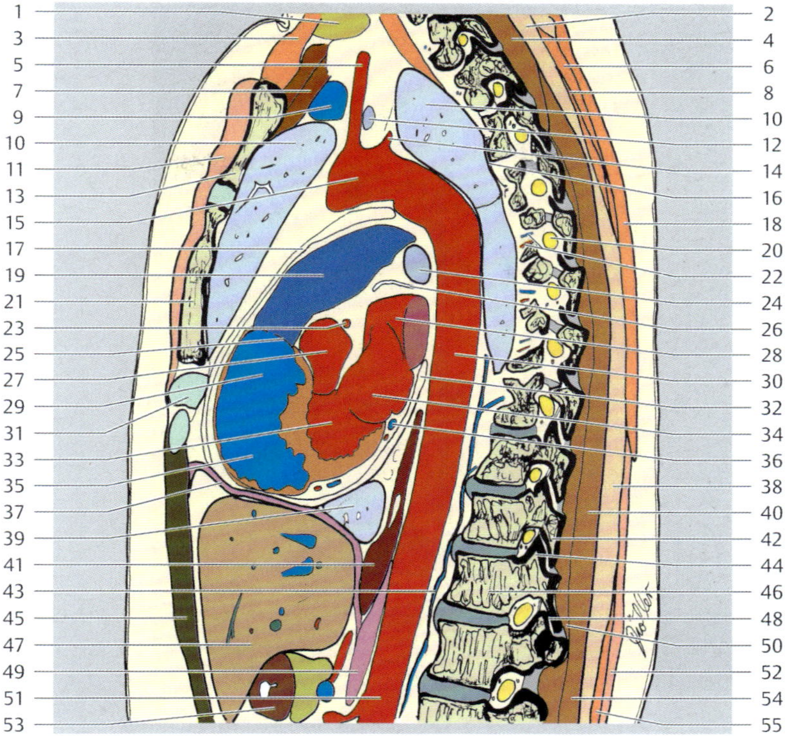

19 肺动脉干
20 脊神经节(T4)
21 胸骨体
22 肋间后动、静脉
23 左冠状动脉
24 左主支气管
25 肺动脉瓣
26 心包横窦
27 升主动脉
28 左心耳
29 动脉圆锥
30 降主动脉(胸段)
31 剑突
32 心包斜窦
33 左心室
34 左心房
35 右心室
36 冠状窦
37 膈肌
38 胸最长肌与髂肋肌（竖脊肌外侧束）
39 左肺下叶
40 胸半棘肌（竖脊肌内侧束）
41 食管
42 下关节突
43 半奇静脉
44 上关节突
45 腹直肌
46 第10胸椎体
47 肝左叶
48 关节突关节
49 膈肌(腰部)
50 棘肌与棘间肌(竖脊肌内侧束)
51 降主动脉(腹段)
52 背阔肌
53 十二指肠
54 多裂肌（部分竖脊肌内侧束）
55 下后锯肌

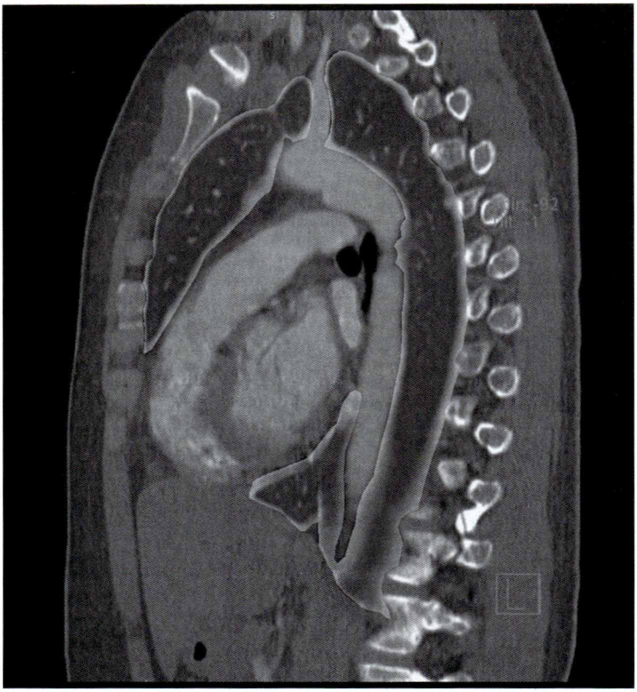

1 胸骨舌骨肌
2 肩胛提肌
3 前斜角肌
4 颈丛
5 胸锁乳突肌
6 椎动脉
7 锁骨
8 颈夹肌(竖脊肌,横突脊肌系,外侧束)
9 左头臂静脉
10 大、小菱形肌
11 左锁骨下动脉
12 上后锯肌
13 胸骨柄
14 斜方肌

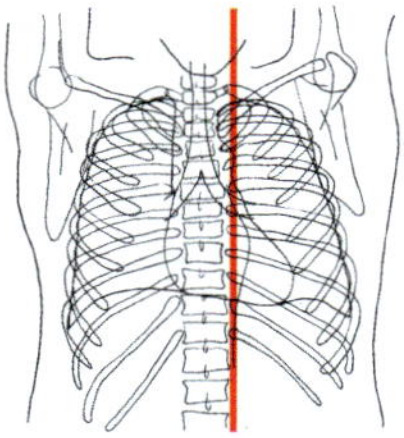

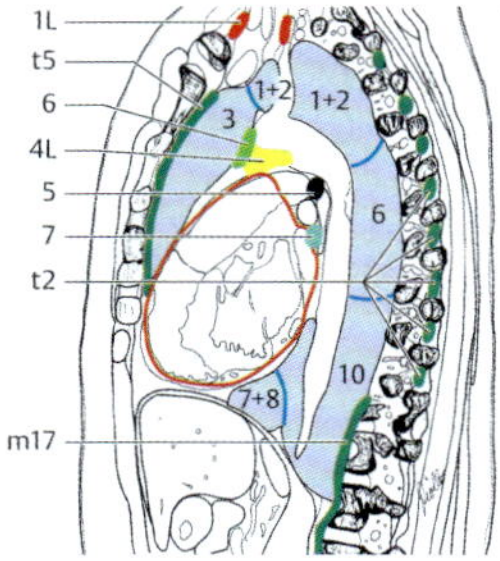

● ● ● =淋巴结
● ● ● (见封底内页)
=肺段分界
=心包

▶

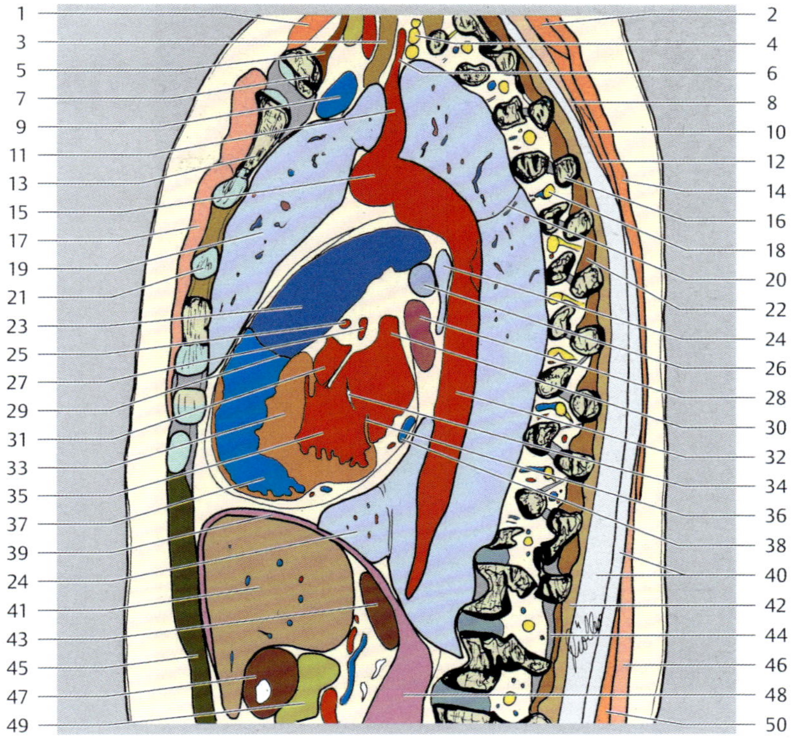

15 主动脉弓
16 横突
17 胸大肌
18 脊神经节(T4)
19 左肺上叶
20 斜裂
21 第3肋软骨
22 横突间肌 (竖脊肌,横突间肌系,外侧束)
23 肺动脉流出道
24 左肺下叶
25 左冠状动脉
26 左主支气管
27 左冠状动脉回旋支
28 肺静脉
29 肺动脉瓣
30 左心耳
31 升主动脉
32 降主动脉
33 室间隔
34 二尖瓣前叶
35 左心室
36 二尖瓣后叶
37 右心室
38 冠状窦
39 膈肌
40 胸最长肌与髂肋肌 (竖脊肌外侧束)
41 肝左叶
42 多裂肌(竖脊肌,横突脊肌系,内侧束)
43 胃
44 黄韧带
45 腹直肌
46 背阔肌
47 胃窦部
48 膈肌(腰部)
49 胰腺
50 下后锯肌

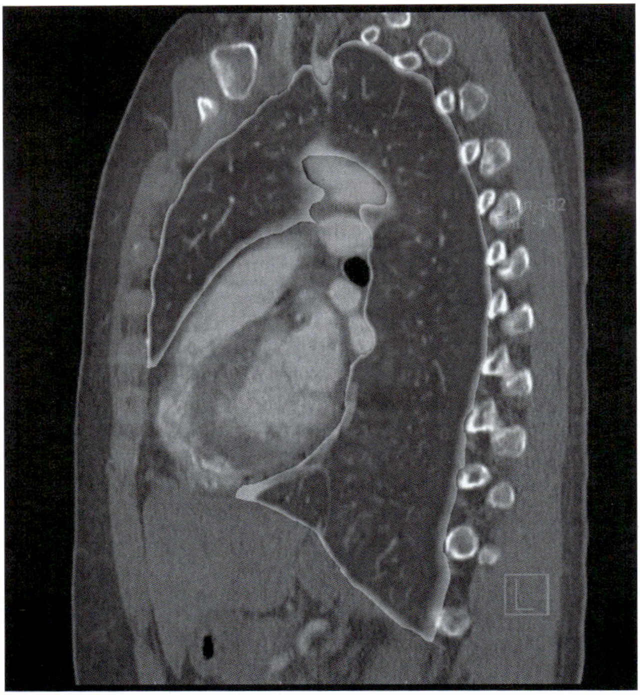

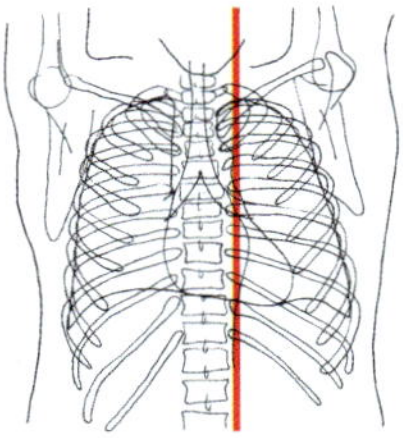

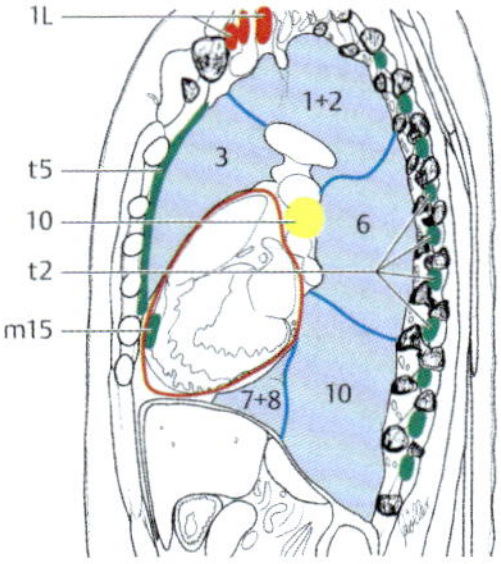

1 胸骨舌骨肌
2 内斜角肌
3 颈内静脉
4 肩胛提肌
5 锁骨
6 颈丛
7 左锁骨下静脉
8 颈夹肌(竖脊肌,横突脊肌系,外侧束)
9 胸锁关节
10 锁骨下动脉
11 胸骨柄
12 大、小菱形肌
13 胸大肌
14 斜方肌
15 左肺上叶
16 上后锯肌 ▶

●●● =淋巴结(见封底内页)
—— =肺段分界
—— =心包

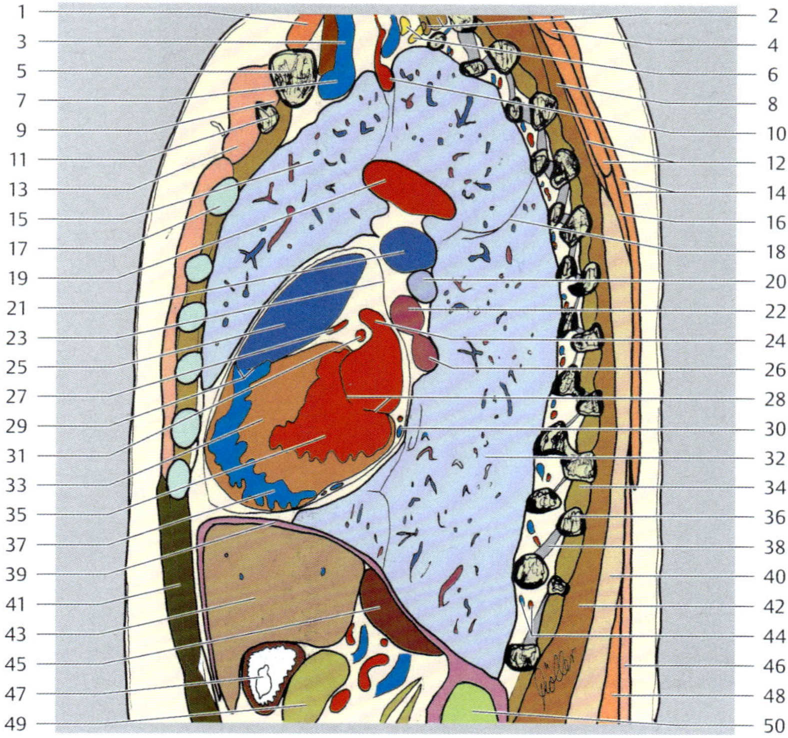

17 第2肋软骨
18 斜裂
19 主动脉弓
20 左主支气管
21 左肺动脉
22 左上肺静脉
23 心包腔
24 左心耳
25 肺动脉干
26 左下肺静脉
27 左冠状动脉前室间支
28 二尖瓣
29 肺动脉瓣
30 冠状窦
31 左冠状动脉回旋支
32 左肺下叶
33 室间隔
34 横突间肌（竖脊肌，横突间肌系，外侧束）
35 左心室
36 横突
37 右心室
38 上肋横突韧带
39 膈肌
40 胸最长肌和髂肋肌（竖脊肌外侧束）
41 腹直肌
42 多裂肌（竖脊肌，横突脊肌系，内侧束）
43 肝左叶
44 肋间后动、静脉
45 胃贲门部
46 背阔肌
47 胃（幽门前部）
48 下后锯肌
49 胰腺
50 左肾

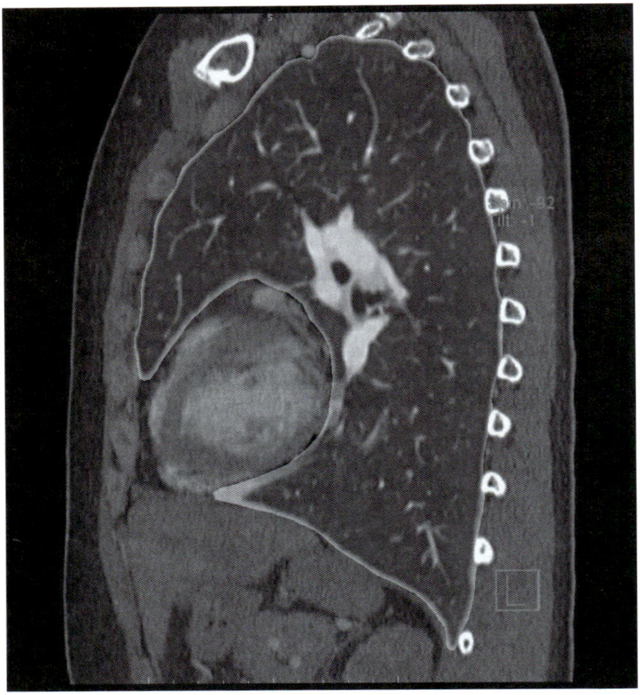

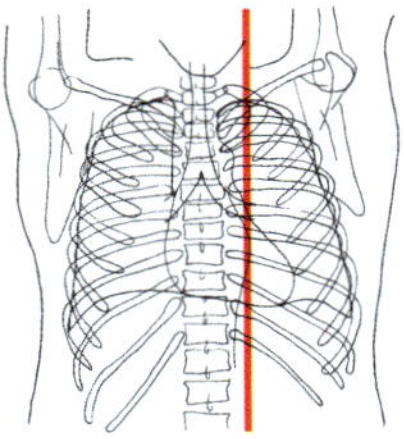

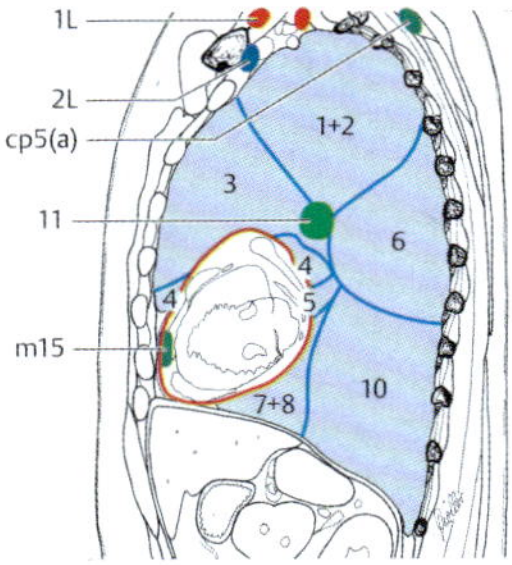

1 胸骨舌骨肌
2 内、后斜角肌
3 前斜角肌
4 颈夹肌(竖脊肌,横突脊肌系,外侧束)
5 颈丛
6 肩胛提肌
7 锁骨
8 上后锯肌
9 左锁骨下静脉
10 大、小菱形肌
11 左锁骨下动脉
12 斜方肌
13 胸大肌(锁骨部)

▶

=淋巴结(见封底内页)
=肺段分界
=心包

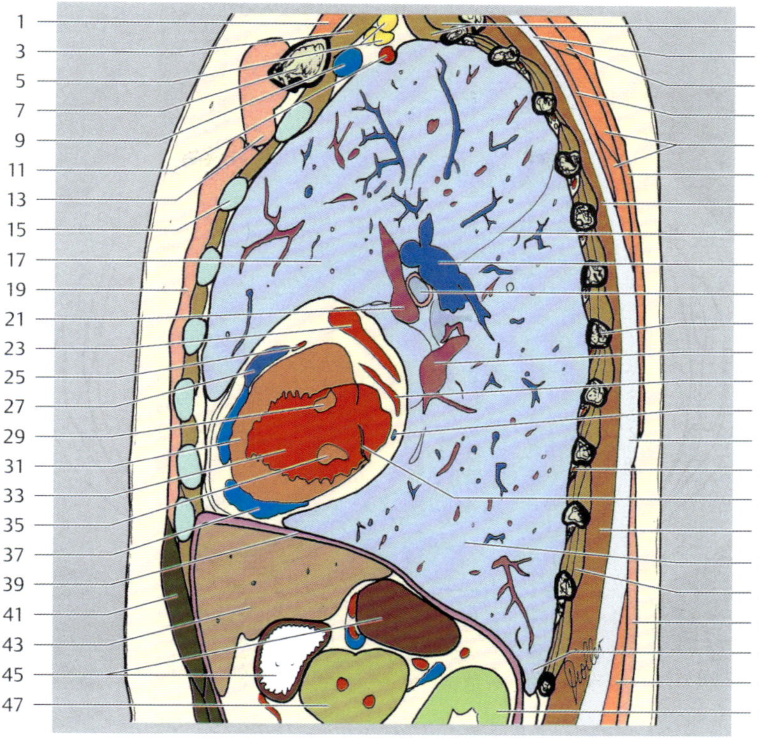

14 多裂肌(竖脊肌，横突脊肌系，内侧束)
15 第2肋软骨
16 斜裂
17 左肺上叶
18 左肺动脉
19 胸大肌(胸骨部)
20 左主支气管
21 左上肺静脉
22 第7肋
23 左心耳
24 左下肺静脉
25 左冠状动脉前室间支
26 左冠状动脉回旋支
27 肺动脉干
28 心大静脉
29 前乳头肌
30 胸最长肌与髂肋肌（竖脊肌外侧束）
31 室间隔
32 肋间动、静脉和肋神经
33 左心室
34 二尖瓣
35 后乳头肌
36 左肺下叶
37 右心室
38 肋间外肌
39 膈肌
40 背阔肌
41 腹直肌
42 肋膈隐窝
43 肝左叶
44 下后锯肌
45 胃
46 左肾
47 胰腺

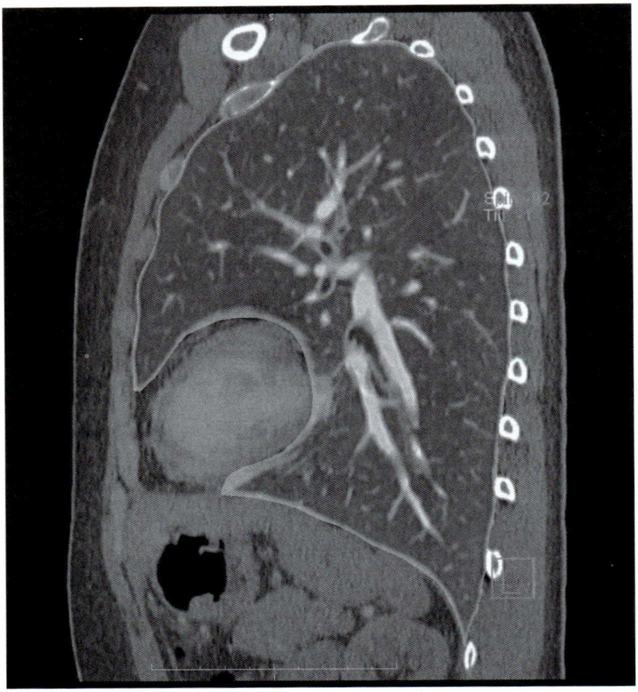

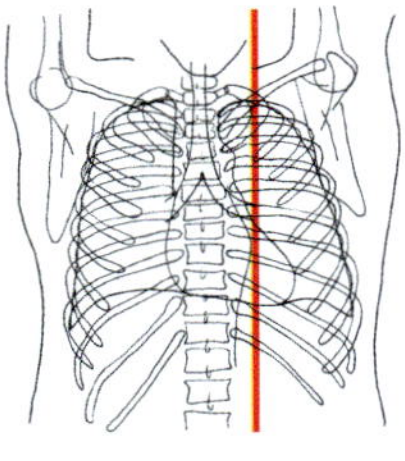

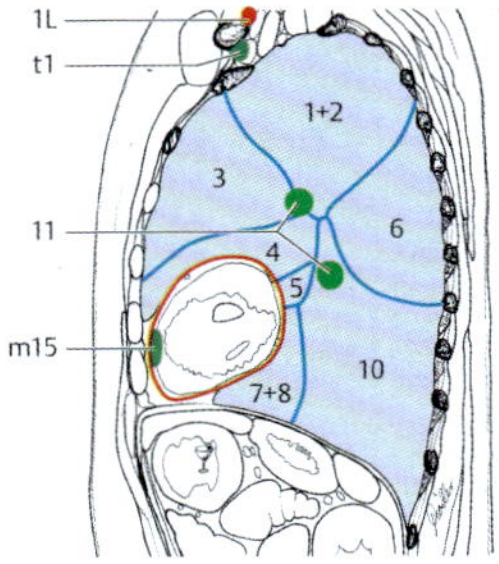

1 胸骨舌骨肌
2 内、后斜角肌
3 前斜角肌
4 颈髂肋肌(竖脊肌外侧束)
5 锁骨
6 肩胛提肌
7 颈丛与锁骨下动脉
8 颈夹肌(竖脊肌,横突脊肌系,外侧束)
9 左锁骨下静脉
10 小菱形肌
11 锁骨下肌
12 上后锯肌
13 胸大肌(锁骨部)
14 斜方肌
15 第1肋
16 大菱形肌
17 胸大肌(胸骨部)
18 斜裂

▶

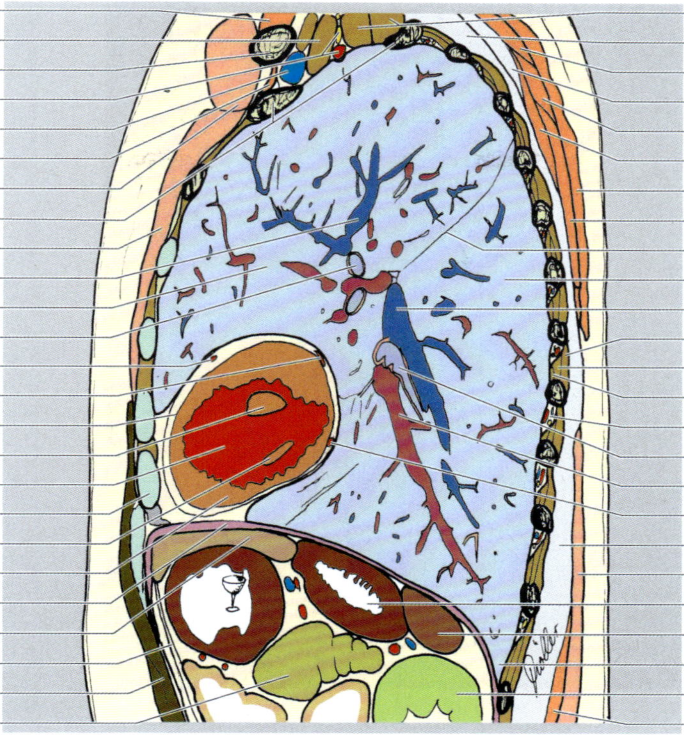

19 左肺动脉(尖段动脉)
20 左肺下叶
21 左肺上叶
22 左肺动脉(下叶动脉)
23 左上叶尖后段与前段支气管
24 肋间外肌
25 左冠状动脉前室间支与前室间静脉
26 肋间内肌
27 左冠状动脉左缘支
28 肋间最内肌
29 心包
30 肋间动、静脉和肋神经
31 前乳头肌
32 左肺下叶支气管
33 左心室
34 左下叶肺静脉
35 第6肋软骨
36 左冠状动脉后室间支
37 后乳头肌
38 胸最长肌与腰髂肋肌(竖脊肌外侧束)
39 心肌
40 背阔肌
41 膈肌
42 胃
43 肝左叶
44 脾
45 大网膜
46 肋膈隐窝
47 腹直肌
48 左肾
49 胰腺
50 下后锯肌

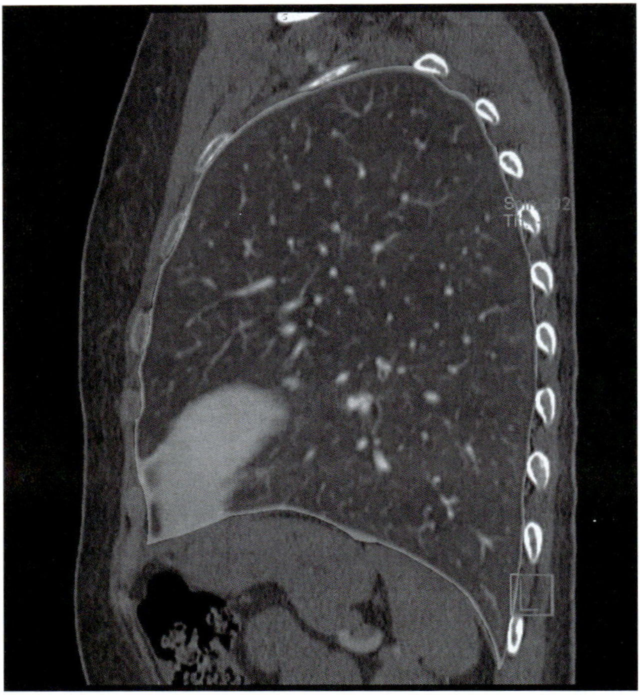

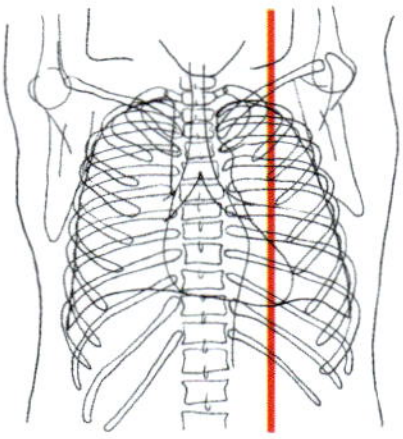

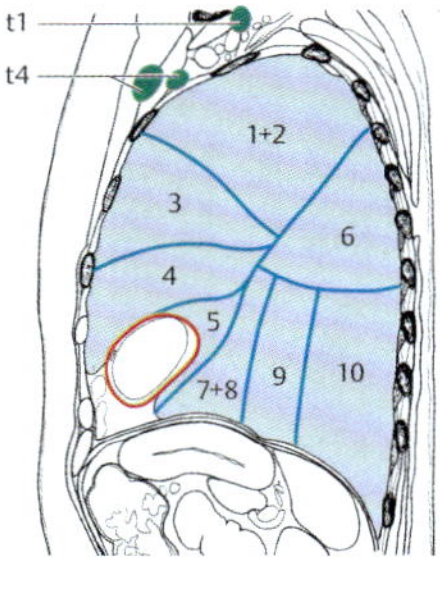

1 锁骨
2 肩胛提肌
3 锁骨下肌
4 颈丛
5 前斜角肌 ▶

1+2 上叶尖后段
3 上叶前段
4 上叶上舌段
5 上叶下舌段
6 下叶上段
7+8 下叶内+前基底段
9 下叶外基底段
10 下叶后基底段
● =淋巴结(见封底内页)
=肺段分界
=心包

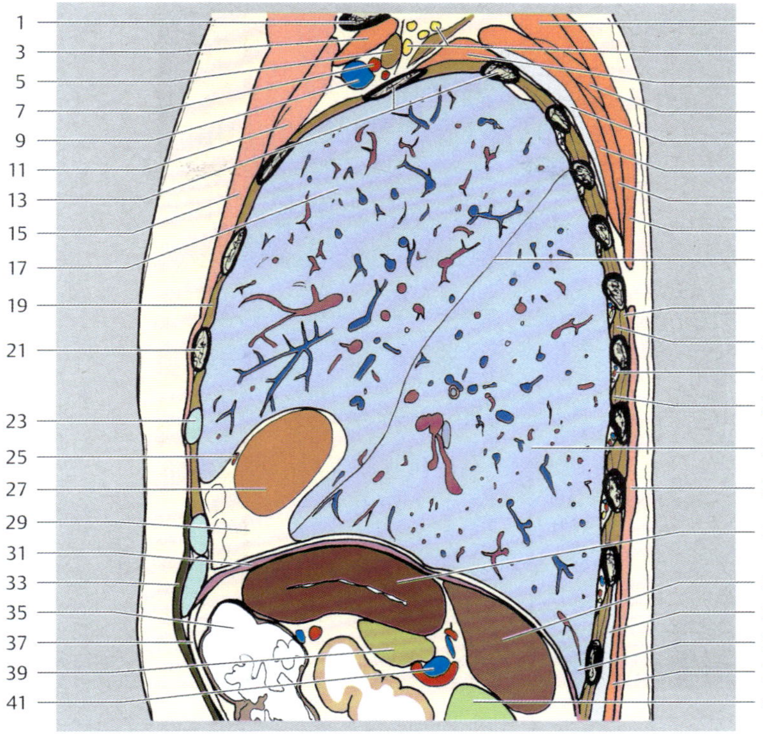

6 前斜角肌
7 左锁骨下动脉
8 小菱形肌
9 左锁骨下静脉
10 颈髂肋肌（竖脊肌外侧束）
11 胸小肌
12 上后锯肌
13 第1肋
14 大菱形肌
15 胸大肌
16 斜方肌
17 左肺上叶
18 斜裂
19 肋间外肌
20 肋间内肌
21 第4肋
22 肋间动、静脉和肋神经
23 第5肋软骨
24 肋间最内肌
25 前室间支
26 左肺下叶
27 左心室
28 背阔肌
29 心包脂肪
30 胃
31 膈肌
32 脾
33 腹直肌
34 胸最长肌与腰髂肋肌(竖脊肌外侧束)
35 结肠脾曲
36 肋膈隐窝
37 大网膜
38 下后锯肌
39 胰腺
40 左肾
41 脾动、静脉

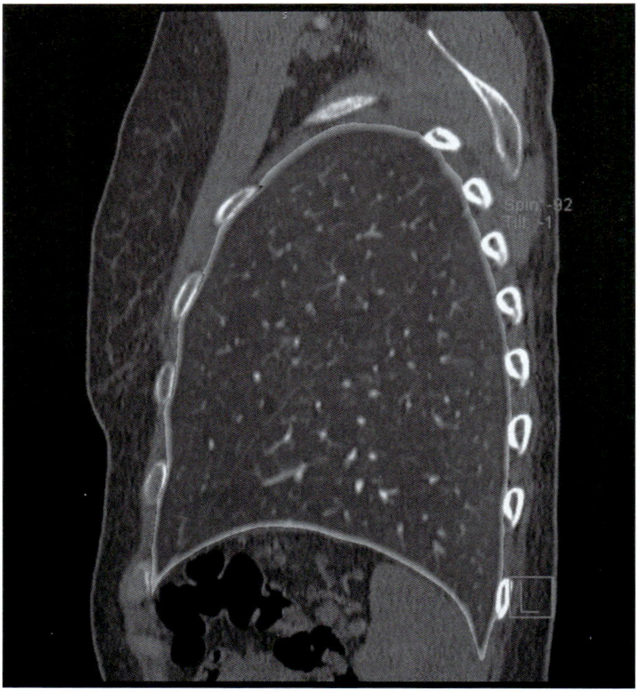

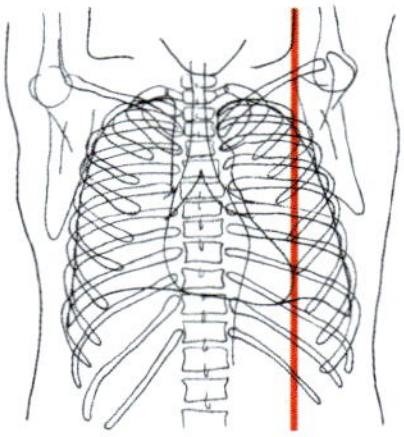

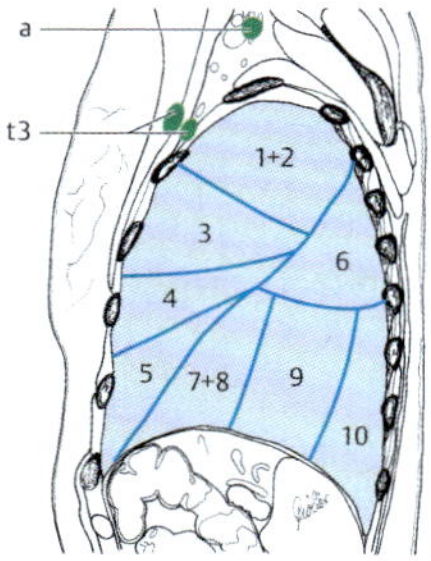

1+2 上叶尖后段
3 上叶前段
4 上叶上舌段
5 上叶下舌段
6 下叶上段
7+8 下叶内+前基底段
9 下叶外基底段
10 下叶后基底段

● =淋巴结(见封底内页)
—— =肺段分界

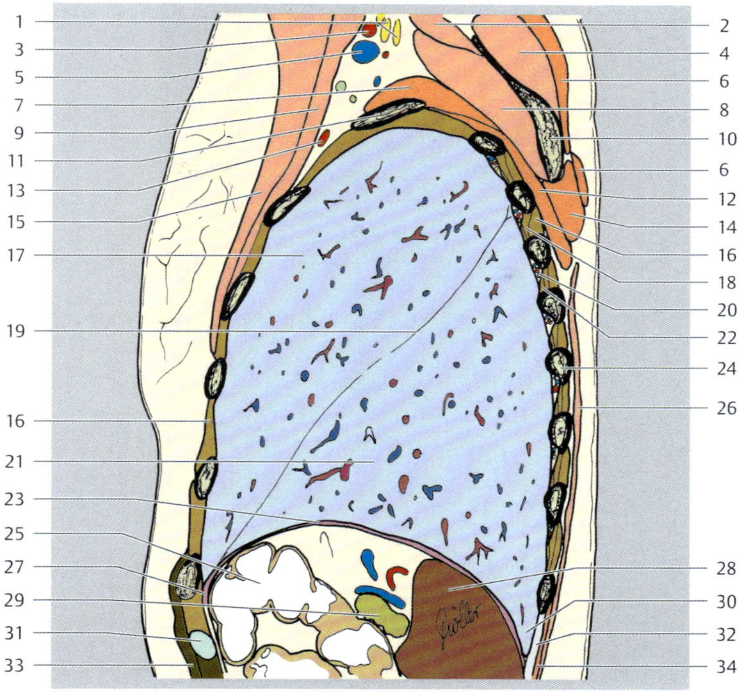

1 臂丛
2 肩胛提肌
3 左锁骨下动脉
4 冈上肌
5 左锁骨下静脉
6 斜方肌
7 前锯肌
8 肩胛下肌
9 胸小肌
10 肩胛骨(内缘)
11 第2肋
12 上后锯肌
13 胸肩峰动脉
14 大菱形肌
15 胸大肌
16 肋间外肌
17 左肺上叶
18 肋间内肌
19 斜裂
20 肋间动、静脉和肋神经
21 左肺下叶
22 肋间最内肌
23 膈肌
24 第7肋骨后部
25 横结肠
26 背阔肌
27 大网膜
28 脾
29 胰腺
30 肋膈隐窝
31 第8肋软骨
32 胸最长肌与腰髂肋肌
33 腹直肌
34 下后锯肌

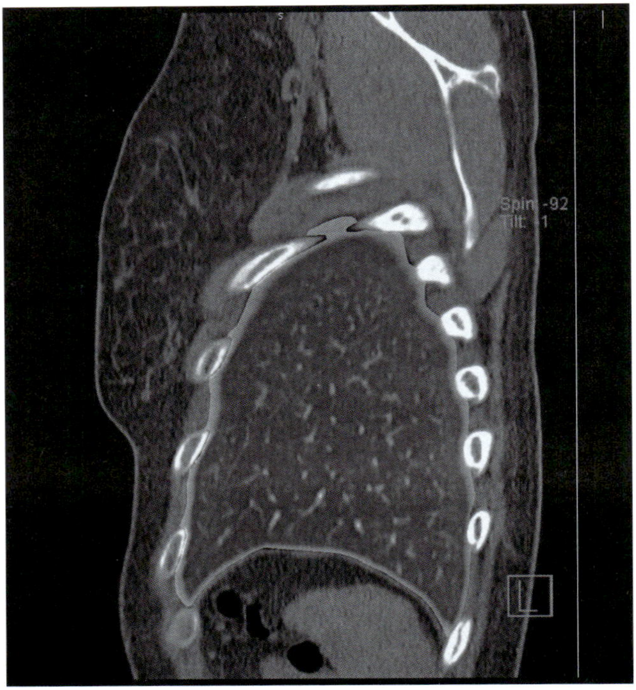

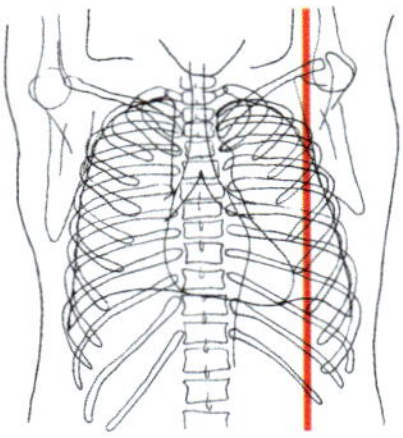

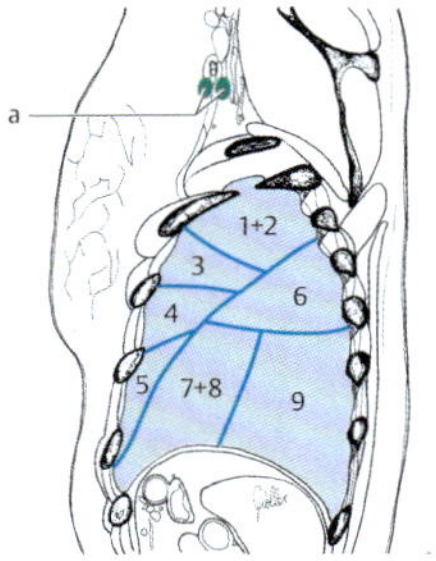

1+2　上叶尖后段
3　上叶前段
4　上叶上舌段
5　上叶下舌段
6　下叶上段
7+8　下叶内+前基底段
9　下叶外基底段

● =淋巴结(见封底内页)
—— =肺段分界

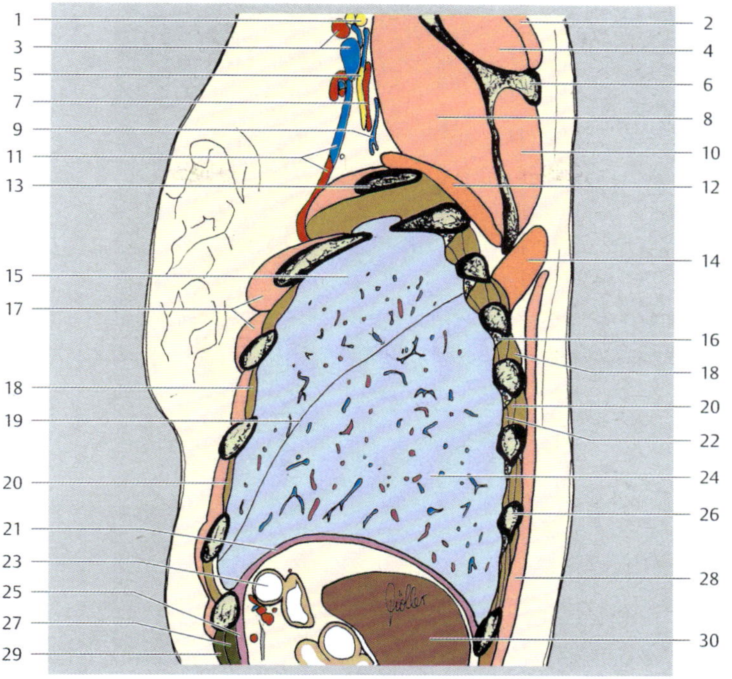

1 臂丛
2 斜方肌
3 左锁骨下动、静脉
4 冈上肌
5 肩胛下神经
6 肩胛冈
7 旋肩胛动脉
8 肩胛下肌
9 旋肩胛静脉
10 冈下肌
11 胸外侧动、静脉
12 前锯肌
13 第3肋
14 大菱形肌
15 左肺上叶
16 肋间动、静脉和肋神经
17 胸大肌
18 肋间外肌
19 斜裂
20 肋间内肌
21 膈肌
22 肋间最内肌
23 横结肠
24 左肺下叶
25 腹横肌
26 第9肋骨后部
27 腹内斜肌
28 背阔肌
29 腹外斜肌
30 脾

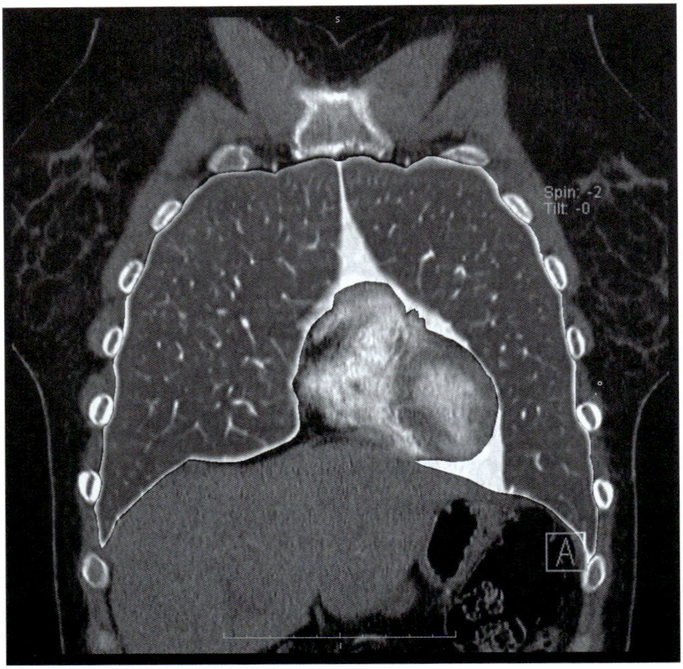

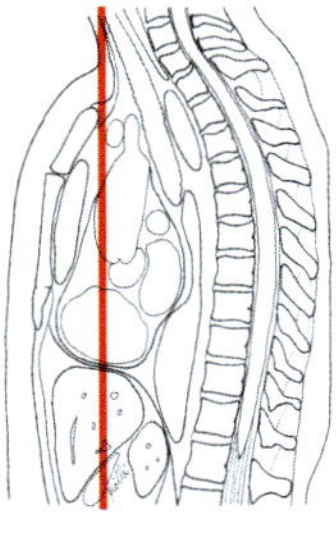

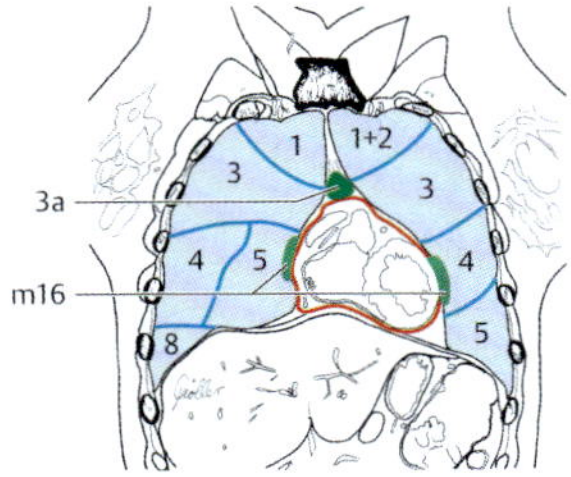

右肺

1 上叶尖段
3 上叶前段
4 中叶外侧段
5 中叶内侧段
8 下叶前基底段

左肺

1+2 上叶尖后段
3 上叶前段
4 上叶上舌段
5 上叶下舌段

● =淋巴结(见封底内页)
—— =肺段分界
—— =心包

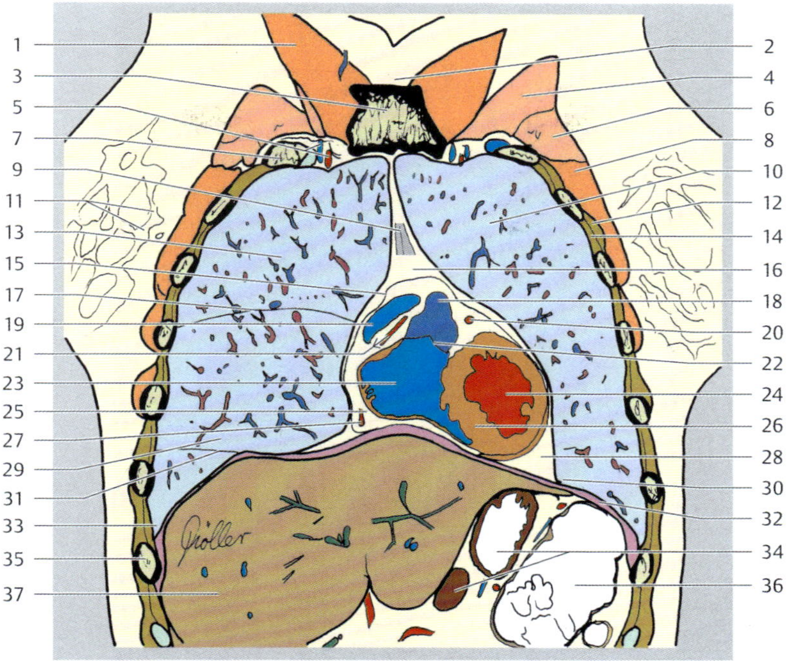

1 胸锁乳突肌
2 胸骨上切迹
3 胸骨柄
4 胸大肌
5 胸廓内动、静脉
6 胸小肌
7 第1肋骨和肋软骨
8 前锯肌
9 胸骨心包韧带
10 左肺上叶
11 右乳腺实质
12 肋间外肌
13 右肺上叶
14 肋间内肌
15 心包
16 前纵隔
17 水平裂
18 右心室流出道(肺动脉干)
19 右心耳
20 左冠状动脉室间支
21 冠状沟内右冠状动脉
22 肺动脉瓣
23 右心室
24 左心室
25 心外膜下脂肪
26 室间隔
27 右冠状动脉
28 纵隔脂肪
29 右肺中叶
30 膈纵隔隐窝
31 斜裂
32 膈肌
33 肋膈隐窝
34 胃
35 第7肋
36 结肠脾曲
37 肝脏

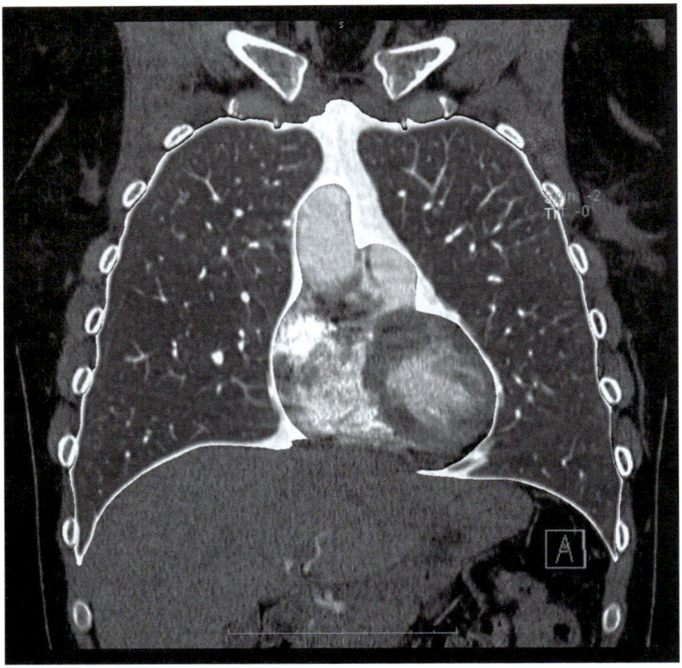

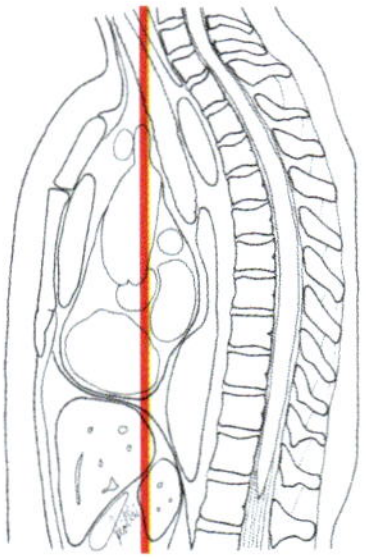

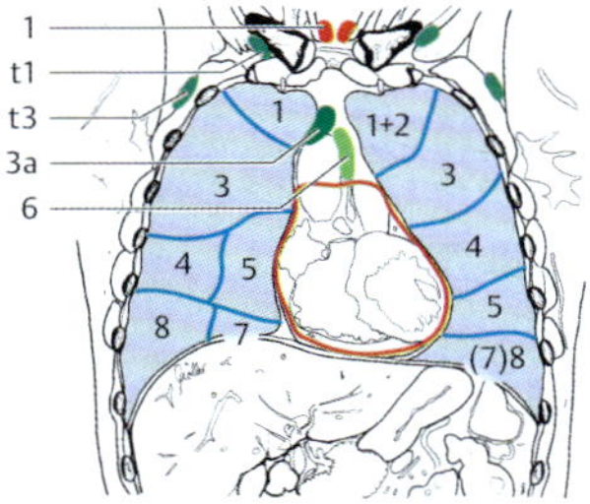

右肺

1 上叶尖段

3 上叶前段

4 中叶外侧段

5 中叶内侧段

6 下叶前基底段

左肺

1+2 上叶尖后段

3 上叶前段

4 上叶上舌段

5 上叶下舌段

7+8 下叶内+前基底段

● ● ● =淋巴结(见封底内页)

—— =肺段分界

—— =心包

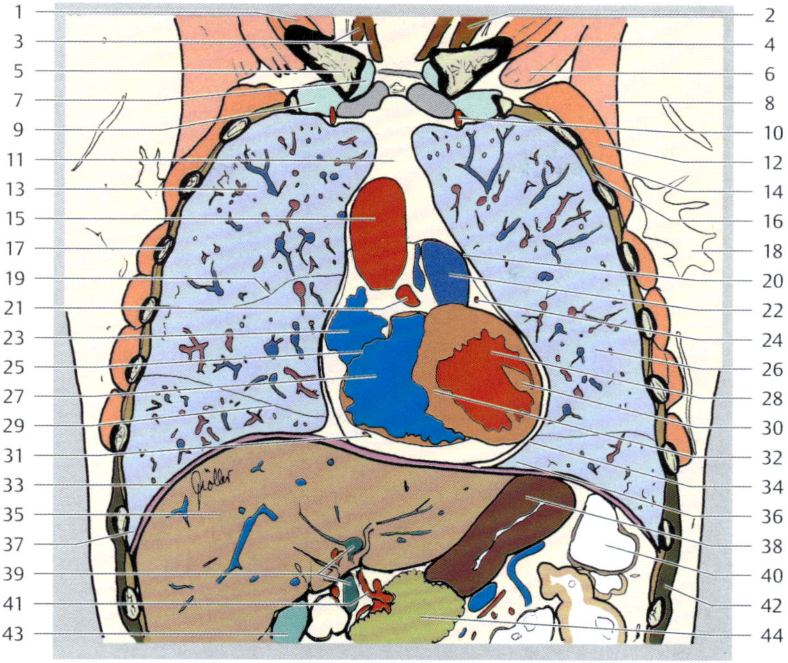

1 胸锁乳突肌
2 胸骨甲状肌
3 胸骨舌骨肌
4 锁骨下肌
5 锁骨
6 胸大肌
7 第1肋软骨
8 胸小肌
9 胸锁关节
10 胸廓内动脉
11 前纵隔
12 前锯肌
13 右肺上叶
14 肋间外肌
15 升主动脉
16 肋间内肌
17 第4肋骨
18 乳腺实质
19 水平裂
20 心包腔
21 主动脉球
22 肺动脉干
23 右心房
24 左冠状动脉回旋支
25 右房室(三尖)瓣
26 左肺上叶
27 右心室
28 左心室
29 斜裂
30 心室前乳头肌
31 右冠状动脉
32 室间隔
33 膈肌
34 心尖
35 肝右叶
36 膈纵隔隐窝
37 肋膈隐窝
38 胃
39 门静脉
40 结肠脾曲
41 肝总动脉
42 腹外斜肌
43 胆囊
44 胰腺

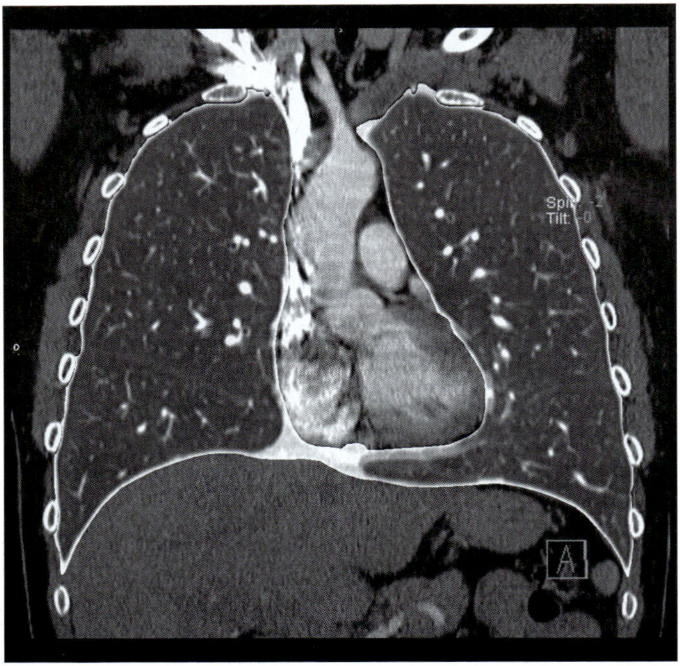

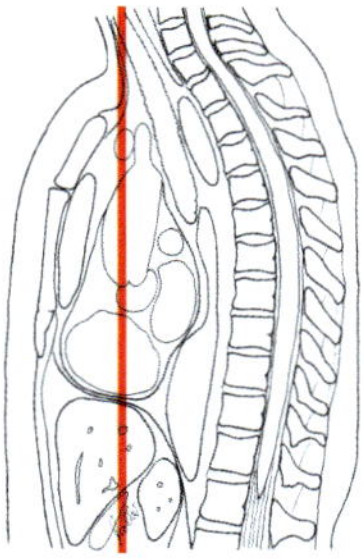

1 甲状腺
2 锁骨
3 右锁骨下静脉
4 气管
5 颈总动脉
6 甲状腺最下动脉
7 锁骨下动脉
8 胸大肌 ▶

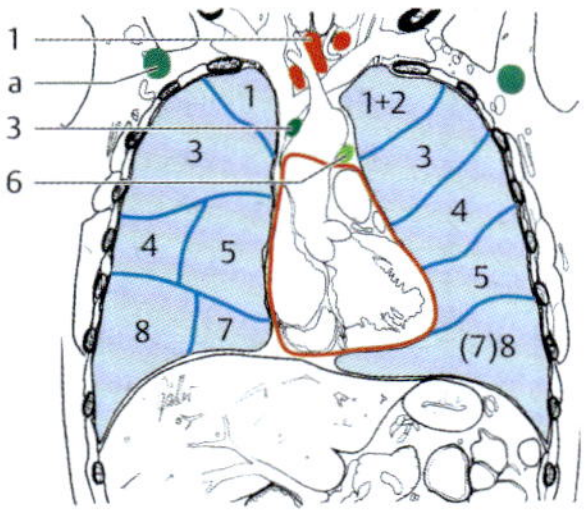

●●●● =淋巴结(见封底内页)
=肺段分界
=心包

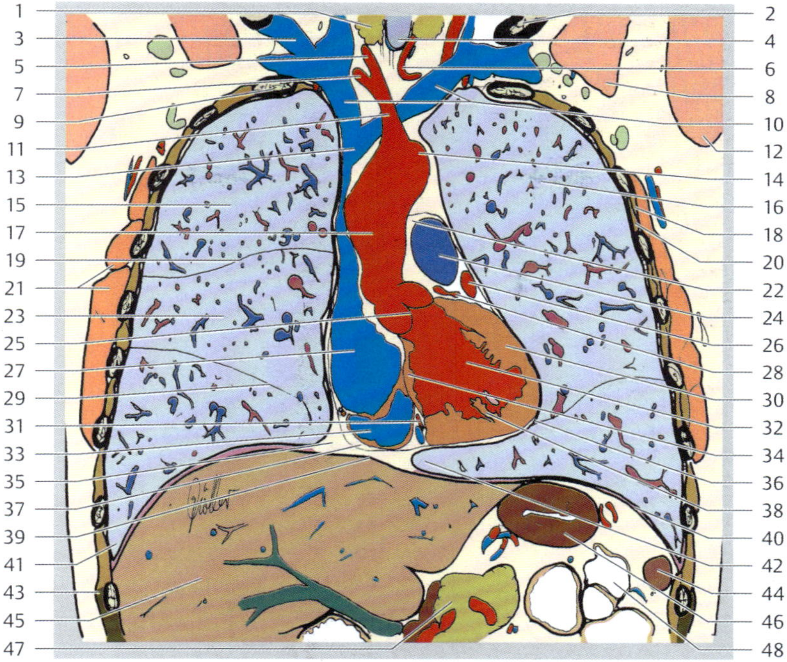

9　第1肋骨
10　头臂静脉（右与左）
11　头臂干
12　背阔肌
13　上腔静脉
14　主动脉弓
15　右肺上叶
16　左肺上叶
17　升主动脉
18　肋间外肌
19　水平裂
20　肋间内肌
21　前锯肌
22　心包（主动脉上隐窝）
23　右肺中叶
24　肺动脉干
25　主动脉瓣
26　左心耳
27　右心房
28　左冠状动脉回旋支
29　斜裂
30　心肌
31　右冠状动脉
32　左心室
33　右心室
34　室间隔
35　纵隔脂肪
36　心尖
37　心外膜下脂肪
38　心室前乳头肌
39　中心腱
40　膈肌
41　肋膈隐窝
42　膈纵隔隐窝
43　腹外斜肌
44　脾
45　肝右叶
46　胃
47　胰腺
48　结肠脾曲

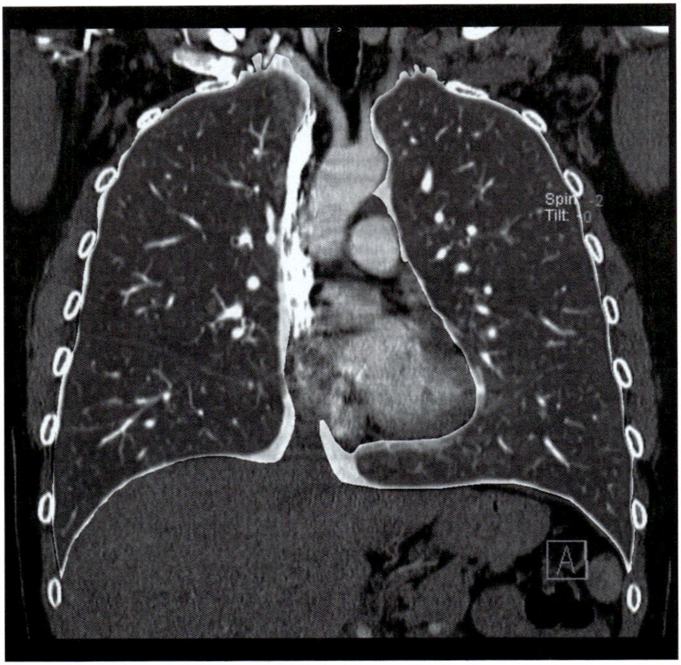

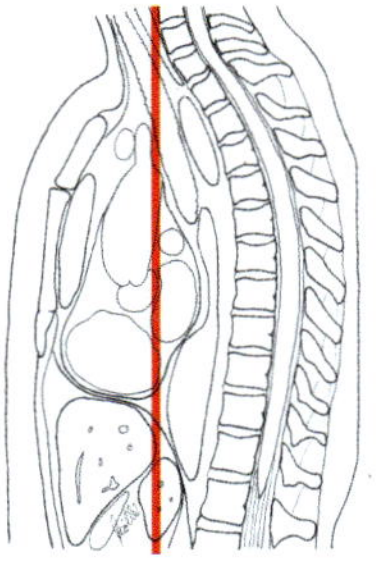

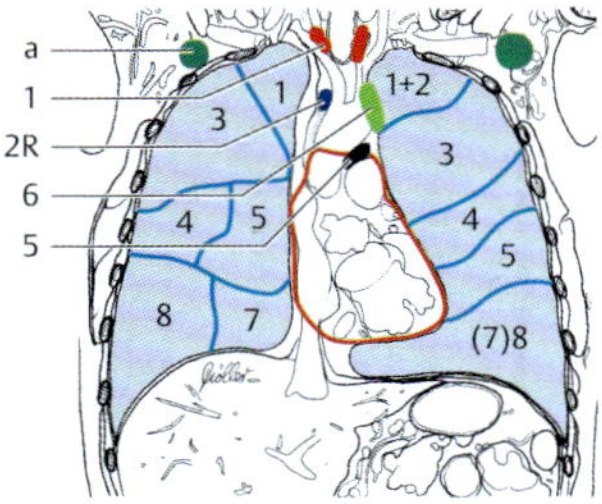

1 右颈总动脉
2 锁骨
3 气管
4 颈静脉
5 右锁骨下动脉
6 左锁骨下静脉
7 头臂干
8 第1肋骨
9 主动脉弓
10 背阔肌
11 心包腔（主动脉上隐窝外侧部）
12 左颈总动脉
13 肋间内肌
14 心包腔（主动脉上隐窝） ▶

● ● ● ● ● =淋巴结（见封底内页）
—— =肺段分界
—— =心包

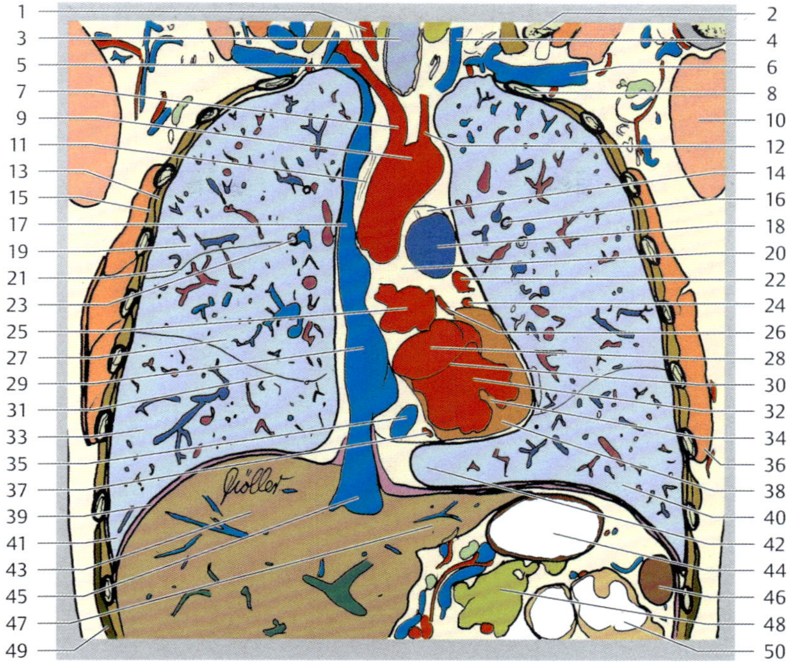

15 肋间外肌
16 左上叶前段支气管
17 上腔静脉
18 肺动脉干
19 右肺上叶
20 心包横窦
21 水平裂
22 左心耳
23 右肺上叶前段支气管
24 左冠状动脉回旋支
25 右心耳
26 左冠状动脉前室间支(LAD)
27 右肺中叶
28 左心房
29 右心房
30 左房室瓣(二尖瓣)
31 斜裂
32 左心室
33 右肺下叶
34 左心室内的后乳头肌
35 冠状窦
36 前锯肌
37 右冠状动脉
38 心肌
39 膈肌
40 左肺下叶
41 肋膈隐窝
42 膈纵隔隐窝
43 肝右叶
44 胃
45 下腔静脉
46 脾
47 肝左叶
48 胰腺
49 腹外斜肌
50 结肠脾曲

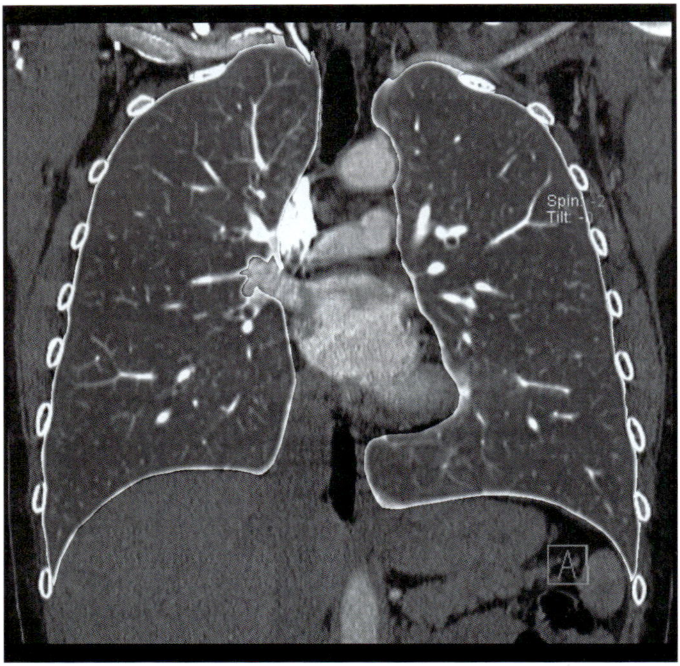

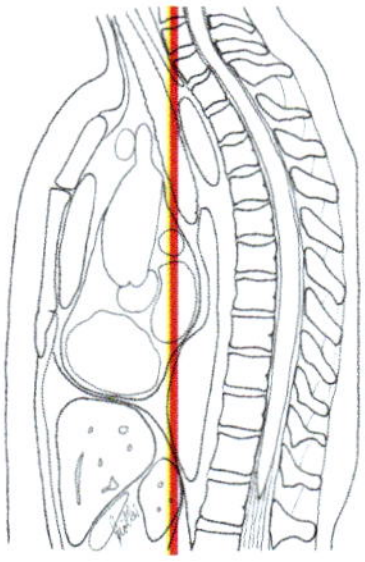

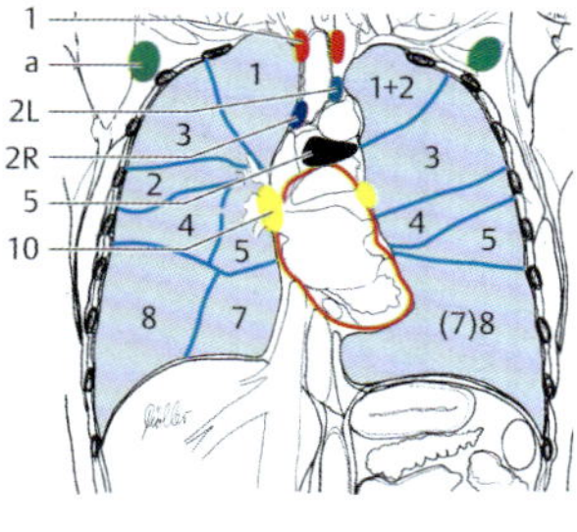

1　右椎动脉
2　锁骨下动、静脉
3　肩胛下肌
4　气管
5　第1肋骨
6　背阔肌
7　右肺上叶
8　左肺上叶 ▶

●●● =淋巴结
●●● （见封底内页）
—— =肺段分界
—— =心包

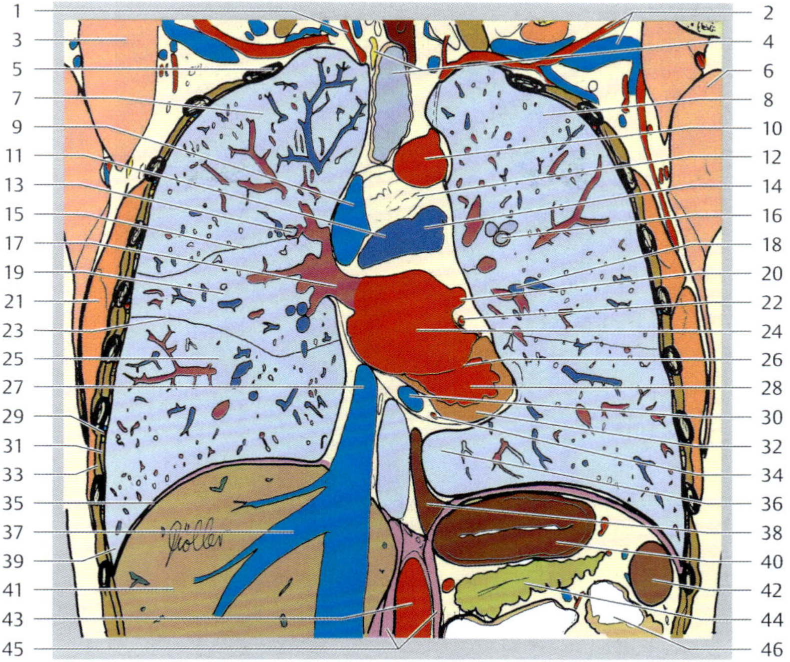

9 上腔静脉
10 主动脉弓
11 右肺动脉
12 主肺动脉窗
13 右肺上叶前段支气管
14 肺动脉干
15 水平裂
16 左肺上叶前段支气管
17 右上肺静脉
18 左上舌段支气管
19 右肺中叶
20 左心耳
21 前锯肌
22 左冠状动脉回旋支
23 斜裂
24 左心房
25 右肺下叶
26 二尖瓣
27 下腔静脉
28 左心室
29 肋间动、静脉和肋神经
30 冠状窦
31 肋间内肌
32 心肌
33 肋间外肌
34 右冠状动脉
35 膈肌
36 膈纵隔隐窝
37 肝静脉
38 食管
39 肋膈隐窝
40 胃
41 肝右叶
42 脾
43 降主动脉
44 胰腺
45 膈肌(腰部)
46 结肠

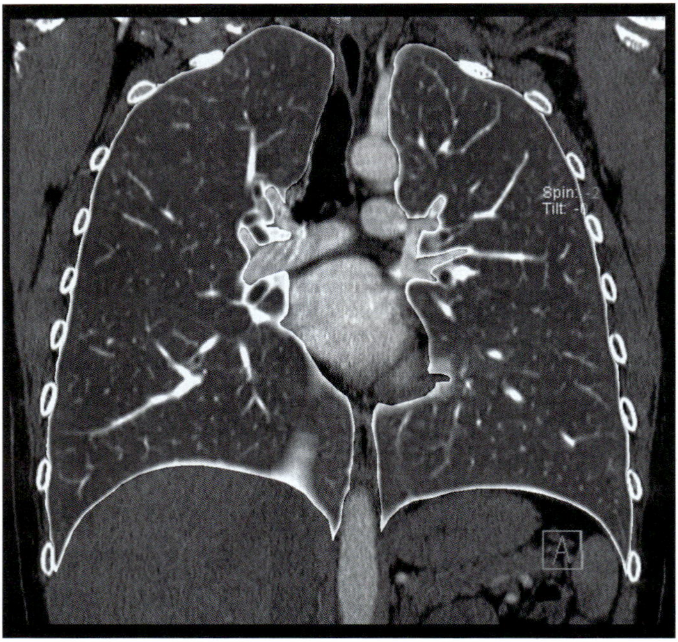

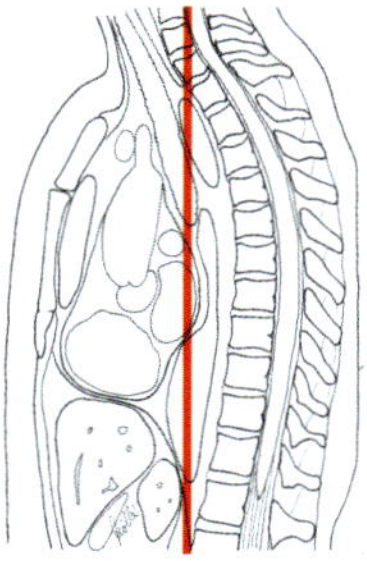

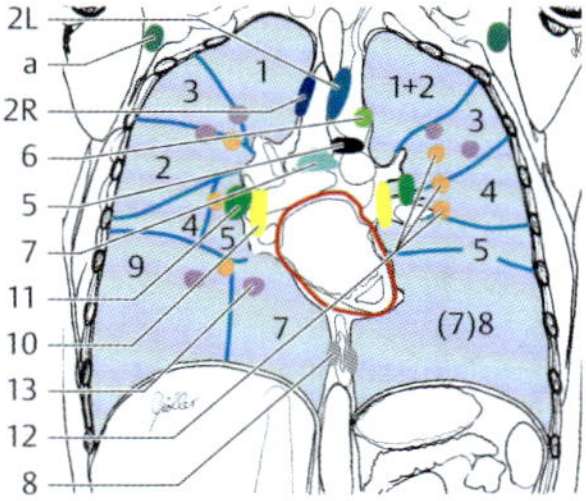

右肺

1 上叶尖段
2 上叶后段
3 上叶前段
4 中叶外侧段
5 中叶内侧段
7 下叶内基底段
9 下叶外基底段

左肺

1+2 上叶尖后段
3 上叶前段
4 上叶上舌段
5 上叶下舌段
7+8 下叶内+前基底段

● ● ● ● ● =淋巴结
● ● ● ● ● （见封底内页）
—— =肺段分界
—— =心包

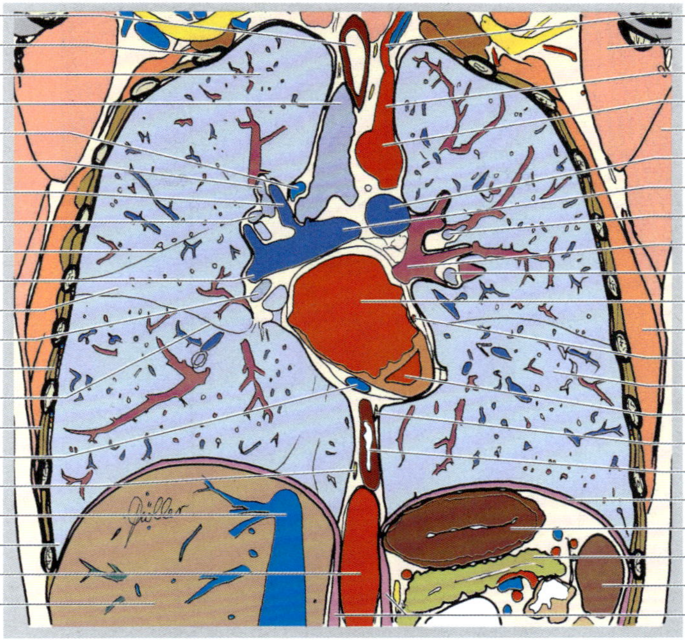

1	食管	16	左肺上叶前段支气管	29	肋间外肌
2	左椎动脉	17	水平裂	30	左心室
3	第1肋骨	18	上肺静脉	31	冠状窦
4	肩胛下肌	19	右肺动脉降支	32	左迷走神经
5	右肺上叶	20	上舌段支气管	33	右迷走神经
6	左锁骨下动脉	21	右肺中叶	34	膈肌
7	气管	22	左心房	35	下腔静脉
8	主动脉弓	23	右肺中叶内侧段支气管	36	胃
9	奇静脉	24	前锯肌	37	肋膈隐窝
10	背阔肌	25	肋间内肌	38	胰腺
11	右肺上叶支气管	26	左冠状动脉回旋支	39	降主动脉
12	左肺动脉	27	斜裂	40	脾
13	右肺动脉升支	28	左肺下叶	41	肝右叶
14	左肺动脉			42	膈肌(腰部)
15	右肺上叶前段支气管				

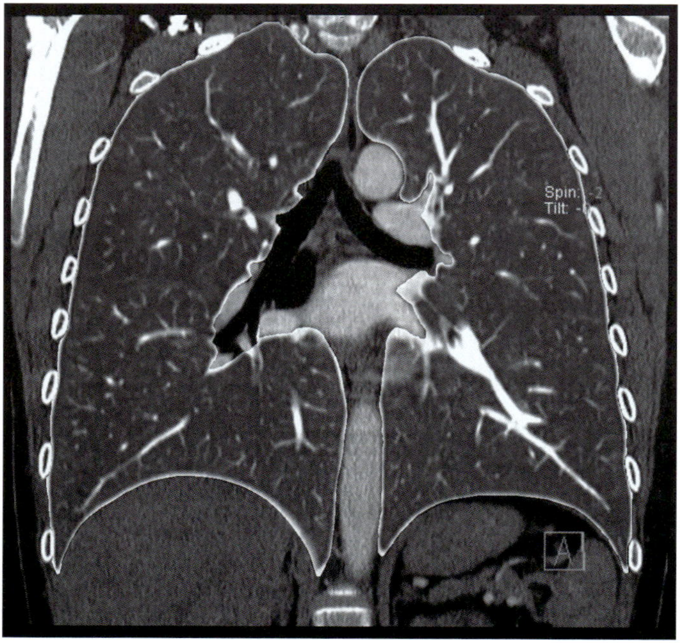

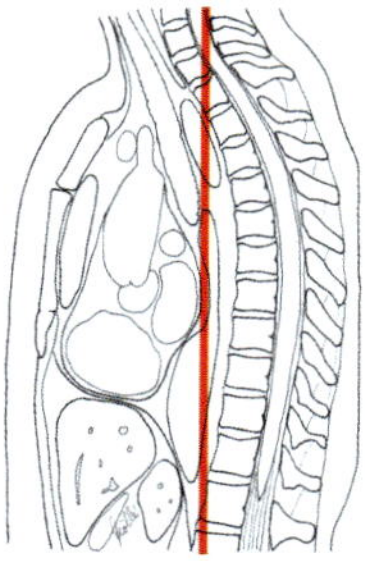

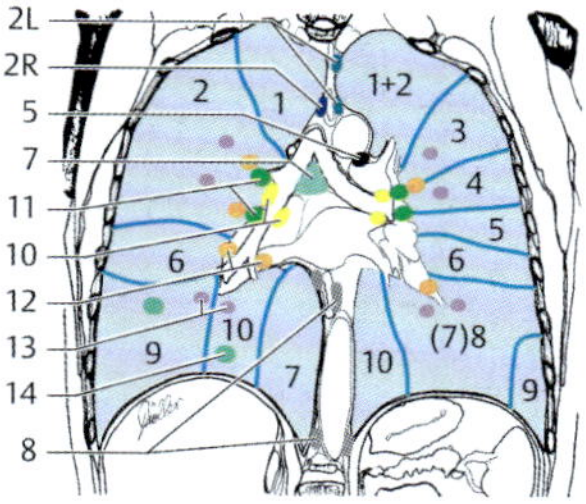

1 第1肋骨
2 内斜角肌
3 冈下肌
4 肩胛下肌
5 肩胛骨
6 左肺上叶
7 右肺上叶
8 背阔肌
9 隆突(气管分叉)
10 食管
11 奇静脉与右主支气管
12 主动脉弓
13 隆突下间隙

▶

● ● ● ● =淋巴结
● ● ● （见封底内页）

—— =肺段分界

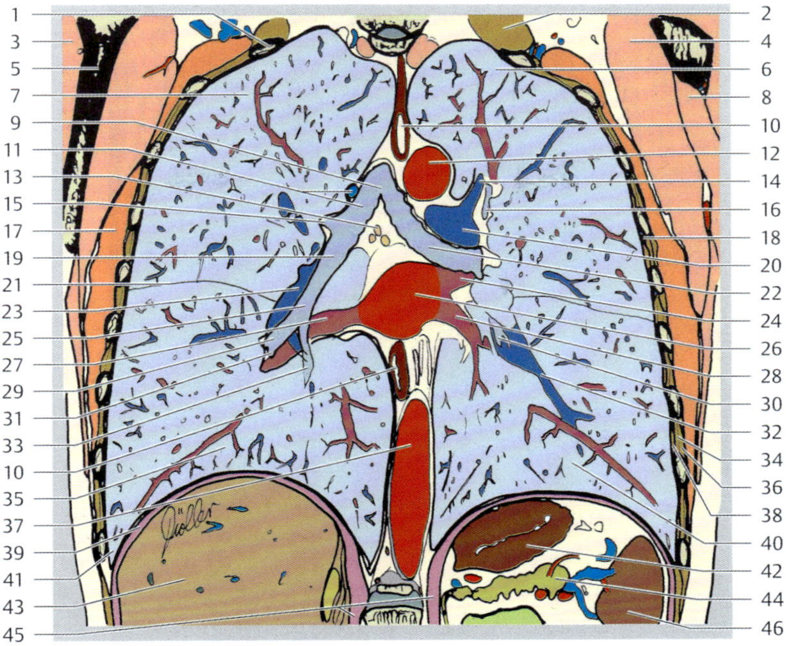

14 左肺尖段动脉
15 右肺上叶支气管
16 左上叶尖后段支气管(Ⅰ与Ⅱ段)
17 前锯肌
18 肋间动、静脉和肋神经
19 中间段支气管
20 左肺动脉
21 右斜裂
22 左主支气管
23 右肺动脉
24 左上肺静脉
25 右肺下叶支气管(基底干)
26 左心房
27 右下肺静脉
28 左下肺静脉
29 下叶前基底段支气管(Ⅷ段)
30 下叶上段支气管(Ⅵ段)
31 下叶外基底段支气管(Ⅸ段)
32 左(叶间)肺动脉基底部(Ⅹ段)
33 下叶后基底段支气管
34 肋间内肌
35 右肺下叶
36 肋间外肌
37 降主动脉
38 肋间最内肌
39 膈肌
40 左肺下叶
41 肋膈隐窝
42 胃
43 肝右叶
44 胰腺
45 膈肌(腰部)
46 脾

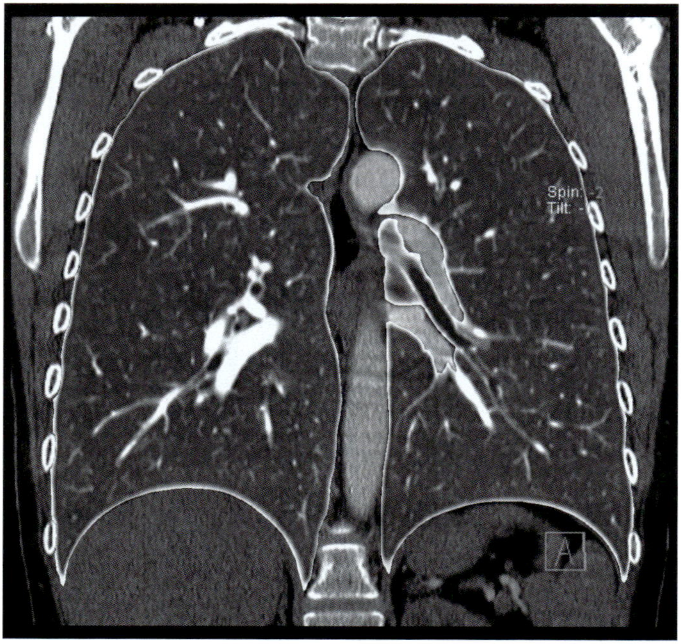

右肺

1 上叶尖段
2 上叶后段
6 下叶上段
7 下叶内基底段
9 下叶外基底段
10 下叶后基底段

左肺

1+2 上叶尖后段
3 上叶前段
4 上叶上舌段
6 下叶上段
9 下叶外基底段
10 下叶后基底段

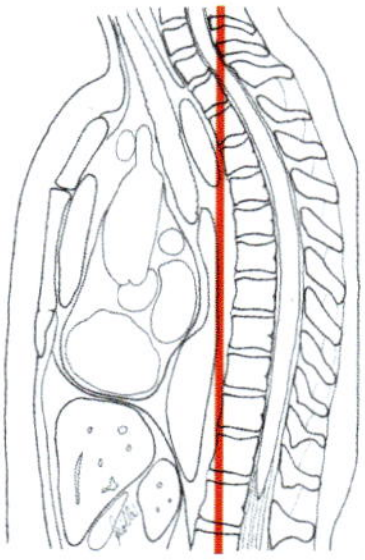

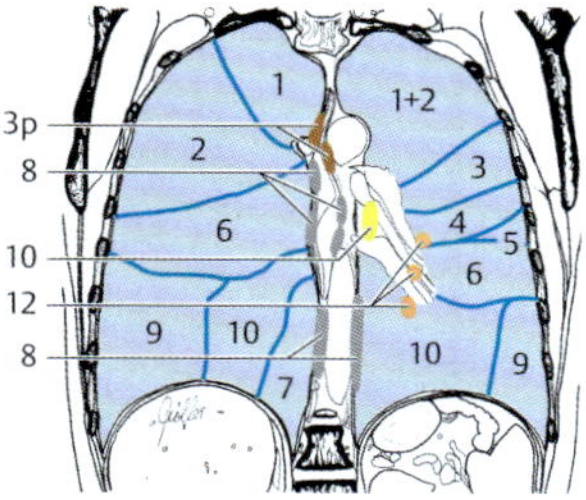

=淋巴结
（见封底内页）
=肺段分界

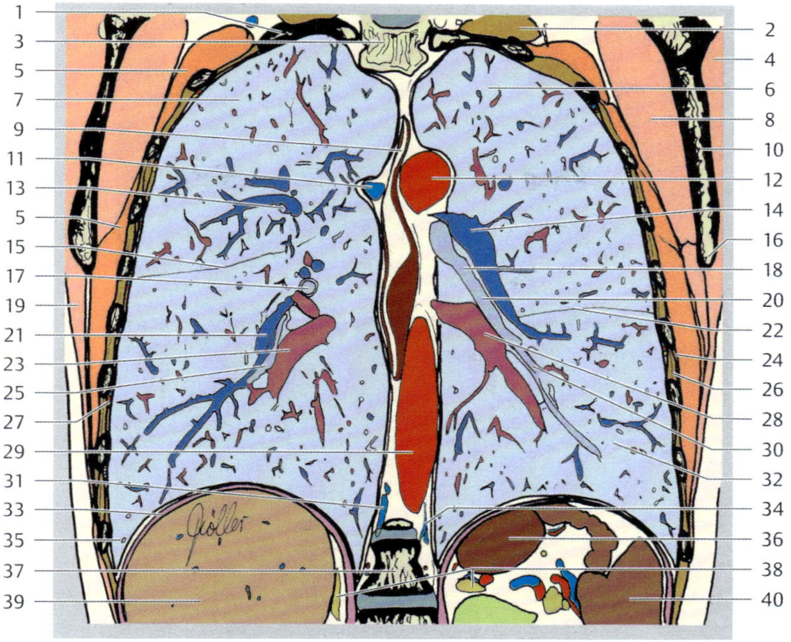

1 第1肋骨
2 中斜角肌
3 第1胸椎体
4 冈下肌
5 前锯肌
6 左肺上叶
7 右肺上叶
8 肩胛下肌
9 食管
10 肩胛骨
11 奇静脉弓
12 主动脉弓
13 右上叶后段支气管(右，Ⅱ段)
14 左(叶间)肺动脉
15 右斜裂
16 肩胛角
17 下叶上段支气管(Ⅵ段)
18 左肺下叶支气管(中间支气管)
19 背阔肌
20 左肺下叶支气管(基底干)
21 右(叶间)肺动脉
22 左斜裂
23 右下肺静脉
24 肋间外肌
25 下叶外基底段支气管(Ⅸ段)
26 肋间内肌
27 肋间动、静脉和肋神经
28 左下肺静脉
29 降主动脉
30 下叶后基底段支气管(Ⅹ段)
31 奇静脉
32 左肺下叶
33 膈肌
34 半奇静脉
35 肋膈隐窝
36 胃
37 第11胸椎体
38 肾上腺
39 肝右叶
40 脾

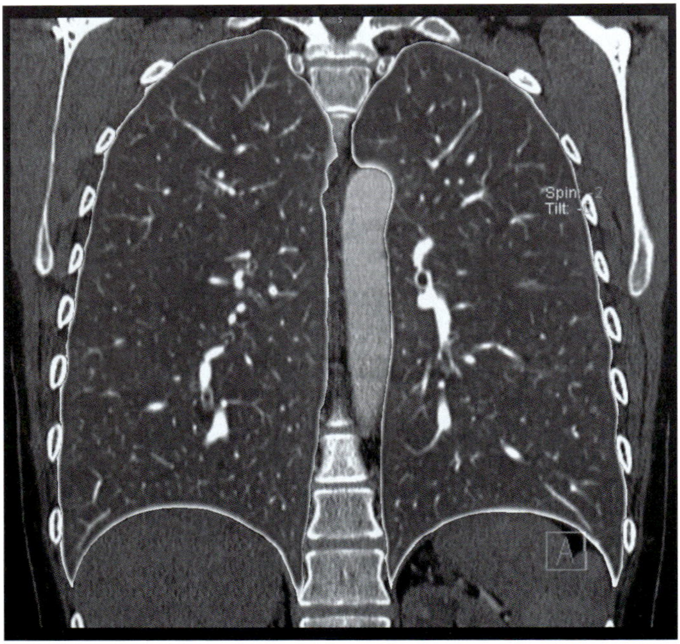

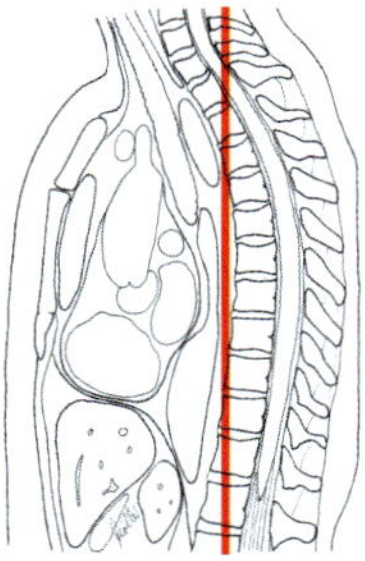

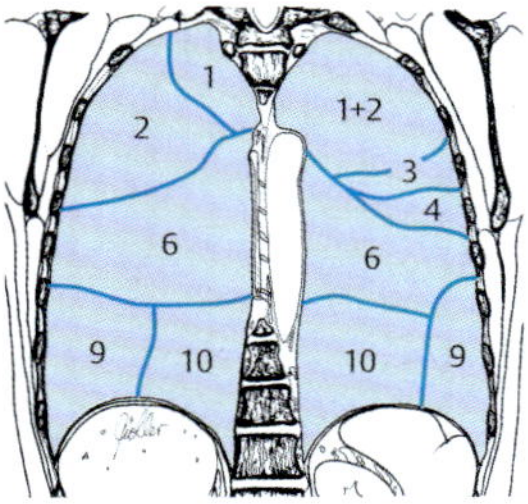

右肺

1 上叶尖段

2 上叶后段

6 下叶上段

9 下叶外基底段

10 下叶后基底段

左肺

1+2 上叶尖后段

3 上叶前段

4 上叶上舌段

6 下叶上段

9 下叶外基底段

10 下叶后基底段

—— =肺段分界

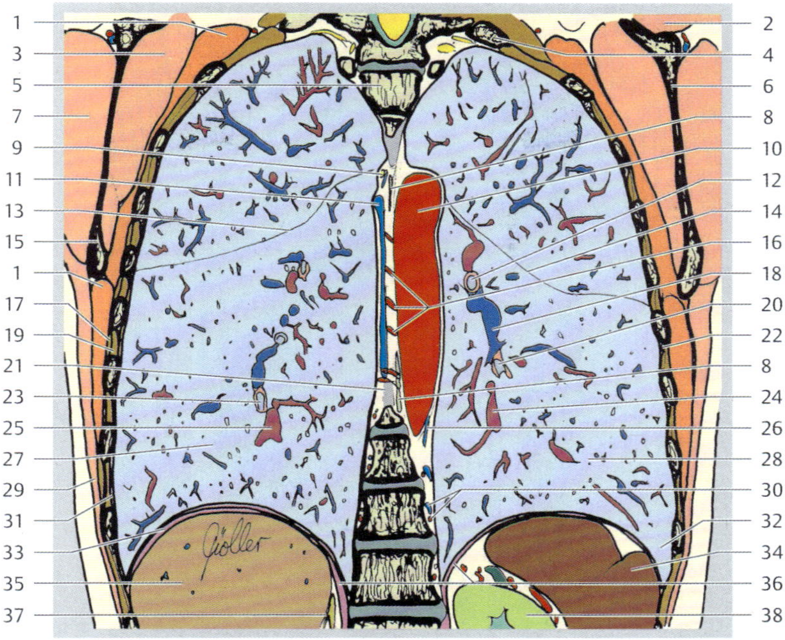

1 前锯肌
2 冈上肌
3 肩胛下肌
4 第1肋骨
5 第2胸椎体
6 肩胛骨
7 冈下肌
8 胸导管
9 迷走神经
10 降主动脉
11 奇静脉
12 下叶上段支气管(Ⅵ段)
13 右斜裂
14 左斜裂
15 肩胛骨(下缘)
16 肋间动脉
17 肋间外肌
18 左肺下动脉
19 肋间内肌
20 左下叶后基底段支气管(Ⅹ段)
21 前纵韧带
22 肋间动、静脉和肋神经
23 右下叶后基底段支气管(Ⅹ段)
24 下基底静脉(至左肺静脉)
25 下基底静脉(至右肺静脉)
26 半奇静脉
27 右肺下叶
28 左肺下叶
29 背阔肌
30 腰动、静脉
31 肋间最内肌
32 肋膈隐窝
33 膈肌
34 脾
35 肝右叶
36 膈肌(腰部)
37 肾上腺
38 左肾

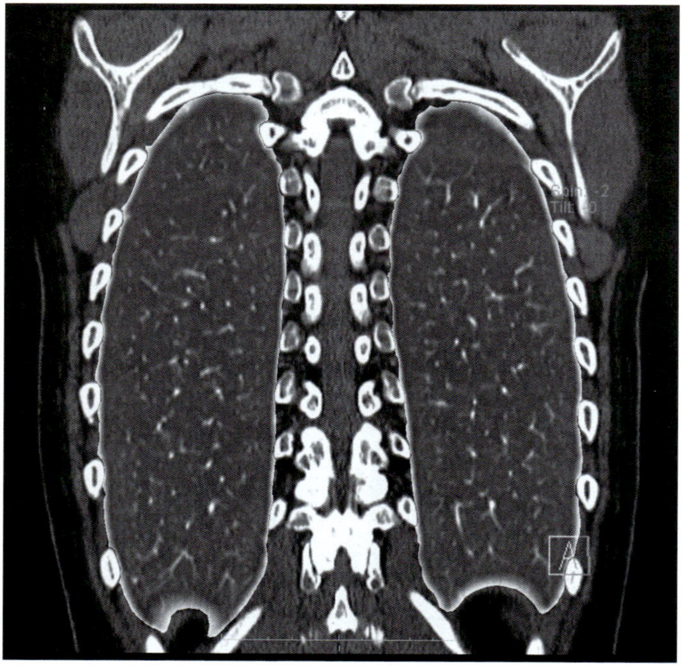

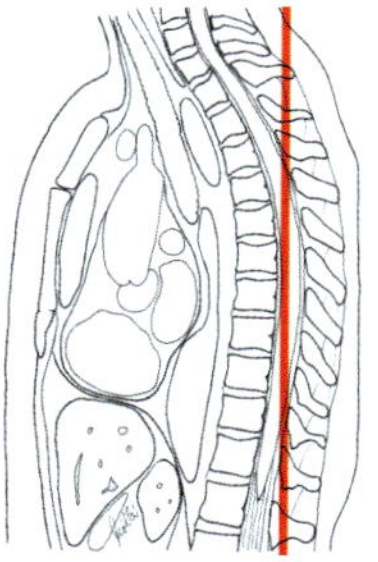

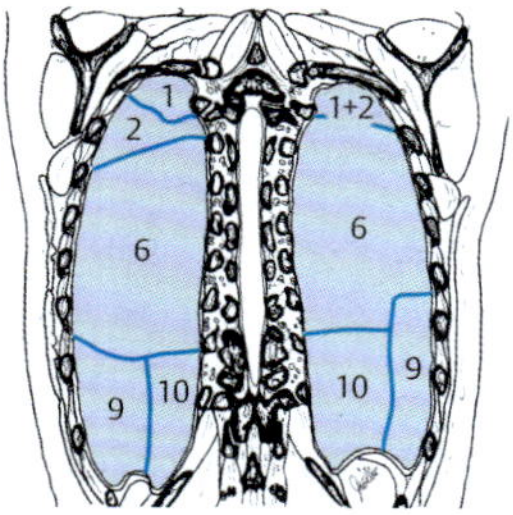

右肺
- 1 上叶尖段
- 2 上叶后段
- 6 下叶上段
- 9 下叶外基底段
- 10 下叶后基底段

左肺
- 1+2 上叶尖后段
- 6 下叶上段
- 9 下叶外基底段
- 10 下叶后基底段

—— =肺段分界

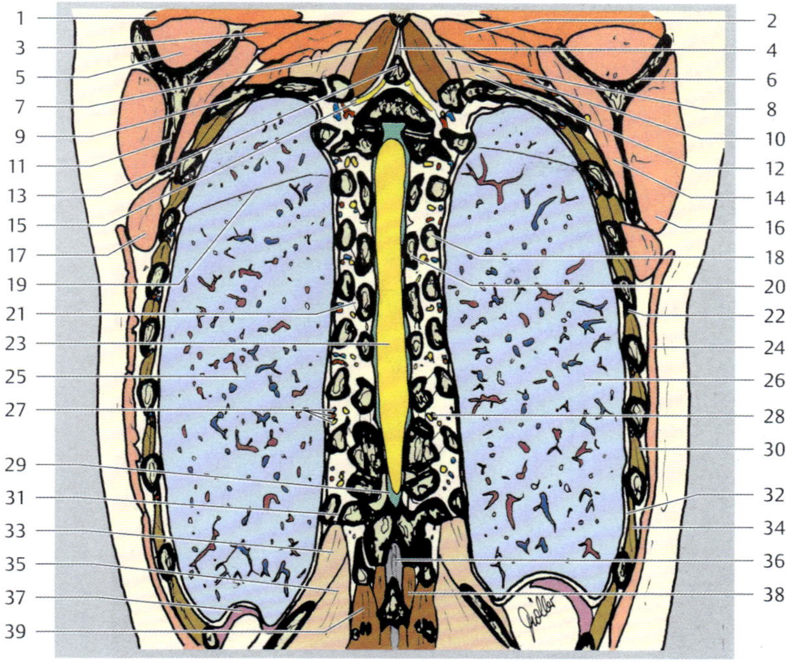

1 斜方肌
2 菱形肌
3 肩胛提肌
4 棘间韧带
5 冈上肌
6 肩胛冈
7 竖脊肌（颈棘肌与头半棘肌）
8 最长肌
9 第3肋骨
10 上后锯肌
11 肩胛骨
12 颈夹肌与颈髂肋肌
13 棘突
14 肩胛下肌
15 肋间神经
16 冈下肌
17 大圆肌
18 第6肋骨颈部
19 右斜裂
20 椎弓根
21 肋横突韧带
22 肋间动、静脉和肋神经
23 胸段脊髓
24 背阔肌
25 右肺下叶
26 左肺下叶
27 肋间后动、静脉和神经
28 脊神经节
29 硬脊膜与脊膜囊
30 肋间外肌
31 肋横突关节
32 肋间最内肌
33 髂肋肌
34 肋间内肌
35 最长肌（竖脊肌外侧束）
36 棘间韧带
37 膈肌
38 横突间肌与旋肌（竖脊肌内侧束）
39 腰棘肌（竖脊肌内侧束）

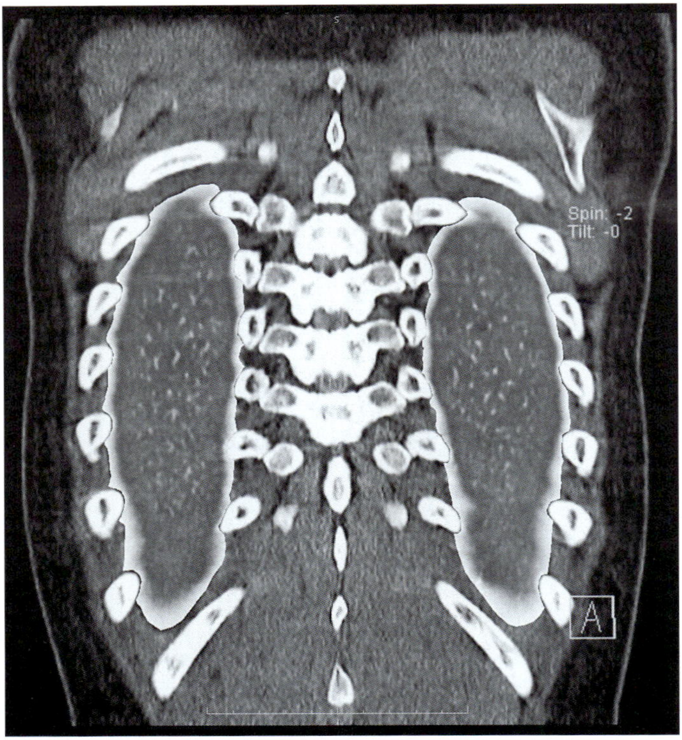

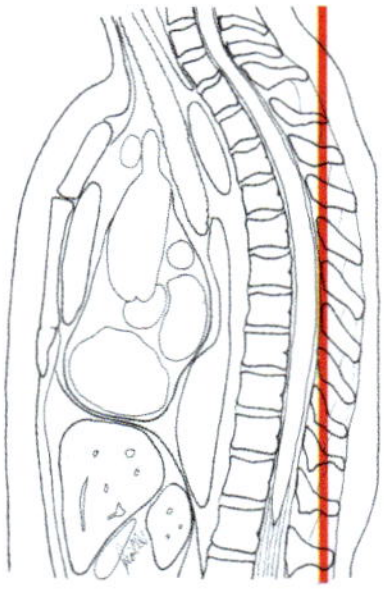

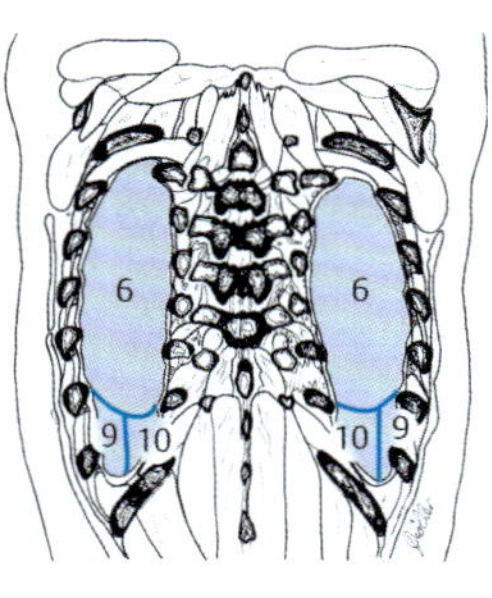

右肺

6 下叶上段
9 下叶外基底段
10 下叶后基底段

左肺

6 下叶上段
9 下叶外基底段
10 下叶后基底段

——— =肺段分界

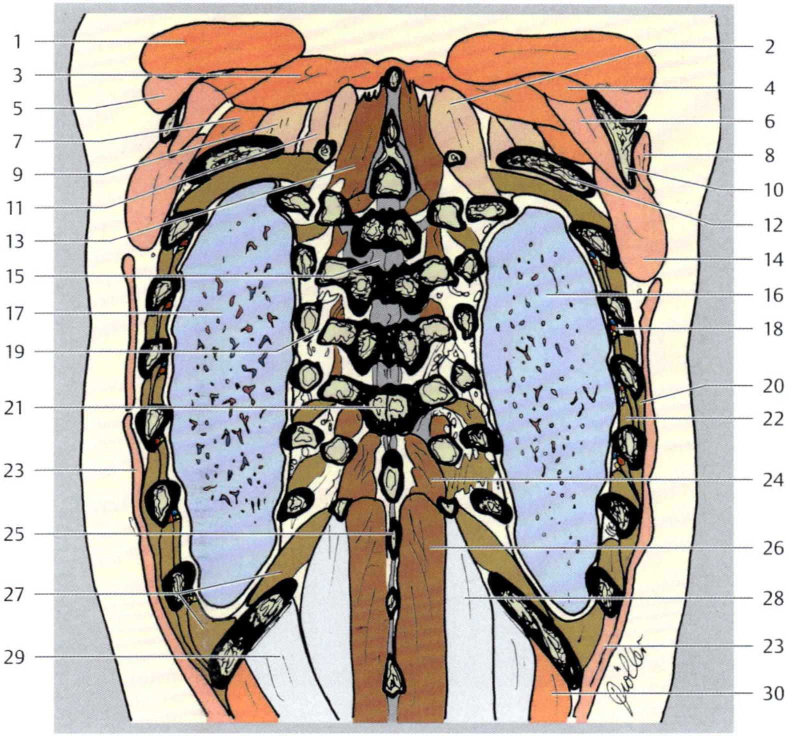

1 斜方肌
2 最长肌(竖脊肌外侧束)
3 小菱形肌
4 肩胛提肌
5 冈上肌
6 肩胛下肌
7 上后锯肌
8 冈下肌
9 颈髂肋肌
10 肩胛骨
11 颈夹肌
12 第4肋骨
13 棘肌(竖脊肌内侧束)
14 大圆肌
15 棘间韧带
16 左肺下叶
17 右肺下叶
18 肋间动、静脉和肋神经
19 肋横突关节
20 肋间外肌
21 后椎弓
22 肋间内肌
23 背阔肌
24 横突棘肌(竖脊肌内侧束)
25 棘突
26 腰棘肌(竖脊肌内侧束)
27 肋间内、外肌
28 最长肌(竖脊肌外侧束)
29 腰髂肋肌(竖脊肌外侧束)
30 下后锯肌

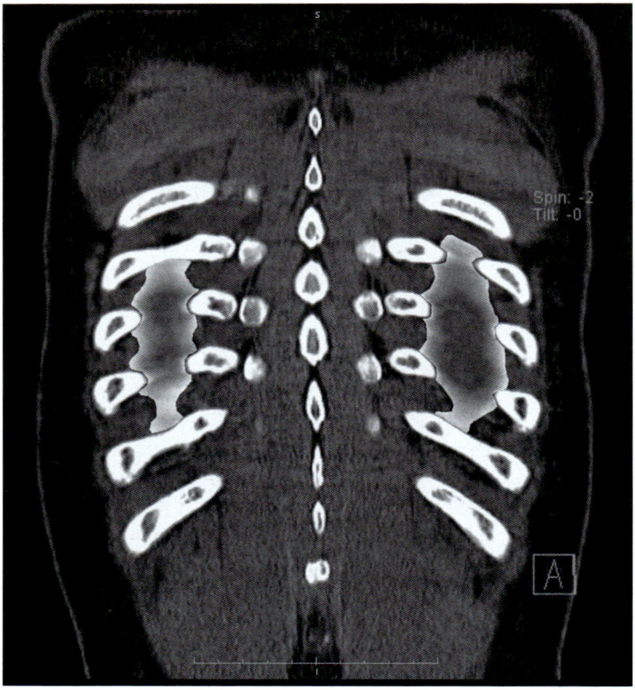

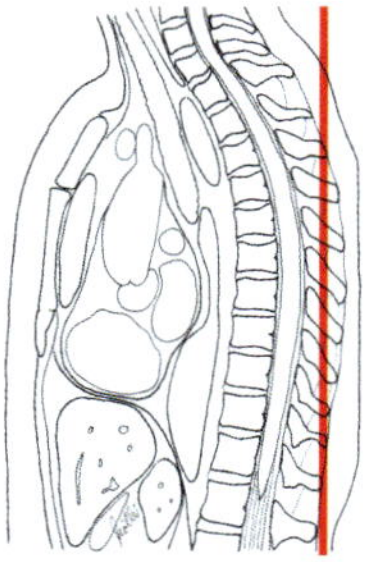

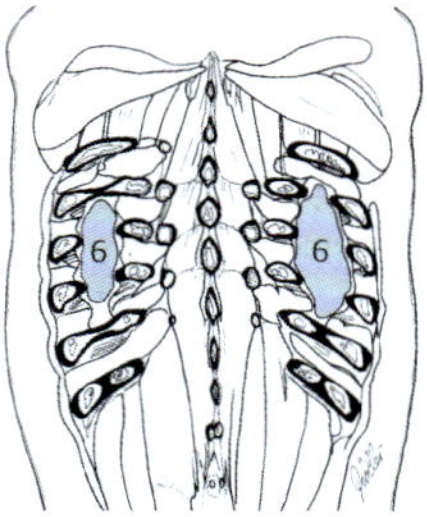

右肺
6 下叶上段

左肺
6 下叶上段

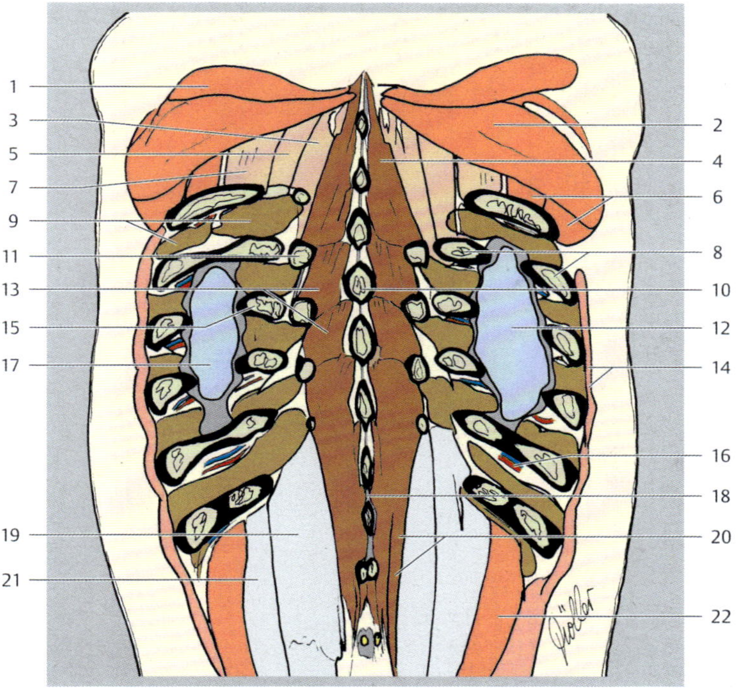

1	斜方肌	12	左肺下叶
2	大菱形肌	13	胸棘肌(竖脊肌内侧束)
3	胸最长肌(竖脊肌外侧束)	14	背阔肌
4	颈棘肌(竖脊肌内侧束)	15	肋结节
5	颈夹肌	16	肋间动、静脉和肋神经
6	上后锯肌	17	右肺下叶
7	颈髂肋肌	18	棘间韧带
8	第5肋骨后部	19	胸最长肌(竖脊肌外侧束)
9	肋间内、外肌	20	胸棘肌(竖脊肌内侧束)
10	棘突	21	腰髂肋肌(竖脊肌外侧束)
11	横突	22	下后锯肌

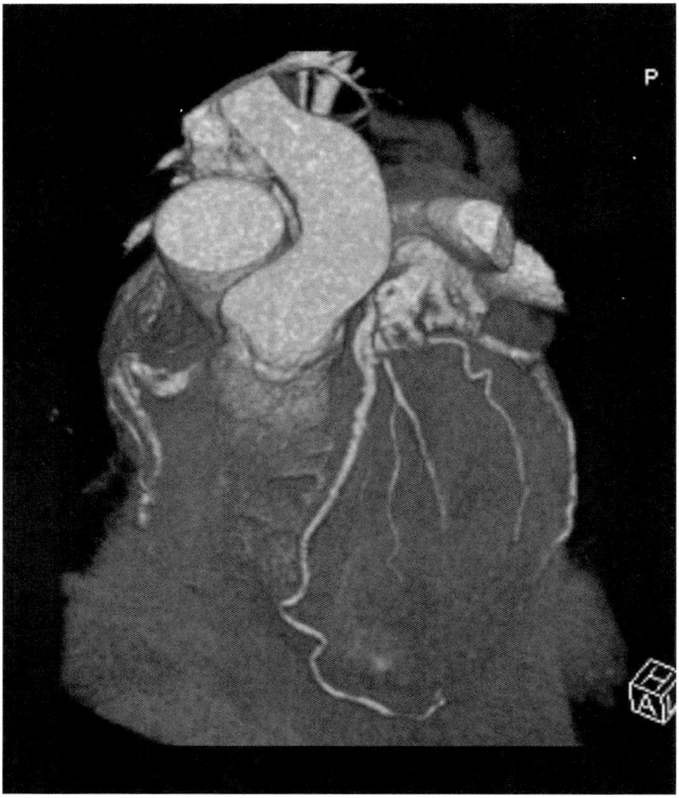
P
H
A

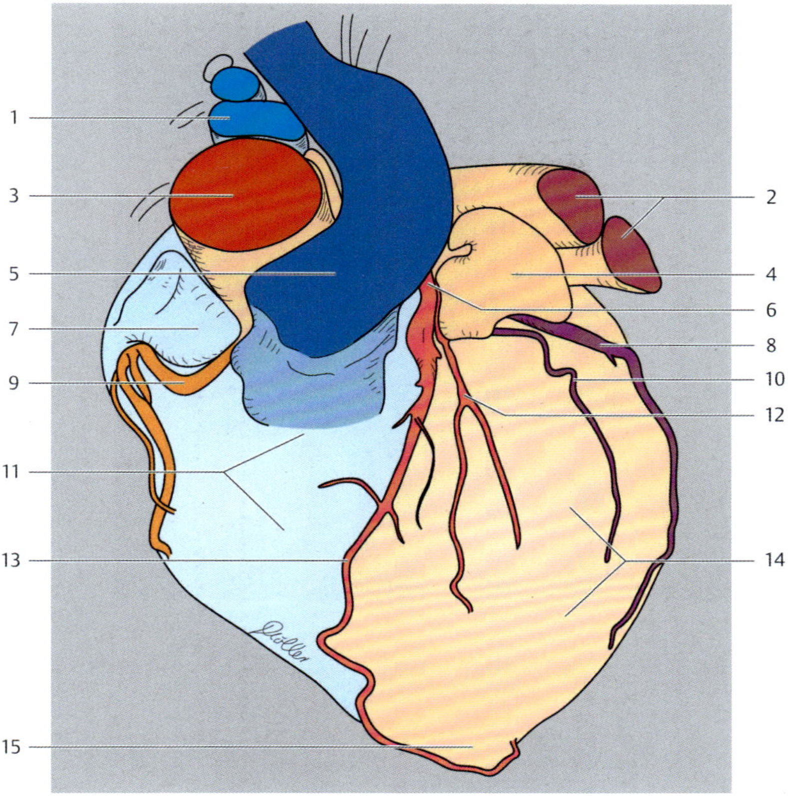

1 上腔静脉
2 左肺静脉
3 升主动脉
4 左心耳
5 肺动脉干
6 左冠状动脉主干(第5段)
7 右心耳
8 左冠状动脉回旋支(LCX,第13段)
9 右冠状动脉(RCA,第1段)
10 左冠状动脉左缘支(第一缘支,M1,第12段)
11 右心室
12 左冠状动脉第一外侧支(第9段)
13 左冠状动脉前室间支(LAD=RIVA,第7段)
14 左心室
15 心尖

- 右冠状动脉(RCA)
- 左冠状动脉(LCA)
- 左冠状动脉前室间支(LAD)
- 左冠状动脉回旋支(LCX)

(冠状动脉分段依据1975年美国心脏学会的分类标准,参见Austen等)

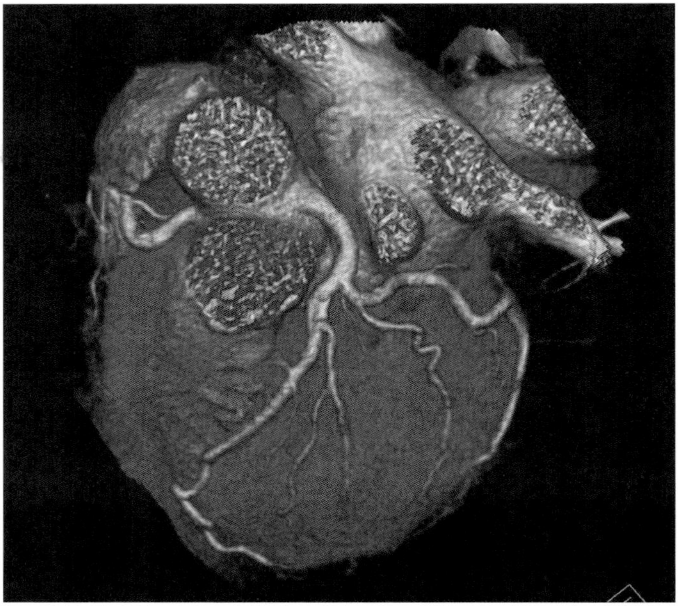

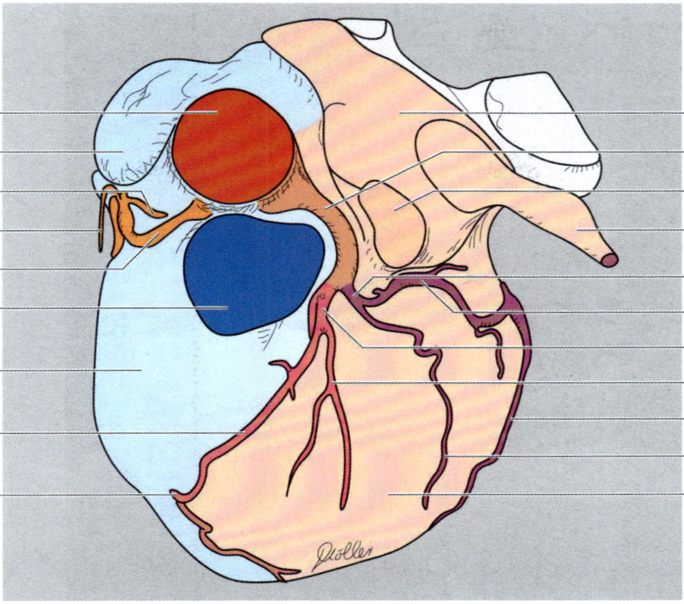

1 右冠状动脉(RCA,近段)

2 左冠状动脉前室间支(LAD=RIVA,中段)

3 左冠状动脉前室间支(LAD=RIVA,远段)

4 左冠状动脉主干

5 左冠状动脉回旋支(LCX,近段)

6 左冠状动脉回旋支(LCX,中段)

7 左冠状动脉前室间支(LAD=RIVA,近段)

8 第一对角支

9 左冠状动脉回旋支(LCX,远段)

10 第一缘支,M1

A 升主动脉及主动脉窦

B 右心耳

C 窦房结支

D 圆锥支

E 肺动脉干

F 右心室

G 左心房

H 左心耳

I 左肺静脉

K 左心室

■ 右冠状动脉(RCA)

■ 左冠状动脉(LCA)

■ 左冠状动脉前室间支(LAD)

■ 左冠状动脉回旋支(LCX)

(冠状动脉分段依据1975年美国心脏学会的分类标准，参见Austen等)

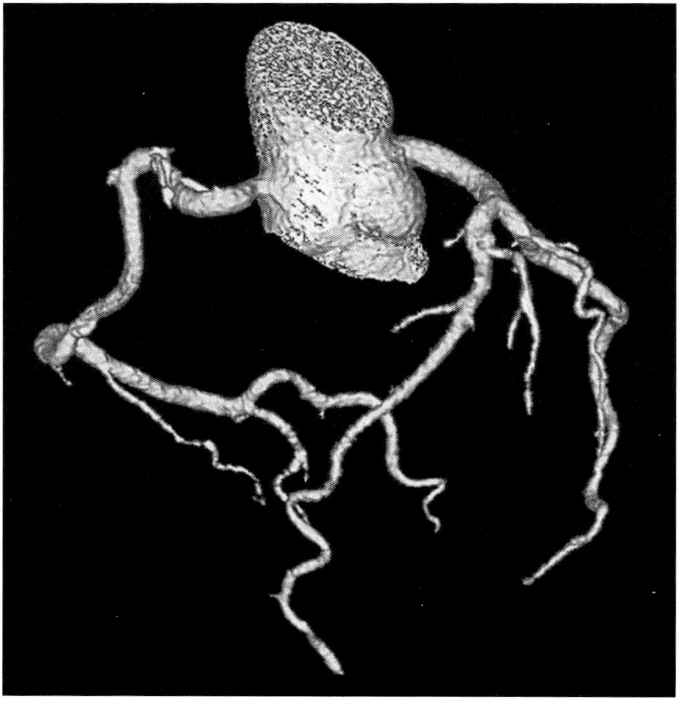

1 右冠状动脉(RCA,近段)
2 右冠状动脉(RCA,中段)
3 右冠状动脉(RCA,远段)
4 右冠状动脉后室间支
5 右冠状动脉左后室间支
6 左冠状动脉主干 ▶

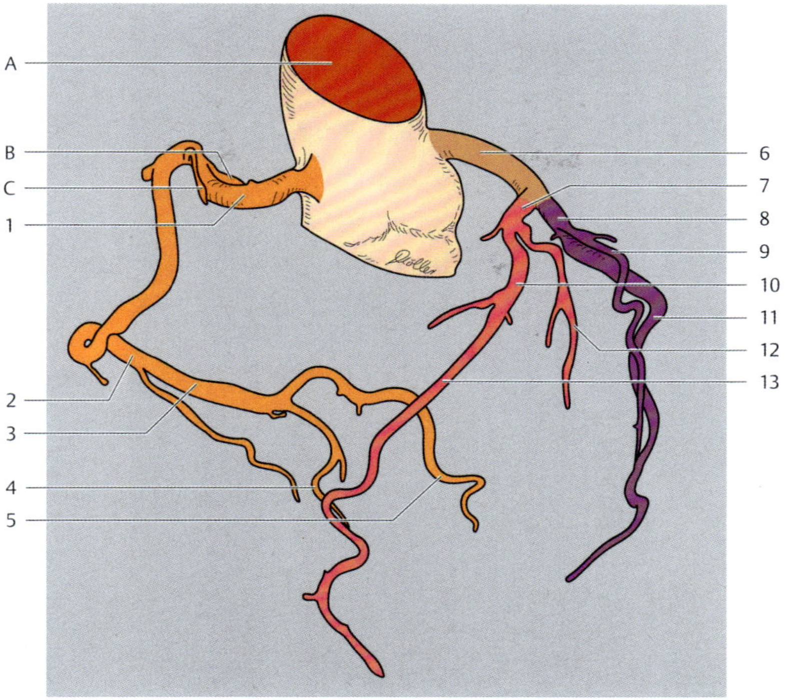

7 左冠状动脉前室间支(LAD=RIVA,近段)
8 左冠状动脉回旋支(LCX,近段)
9 第一缘支,M1
10 左冠状动脉前室间支(LAD=RIVA,中段)
11 左冠状动脉回旋支(LCX,中段)
12 第一对角支
13 左冠状动脉前室间支(LAD=RIVA,远段)

A 升主动脉
B 窦房结支
C 圆锥支

- 右冠状动脉(RCA)
- 左冠状动脉(LCA)
- 左冠状动脉前室间支(LAD)
- 左冠状动脉回旋支(LCX)

(冠状动脉分段依据1975年美国心脏学会的分类标准,参见Austen等)

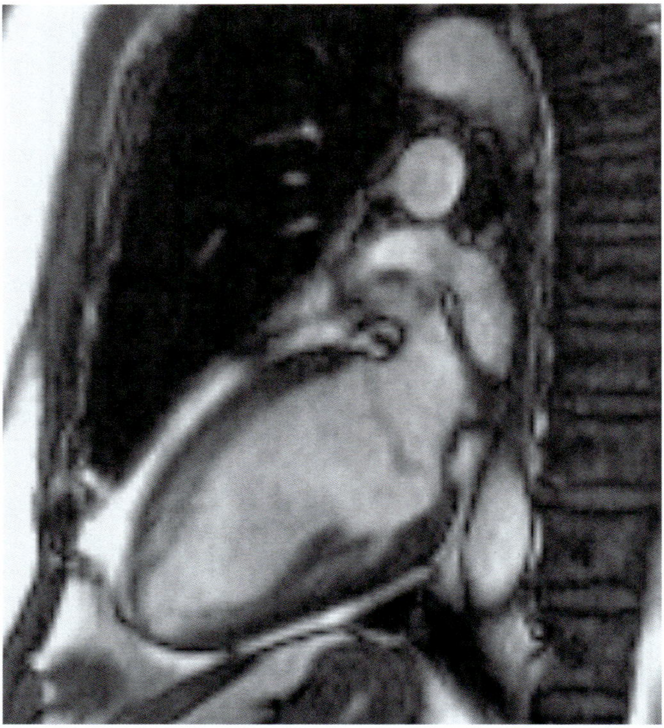

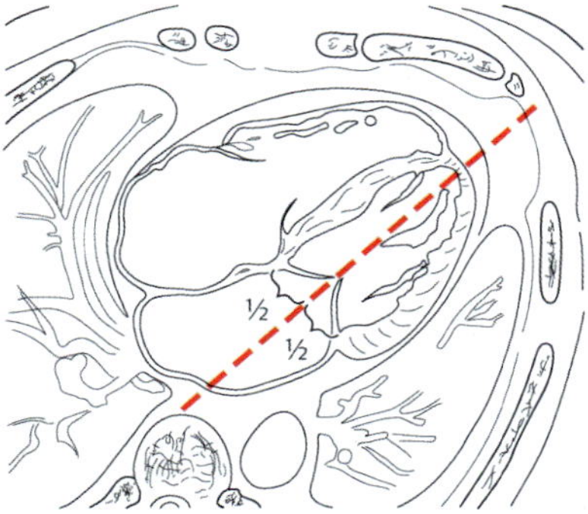
½
½

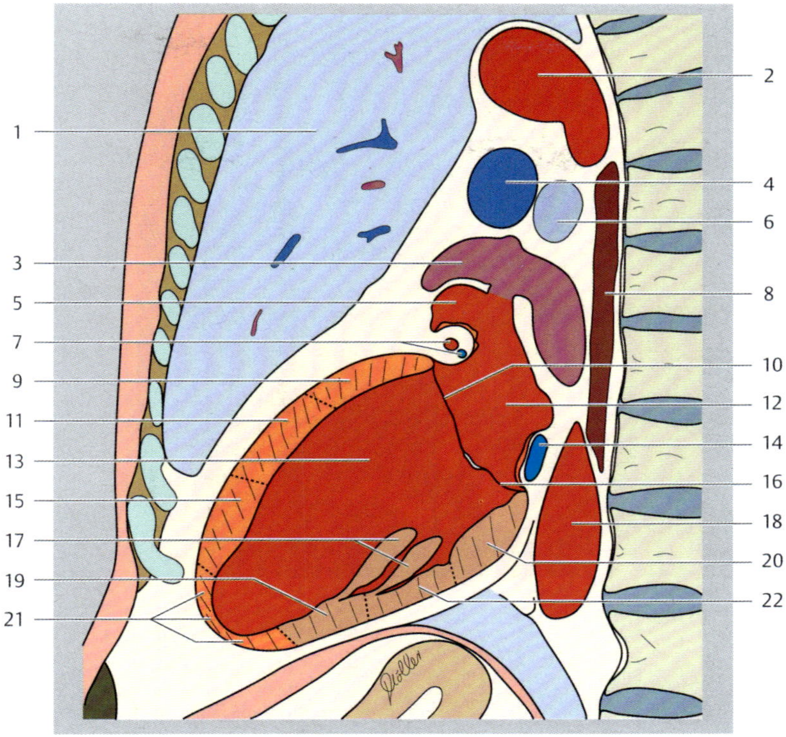

1	左肺	14	冠状窦
2	主动脉弓	15	心室肌(心尖前段)
3	肺静脉	16	左房室(二尖)瓣,后瓣
4	肺动脉	17	后乳头肌
5	左心耳	18	降主动脉
6	左主支气管	19	心室肌(心尖下段)
7	左冠状动脉	20	心室肌(下基底段)
8	食管	21	心尖
9	心室肌(前基底段)	22	心室肌(下内侧段)
10	左房室(二尖)瓣,前瓣		
11	心室肌(前中段)	▨	右冠状动脉(RCA)
12	左心房	▨	左冠状动脉前室间支(LAD)
13	左心室		

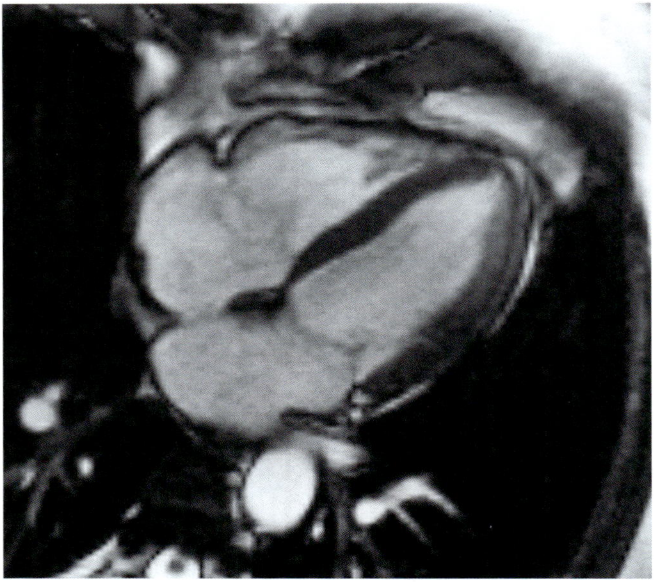

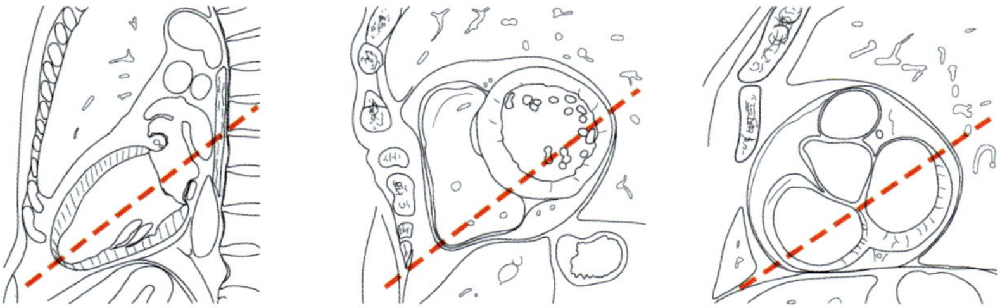

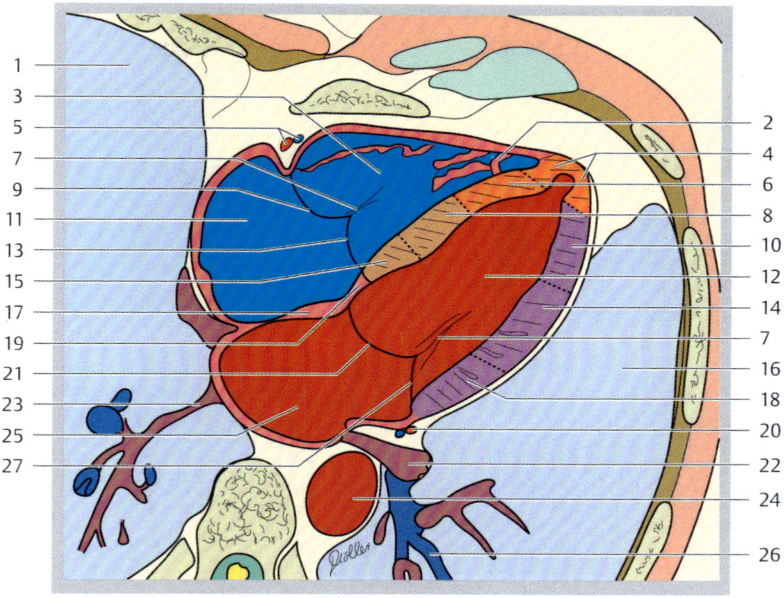

1 右肺
2 隔缘肉柱(节制带)
3 右冠状动脉
4 心尖
5 右心室
6 室间隔(心尖隔段)
7 腱索
8 室间隔(内下隔段)
9 右房室瓣(三尖瓣)前瓣
10 心室肌(外尖段)
11 右心房
12 左心室
13 右房室瓣(三尖瓣)隔瓣
14 心室肌(内前外侧段)
15 室间隔(下基底隔段)
16 左肺
17 房间隔
18 心室肌(前外基底段)
19 房室隔
20 左冠状动脉回旋支
21 左房室瓣(二尖瓣)前瓣
22 左肺静脉
23 右肺静脉
24 降主动脉
25 左心房
26 左肺动脉
27 左房室瓣(二尖瓣)后瓣

右冠状动脉(RCA)
左前降动脉(LAD)
左回旋动脉(LCX)

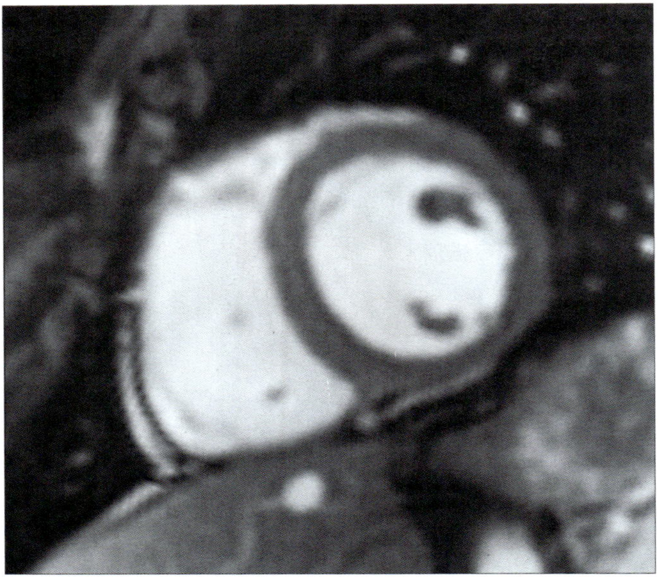

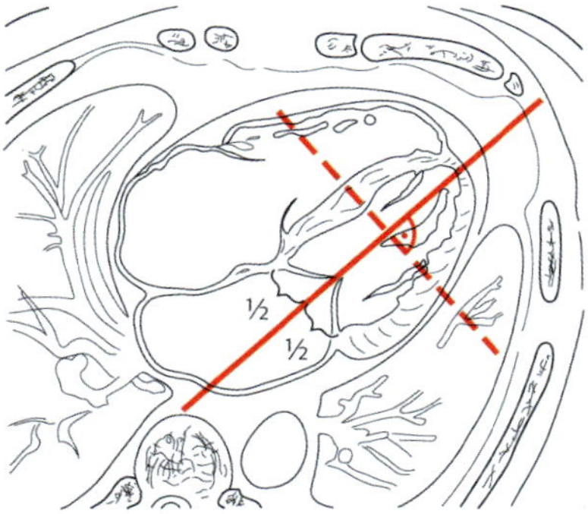
½
½

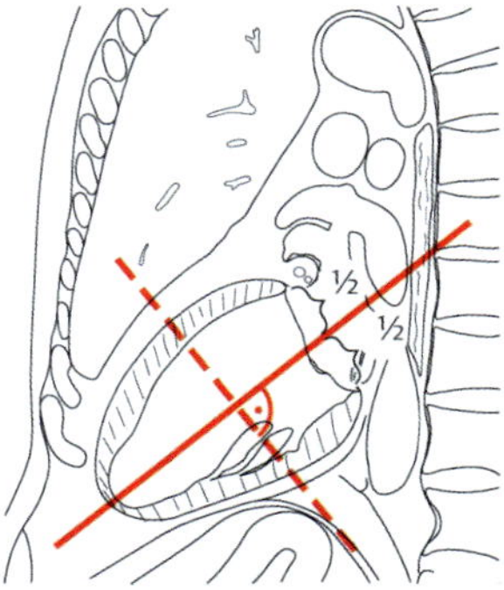
½
½

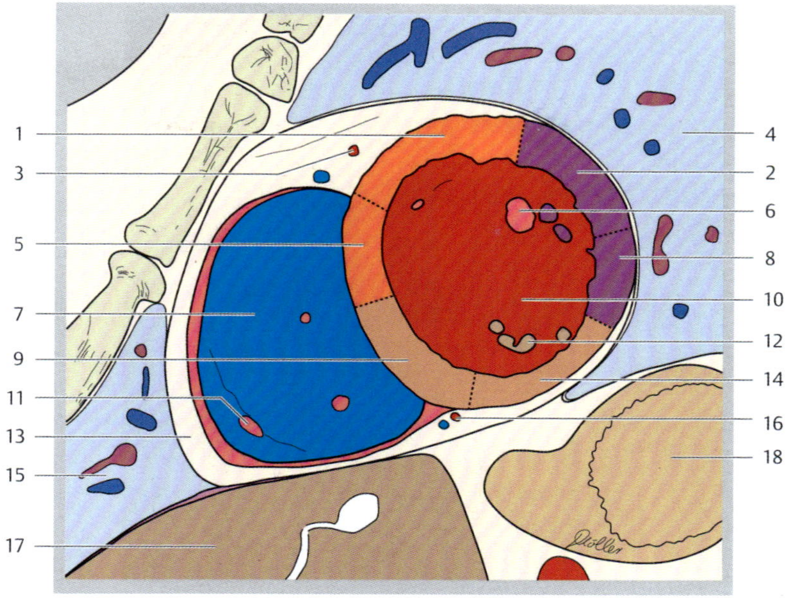

1 心室肌(前段)
2 心室肌(前外侧段)
3 左冠状动脉前室间支
4 左肺
5 室间隔(前隔段)
6 前乳头肌
7 右心室
8 心室肌(下外侧段)
9 室间隔(下隔段)
10 左心室
11 右心室肉柱
12 后乳头肌
13 心外膜脂肪组织
14 心室肌(下段)
15 右肺
16 右冠状动脉后室间支
17 肝脏
18 胃

右冠状动脉(RCA)
左前降动脉(LAD)
左回旋动脉(LCX)

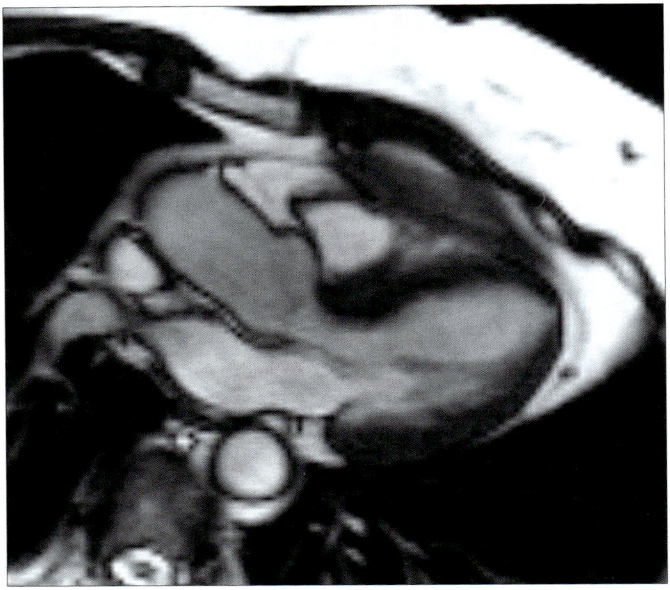

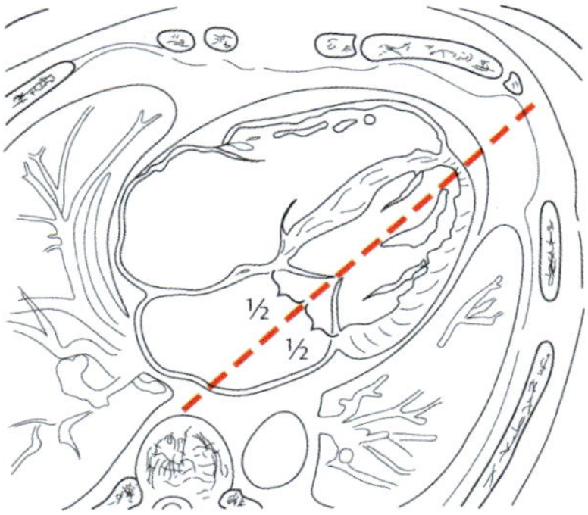
½
½

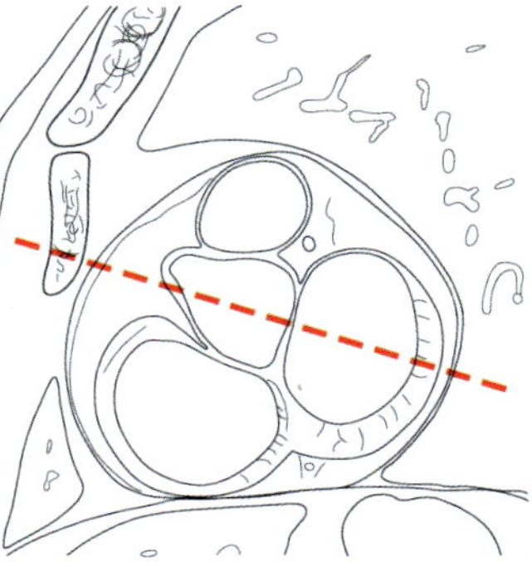

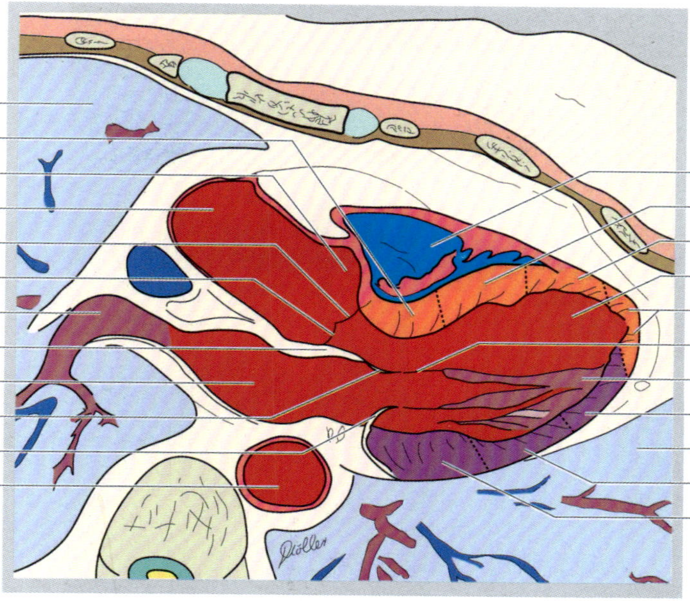

1 右肺
2 右心室
3 室间隔(前基底隔段)
4 室间隔(内前隔段)
5 主动脉球
6 室间隔(尖段)
7 升主动脉
8 左心室
9 主动脉瓣,右半月瓣
10 心尖
11 主动脉瓣,左半月瓣
12 腱索
13 右肺静脉
14 乳头肌
15 房室隔
16 心室肌(外尖段)
17 左心房
18 左肺
19 左房室瓣(二尖瓣)前瓣
20 心室肌(内下外侧段)
21 左房室瓣(二尖瓣)后瓣
22 室间隔(下基底隔段)
23 降主动脉

左前降动脉(LAD)
左回旋动脉(LCX)

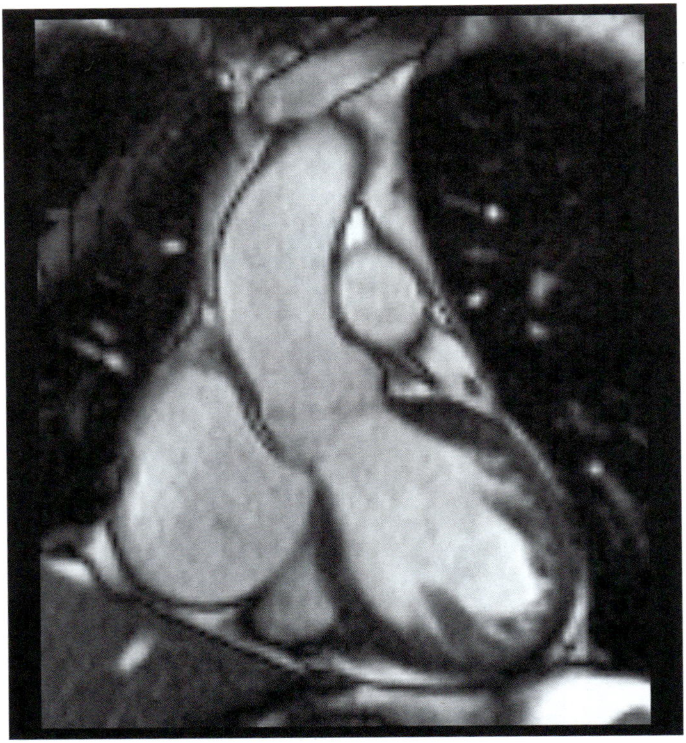

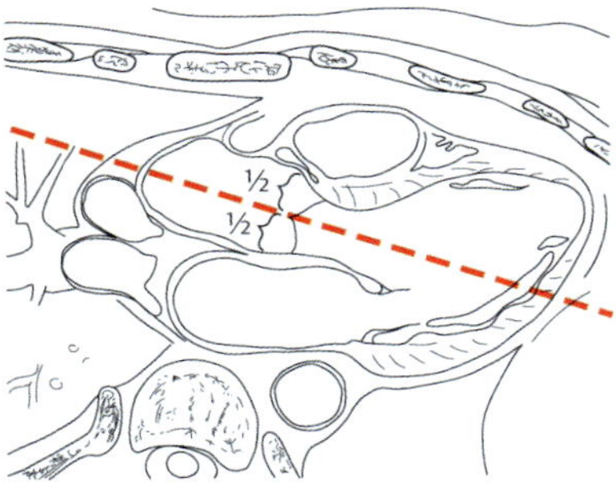
½
½

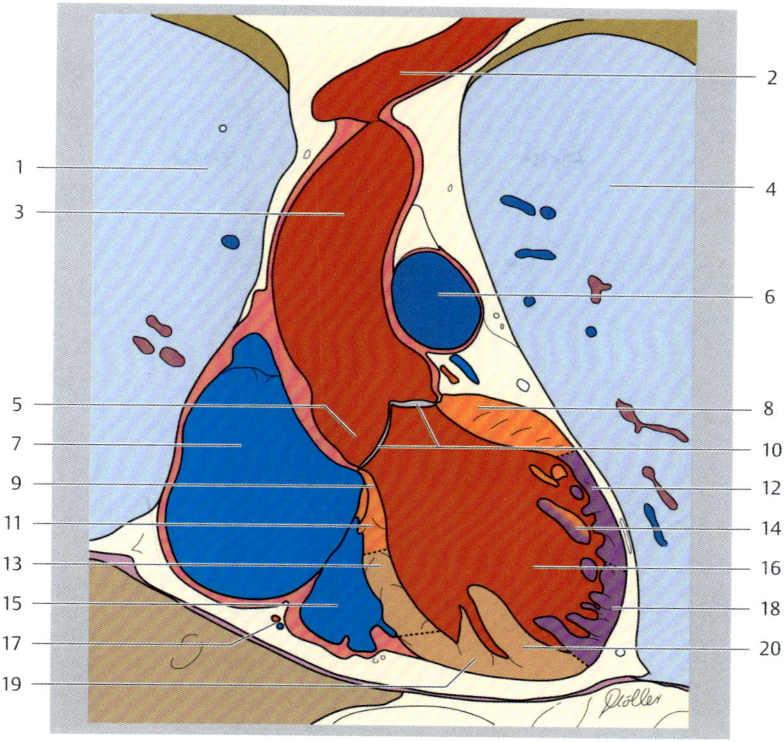

1	右肺	13	室间隔(下隔段)
2	头臂干	14	前乳头肌
3	升主动脉	15	右心室
4	左肺	16	左心室
5	主动脉球	17	右冠状动脉
6	肺动脉	18	心室肌(下外侧段,心底部)
7	右心房	19	心室肌(下段)
8	心室肌(前段)	20	后乳头肌
9	房室隔		
10	主动脉瓣		右冠状动脉(RCA)
11	室间隔(前隔段)		左前降动脉(LAD)
12	心室肌(前外侧段)		左回旋动脉(LCX)

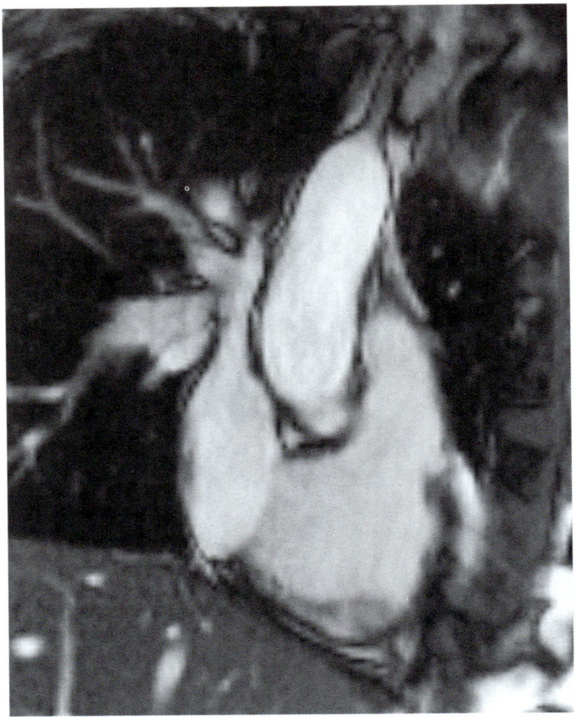

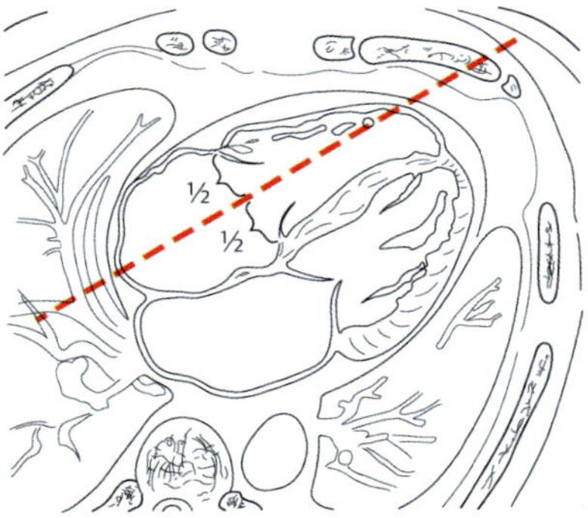
1/2
1/2

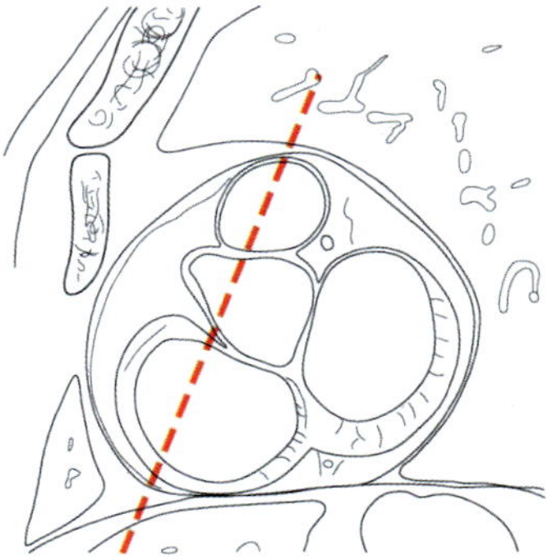

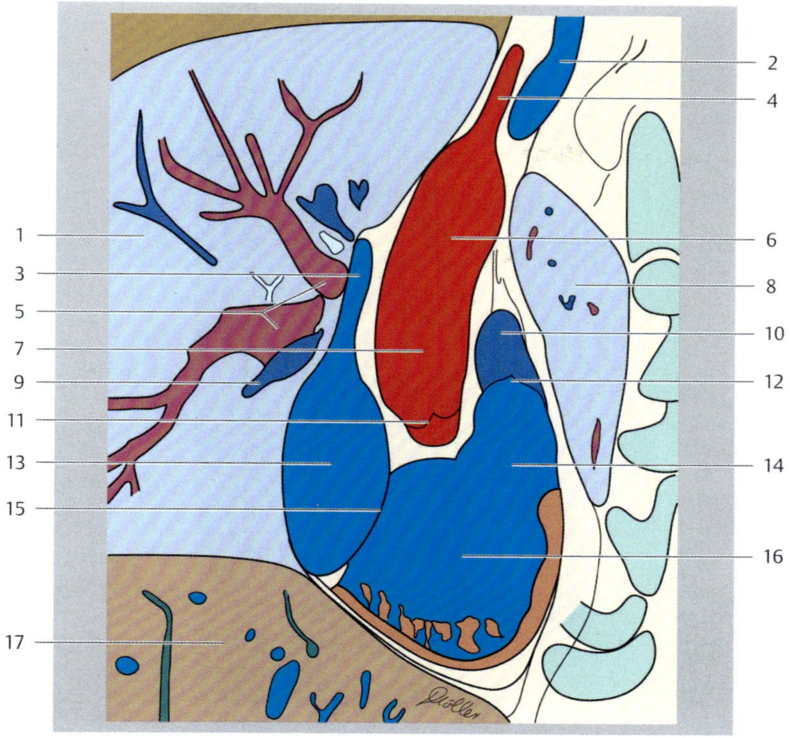

1 左肺
2 右头臂静脉
3 上腔静脉
4 头臂干
5 右肺静脉
6 升主动脉
7 主动脉球
8 右肺
9 左肺动脉
10 肺动脉干
11 主动脉瓣
12 肺动脉瓣
13 右心房
14 右心室流出道
15 右房室瓣(三尖瓣)
16 右心室
17 肝脏

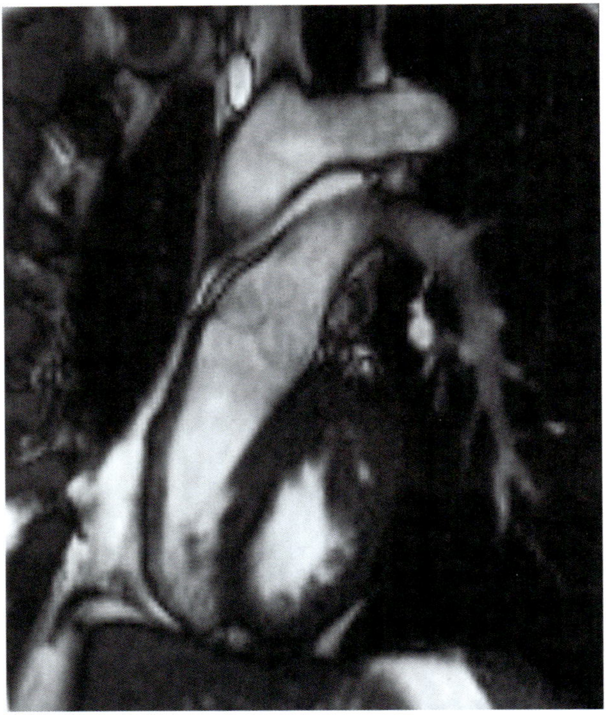

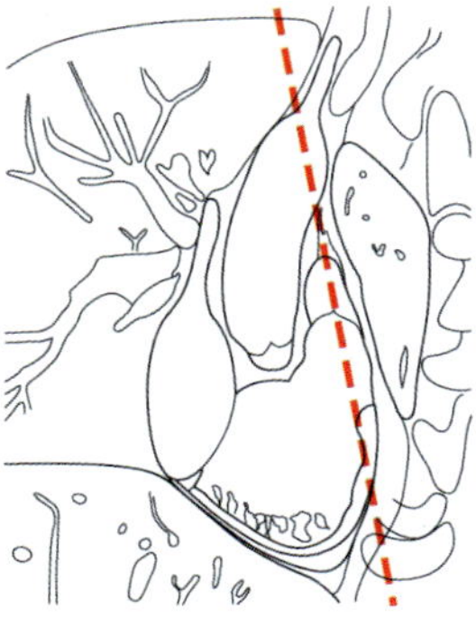

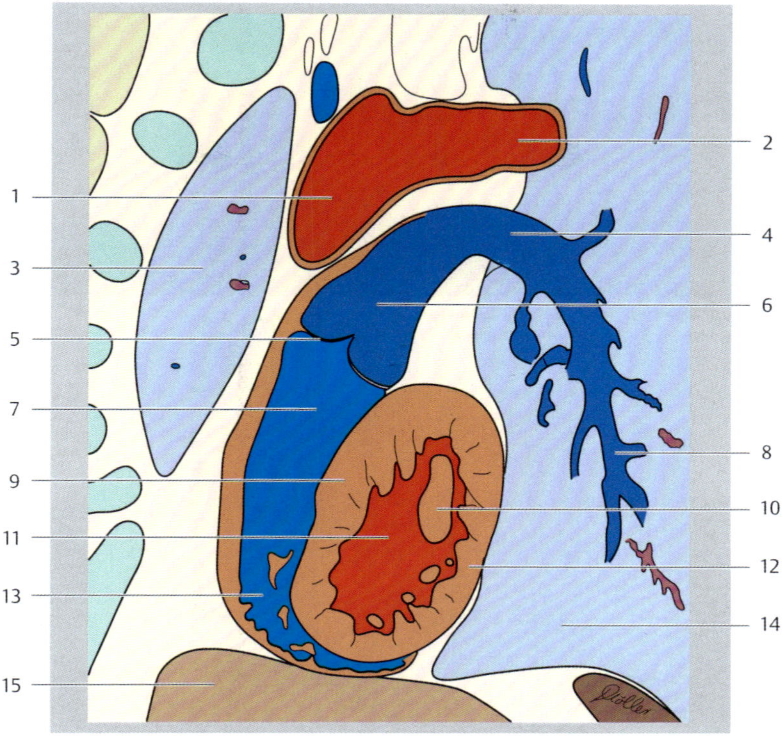

1	升主动脉	9	室间隔
2	主动脉弓	10	乳头肌
3	右肺	11	左心室
4	左肺动脉	12	心室肌(后壁)
5	肺动脉瓣	13	右心室
6	肺动脉干	14	左肺
7	右心室流出道	15	肝脏
8	左肺下叶动脉基底支		

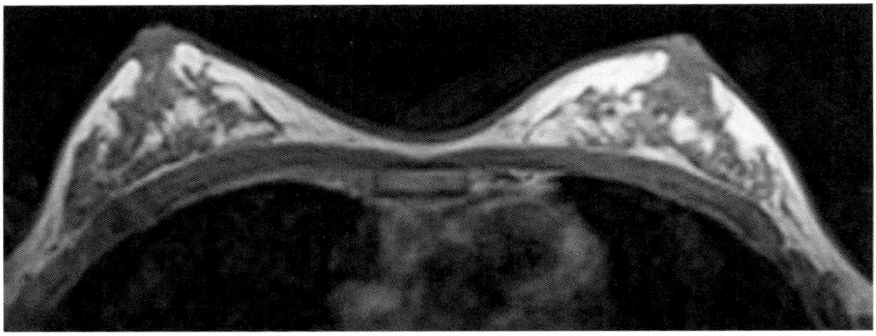

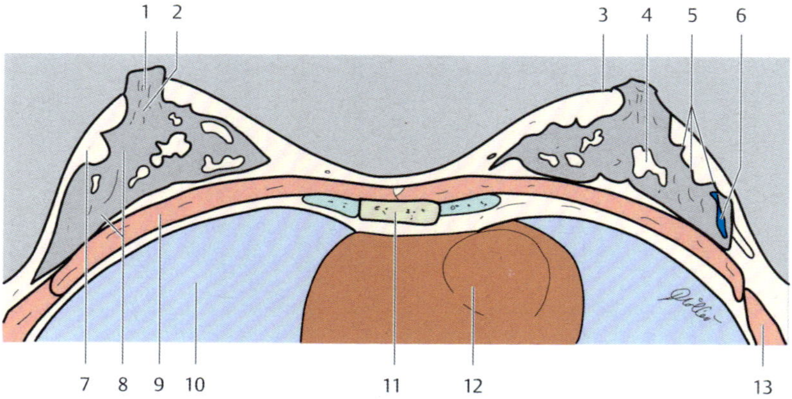

1 乳头
2 乳腺管与乳晕管
3 皮肤
4 脂肪岛
5 Cooper韧带
6 静脉
7 皮下脂肪
8 腺体
9 胸肌
10 右肺
11 胸骨
12 心脏
13 前锯肌

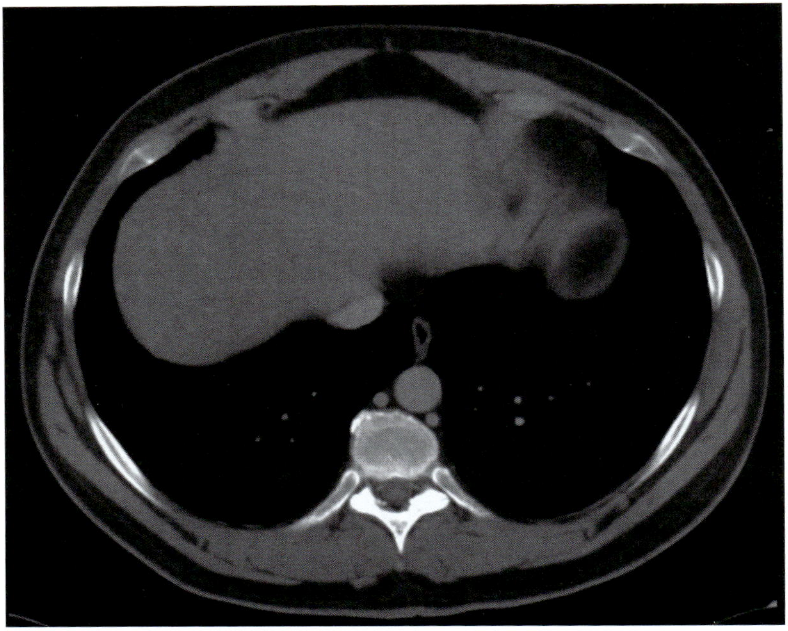

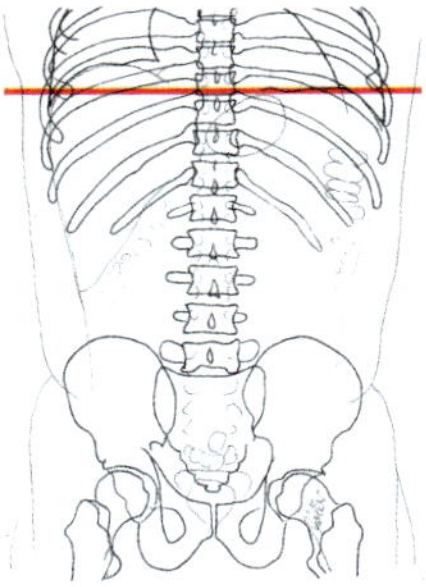

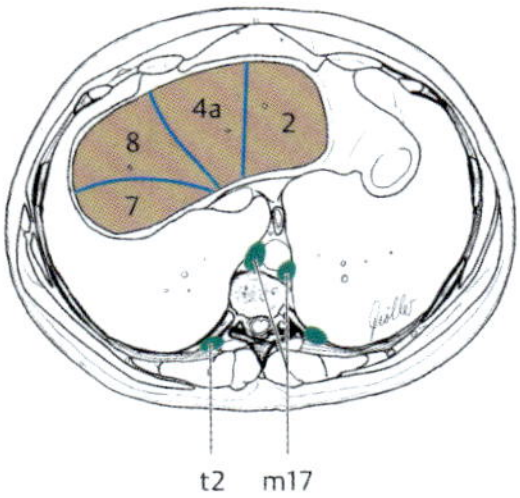

● =淋巴结(见封底内页)

—— =肝段分界

肝脏分段(见封底内页)

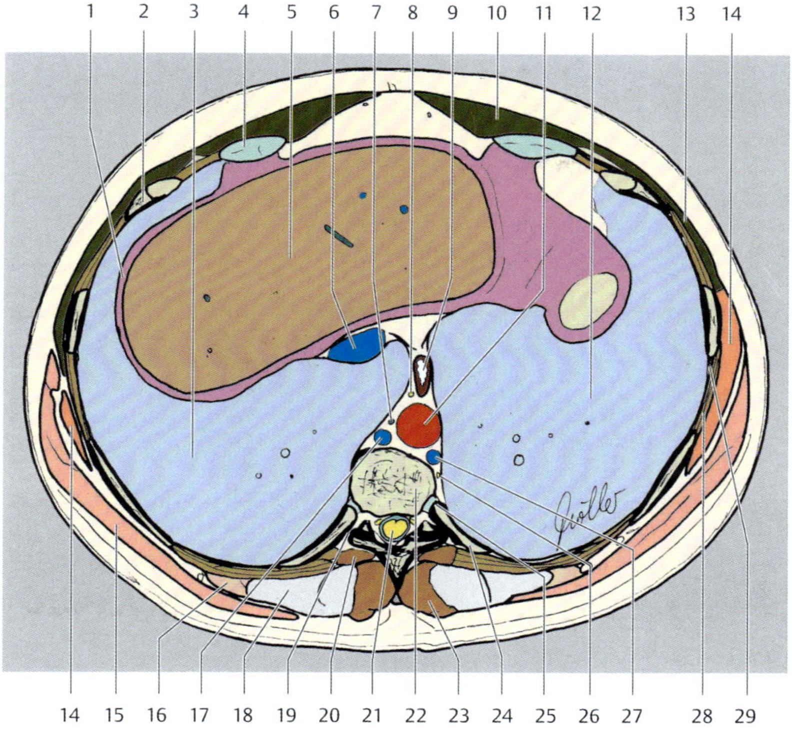

1 膈肌
2 第7肋骨
3 右肺
4 第6肋软骨
5 肝脏
6 下腔静脉
7 胸导管
8 迷走神经
9 食管
10 腹直肌
11 降主动脉
12 左肺
13 腹外斜肌
14 前锯肌
15 背阔肌
16 胸髂肋肌(竖脊肌外侧束)
17 奇静脉
18 胸最长肌(竖脊肌外侧束)
19 肋横突关节
20 多裂肌(竖脊肌内侧束)
21 胸段脊髓
22 第10胸椎体
23 棘肌(竖脊肌内侧束)
24 第10肋骨后部
25 肋椎关节
26 交感干
27 半奇静脉
28 肋间肌
29 肋间动、静脉和肋神经

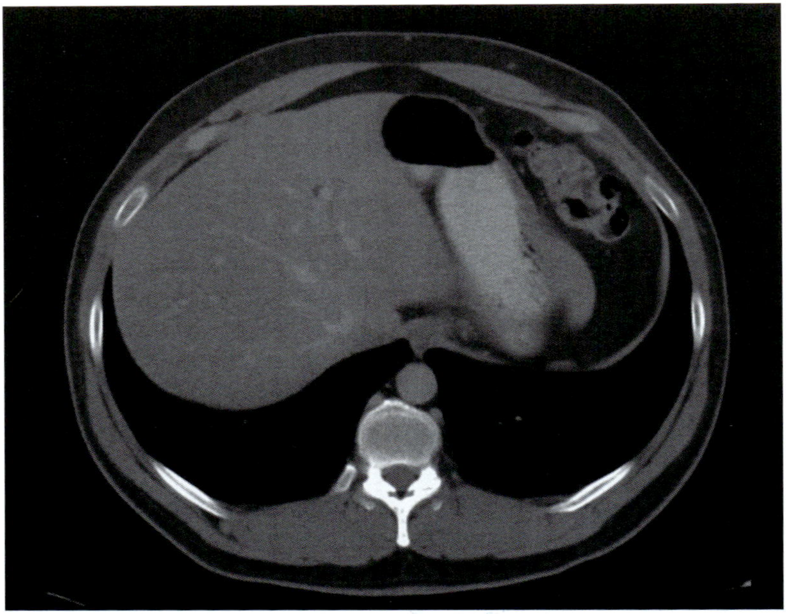

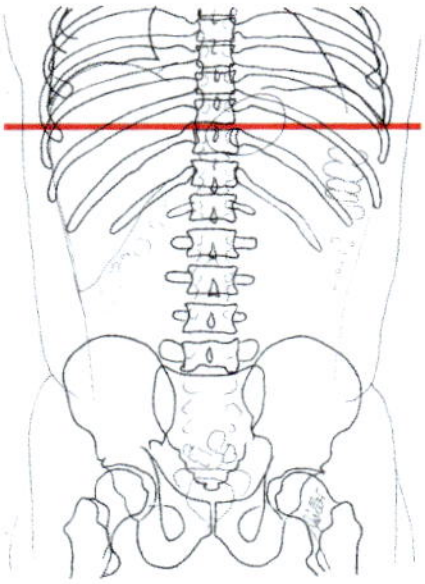

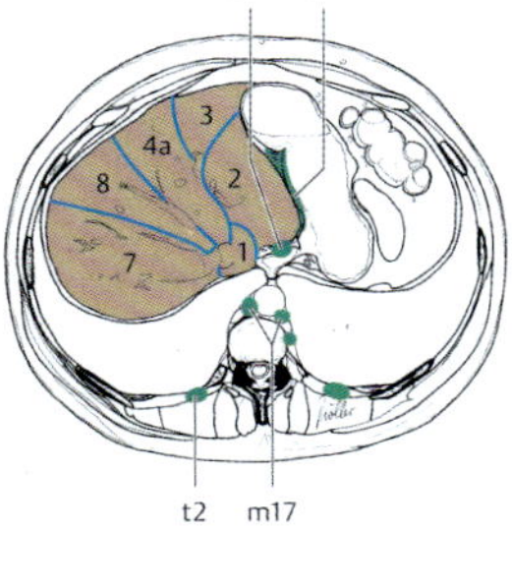

1 腹外斜肌
2 肝右叶
3 膈肌
4 肝右静脉(分支和终末支)
5 肝中静脉
6 门静脉右前支
7 门静脉左支
8 下腔静脉
9 肝尾叶
10 肝左静脉
11 胃左动脉(食管支)
12 肝左叶 ►

● =淋巴结(见封底内页)

—— =肝段分界

肝脏分段(见封底内页)

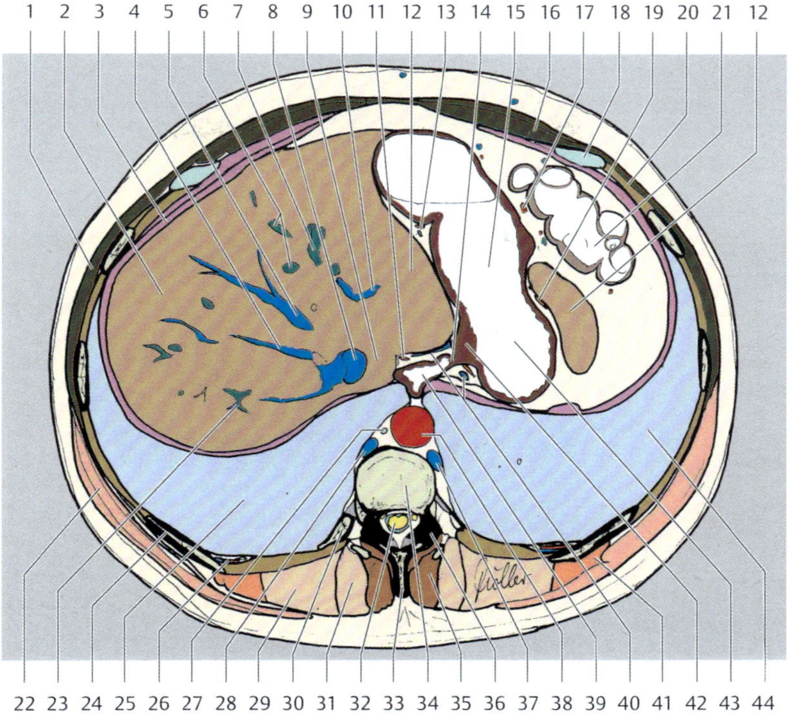

13 胃右动脉
14 食管裂孔
15 胃体
16 腹直肌
17 左结肠动脉
18 第7肋软骨
19 胃网膜左动脉
20 肋间肌
21 结肠脾曲
22 背阔肌
23 门静脉右后支
24 第10肋骨
25 右肺
26 肋间动、静脉和肋神经
27 胸导管
28 奇静脉
29 腰髂肋肌(竖脊肌外侧束)
30 第9肋骨头
31 腰最长肌(竖脊肌外侧束)
32 胸段脊髓
33 棘突
34 第11胸椎体
35 棘肌(竖脊肌内侧束)
36 关节突关节
37 半奇静脉
38 腹主动脉
39 食管(腹段)
40 食管静脉(丛)
41 下后锯肌
42 胃贲门
43 胃底
44 左肺

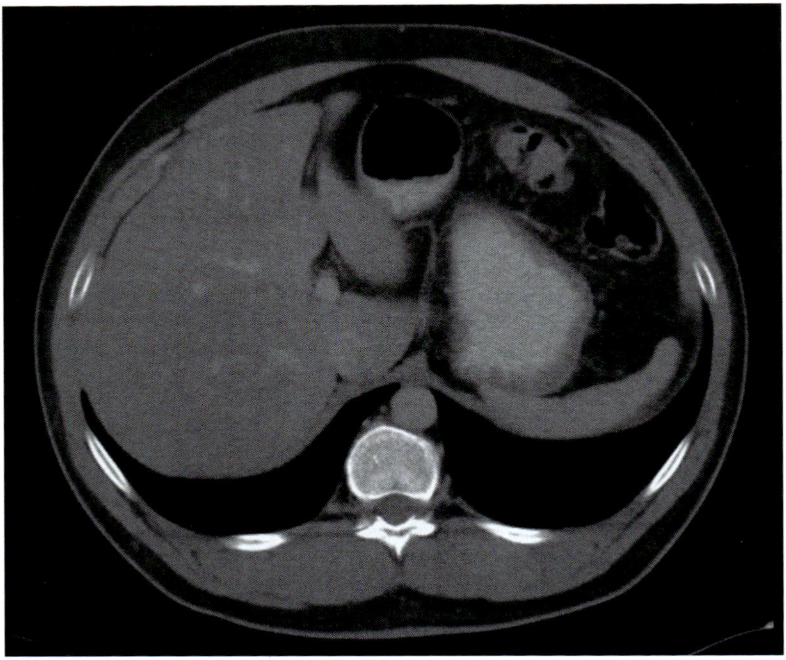

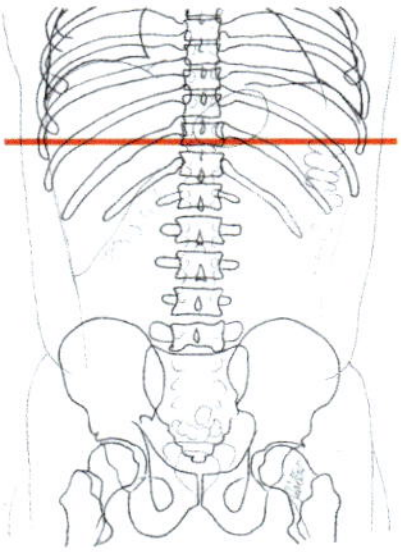

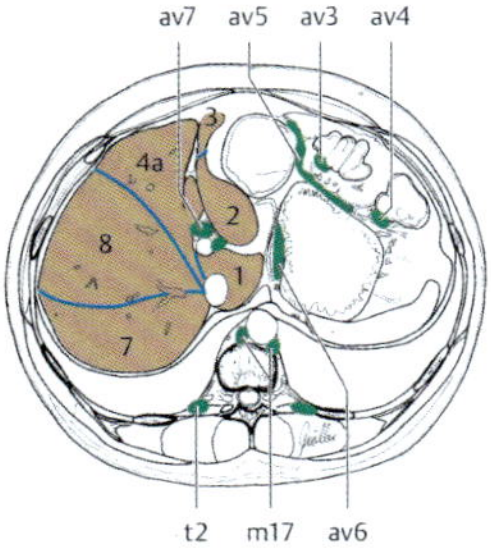

1 第9肋骨
2 肋间外肌
3 肋间内肌
4 肋间最内肌
5 第8肋骨
6 门静脉右前支
7 肝中静脉
8 左肝管
9 肝圆韧带
10 门静脉左支
11 肝固有动脉左支
12 肝左叶
13 肝尾叶
14 胃左动脉 ▶

● =淋巴结(见封底内页)
—— =肝段分界
肝脏分段(见封底内页)

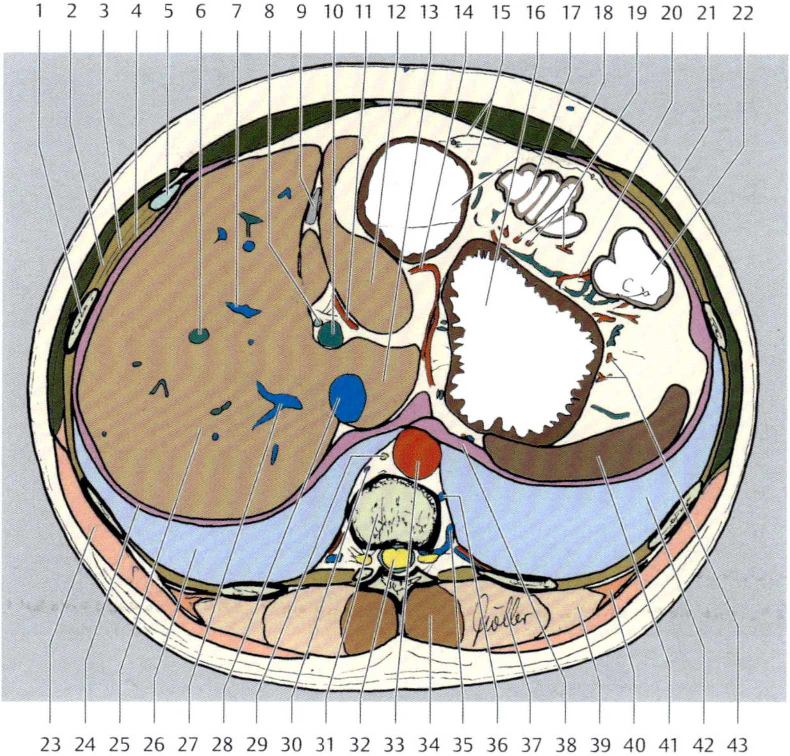

15 胃网膜右动脉与大网膜
16 胃体
17 横结肠
18 腹直肌
19 结肠中动脉(Riolan吻合区)
20 左结肠动脉
21 腹外斜肌
22 降结肠
23 背阔肌
24 膈肌(肋部)
25 肝右叶
26 右肺
27 门静脉右后支
28 下腔静脉
29 胸导管
30 奇静脉
31 第11胸椎体
32 胸段脊髓
33 腹主动脉
34 棘肌(竖脊肌内侧束)
35 肋间后静脉
36 半奇静脉
37 腰最长肌(竖脊肌外侧束)
38 膈肌(腰部,左膈脚)
39 腰髂肋肌(竖脊肌外侧束)
40 下后锯肌
41 脾
42 左肺
43 胃网膜左动脉

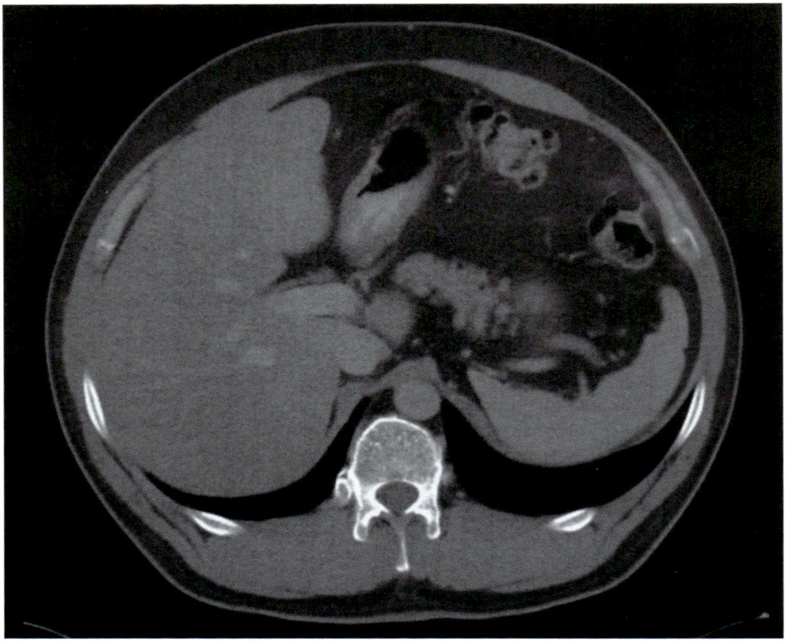

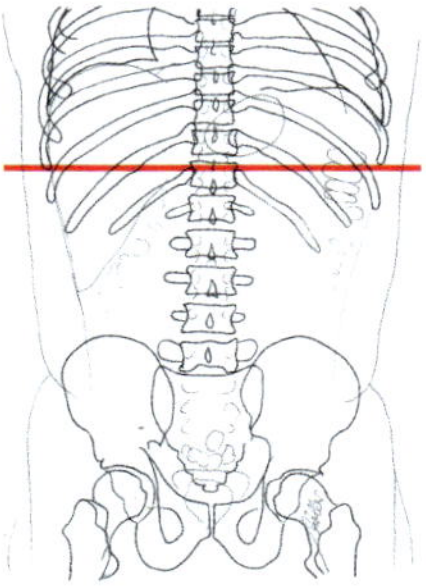

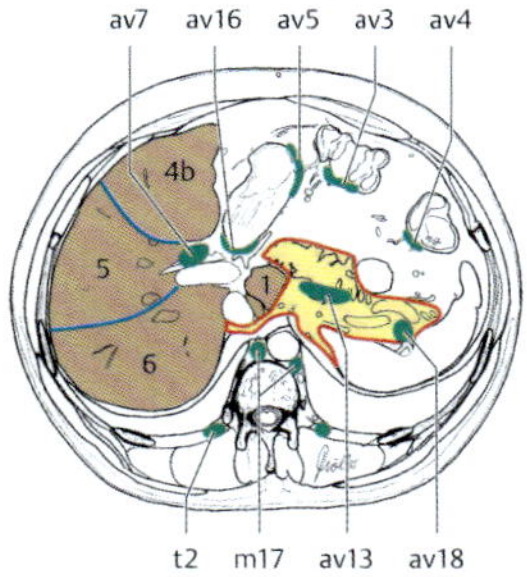

1 肋间肌
2 腹外斜肌
3 肝右叶
4 门静脉右后支
5 门静脉右前支
6 肝中静脉
7 门静脉
8 肝总管
9 下腔静脉
10 肝尾叶
11 镰状韧带
12 肝总动脉
13 胃右动脉
14 胃(幽门部)
15 大网膜
16 结肠中动脉 ▶

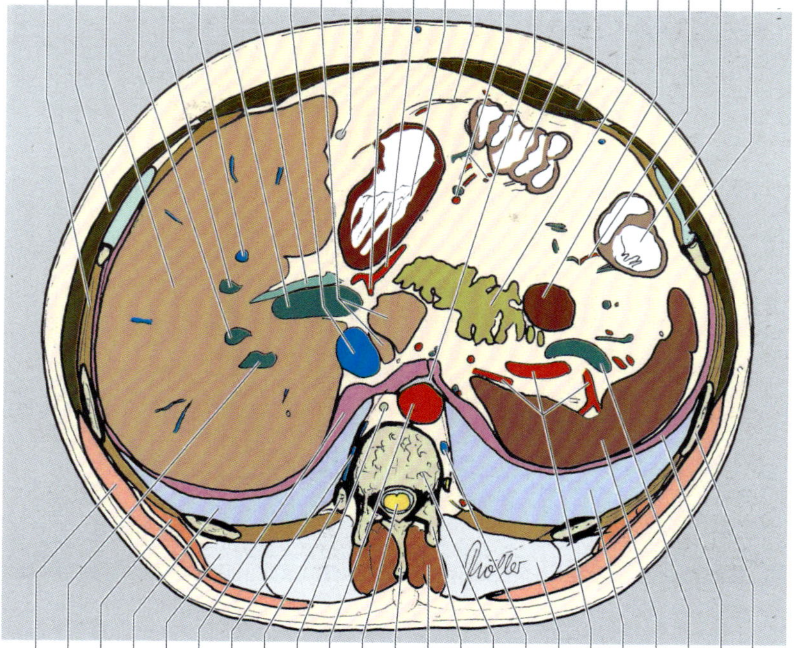

17 主动脉裂孔伴正中弓状韧带
18 横结肠
19 腹直肌
20 胰腺体部
21 胃(大弯部)
22 左结肠动脉
23 降结肠
24 第9肋软骨
25 背阔肌
26 门静脉右后支
27 下后锯肌
28 右肺
29 腰髂肋肌(竖脊肌外侧束)
30 膈肌(腰部,右膈脚)
31 肋下静脉
32 第12肋骨头
33 胸导管
34 腹主动脉
35 胸段脊髓
36 棘突(T12)
37 棘肌(竖脊肌内侧束)
38 第12胸椎体
39 横突(T12)
40 半奇静脉
41 腰最长肌(竖脊肌外侧束)
42 脾动脉
43 左肺
44 脾
45 脾静脉
46 膈肌(肋部)
47 第10肋软骨

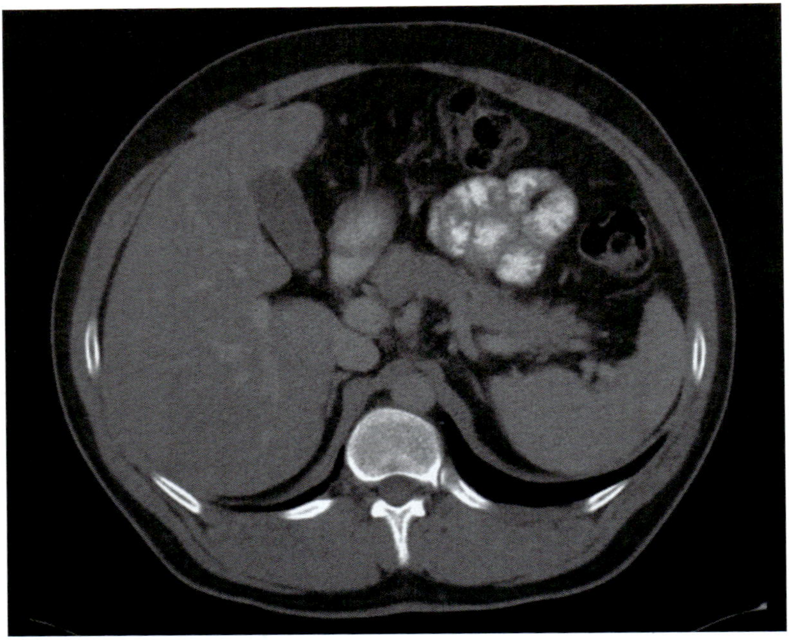

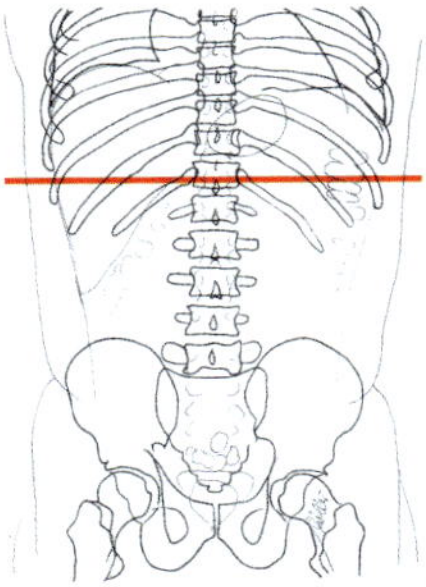

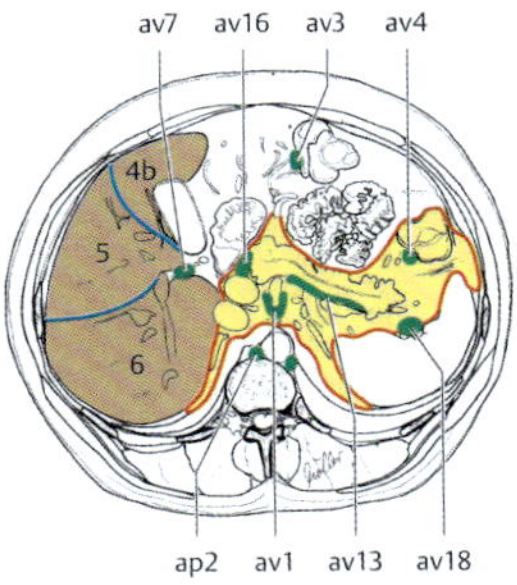

1 腹外斜肌
2 腹内斜肌
3 肝右叶
4 门静脉右支
5 肝中静脉
6 胆囊
7 肝左叶
8 胆囊管与胆囊动脉
9 胆管
10 胃(幽门部)
11 镰状韧带
12 胃十二指肠动脉
13 肝总动脉
14 结肠中动脉
15 脾动脉
16 胰腺(体部) ►

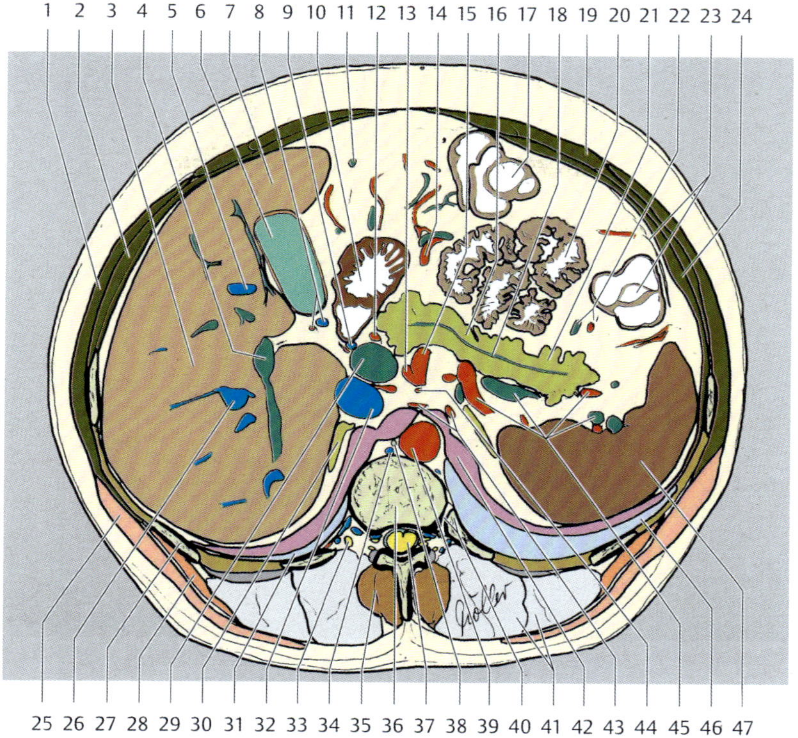

17 横结肠
18 胰管
19 腹直肌
20 空肠
21 胰腺(尾部)
22 左结肠动、静脉
23 降结肠与大网膜
24 腹横肌
25 背阔肌
26 肝右静脉
27 第11肋骨(后部)
28 下后锯肌
29 门静脉
30 右肾上腺
31 右肺(肋膈隐窝)
32 下腔静脉
33 脊神经
34 右腰升动脉
35 棘肌(竖脊肌内侧束)
36 第12胸椎体
37 胸段脊髓
38 胸导管
39 主动脉裂孔处腹主动脉
40 肋椎关节(Ⅻ)与第12肋骨头
41 腰髂肋肌与腰最长肌(竖脊肌外侧束)
42 膈肌(腰部,左膈脚)
43 膈下动脉
44 胃左动脉
45 脾动、静脉
46 左肺(肋膈隐窝)
47 脾

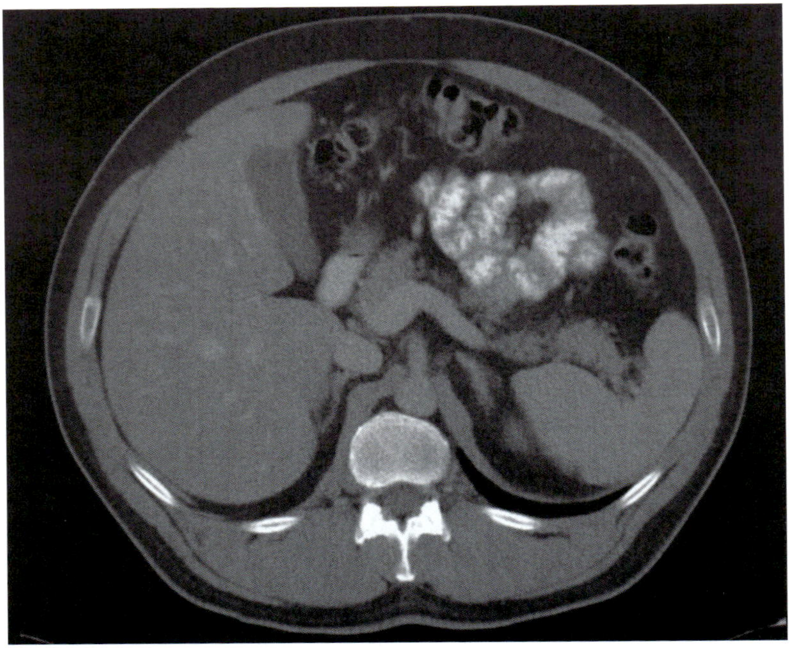

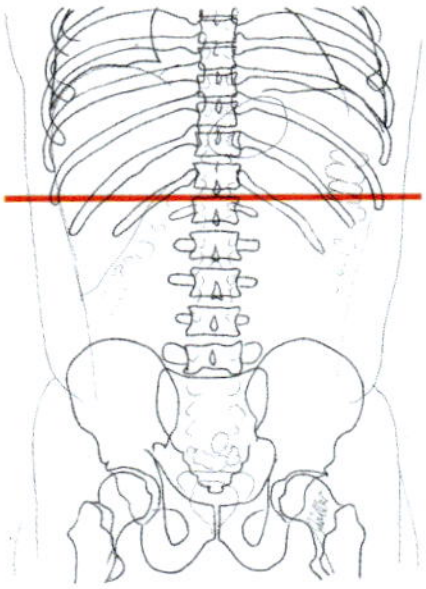

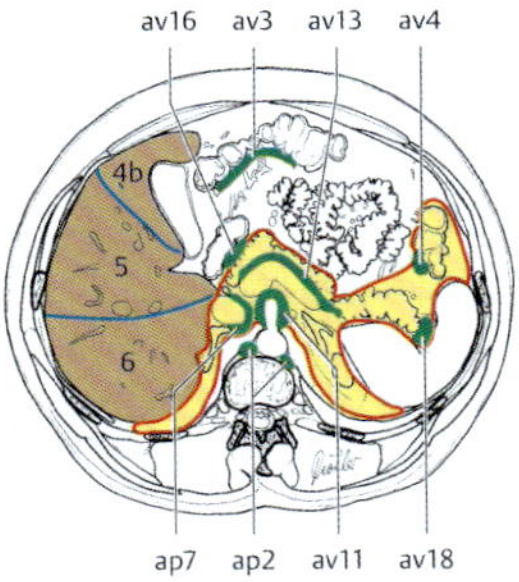

1 肝右叶
2 腹横肌,腹内、外斜肌腱膜
3 胰腺(头部)
4 肝左叶
5 胆囊
6 十二指肠
7 胃十二指肠动脉
8 门静脉(汇合部)
9 横结肠
10 结肠中动、静脉弓
11 白线
12 结肠中动脉
13 脾静脉
14 胰腺(体部)
15 空肠动、静脉

▶

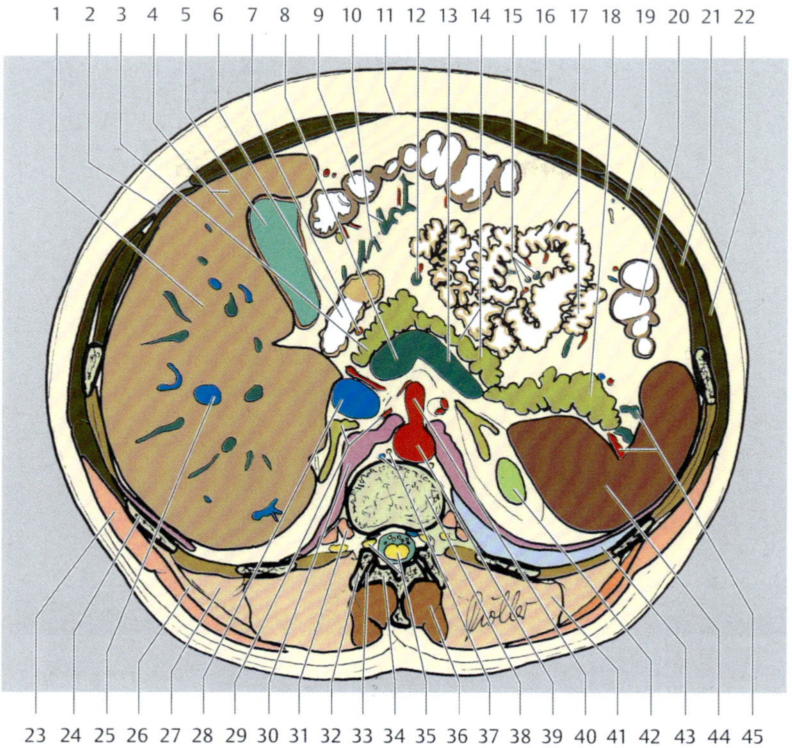

16 腹直肌
17 空肠
18 胰腺(尾部)
19 腹横肌
20 降结肠
21 腹内斜肌
22 腹外斜肌
23 背阔肌
24 第11肋骨后部
25 肝右静脉
26 下后锯肌
27 腰髂肋肌(竖脊肌外侧束)
28 下腔静脉
29 右肾上腺与肾上腺上动脉
30 膈肌(右膈脚)
31 腰大肌
32 上关节突
33 关节突关节
34 椎弓
35 腰段脊髓圆锥与第12脊神经节(根)
36 棘肌(竖脊肌内侧束)
37 右腰升静脉与胸导管
38 第1腰椎体
39 腹主动脉
40 腹腔干
41 腰最长肌(竖脊肌外侧束)
42 左肾上极
43 左肺(肋膈隐窝)
44 脾
45 脾动、静脉

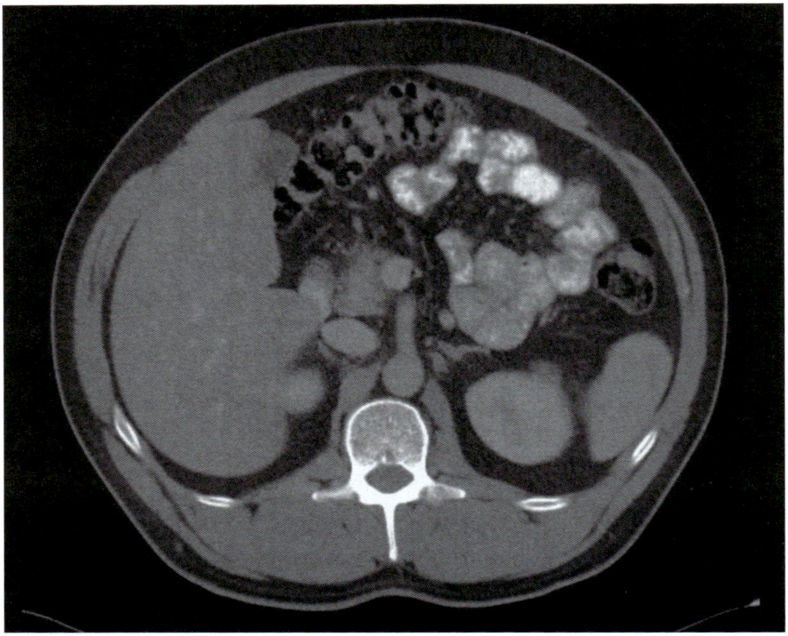

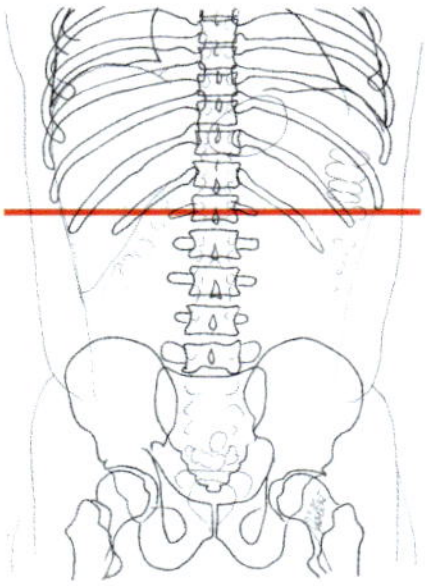

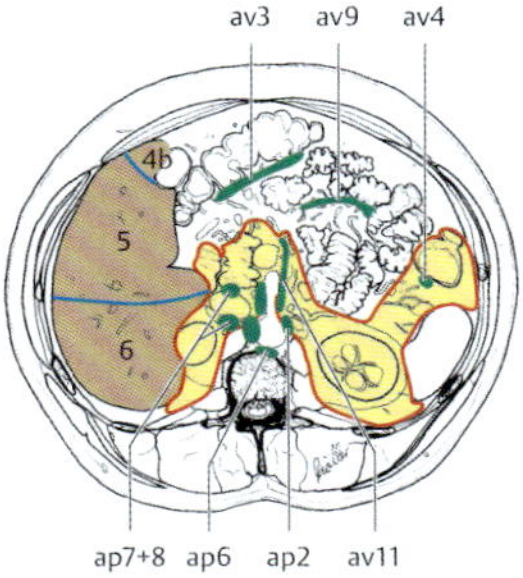

1 腹外斜肌
2 肝右叶
3 腹横肌,腹内、外斜肌腱膜
4 下腔静脉
5 十二指肠(降部)
6 胆囊
7 胃十二指肠动脉
8 胰腺(头部)
9 结肠中静脉
10 镰状韧带
11 肠系膜上静脉
12 横结肠
13 肠系膜上动脉
14 肠系膜下静脉
15 空肠动、静脉
16 腹直肌

►

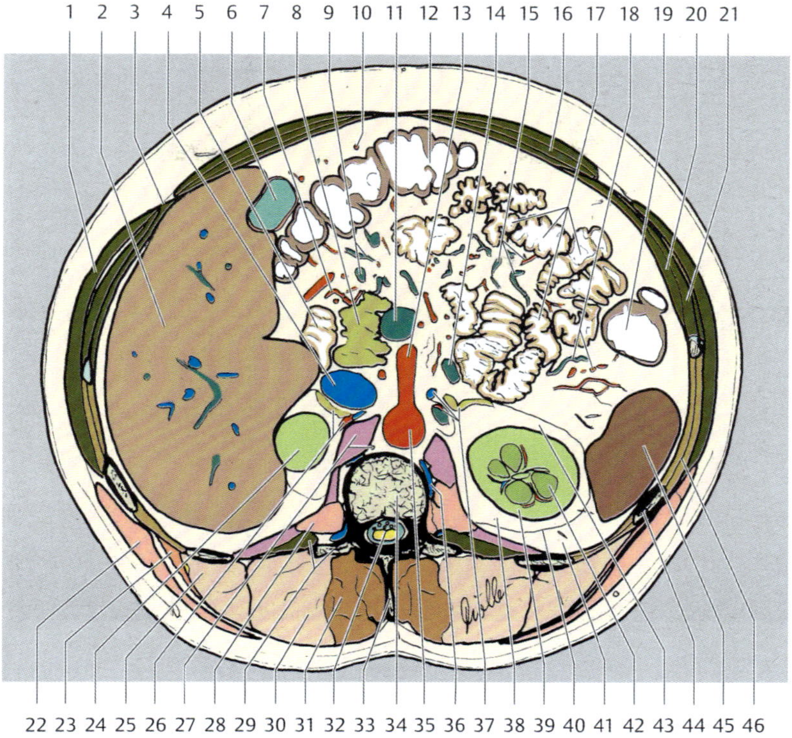

17 空肠
18 左结肠动、静脉
19 降结肠
20 腹横肌
21 腹内斜肌
22 背阔肌
23 下后锯肌
24 右肾上极
25 腰髂肋肌(竖脊肌外侧束)
26 右肾上腺与肾上腺上动脉
27 膈肌(右膈脚)与胸导管
28 腰大肌
29 横突与腰方肌
30 腰最长肌(竖脊肌外侧束)
31 棘肌(竖脊肌内侧束)
32 脊髓圆锥与神经终丝
33 棘突
34 第1腰椎体
35 腹主动脉
36 左腰升静脉
37 左肾上腺与肾上腺上动、静脉
38 肾周后间隙
39 左肾皮质
40 肾后筋膜
41 肾旁后间隙
42 左肾髓质
43 肾周前间隙
44 第11肋骨(后部)
45 脾
46 肋间肌

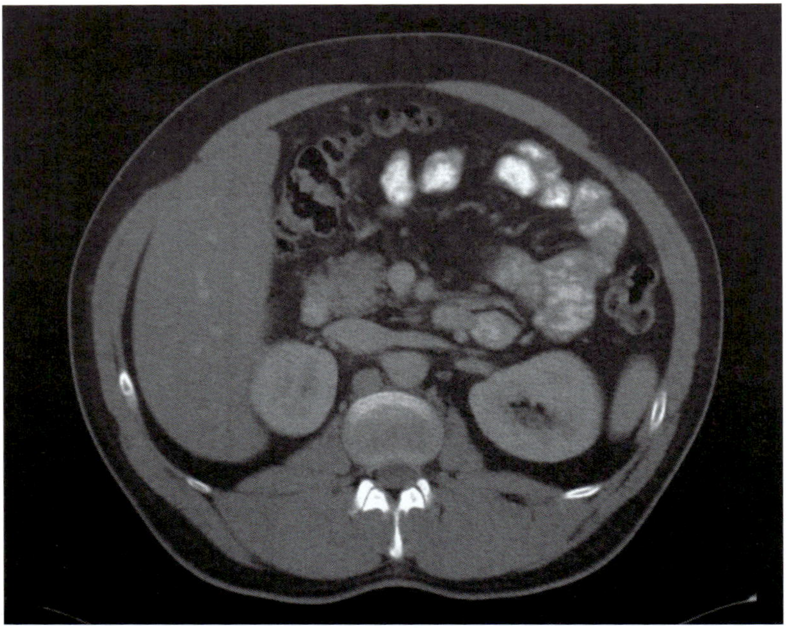

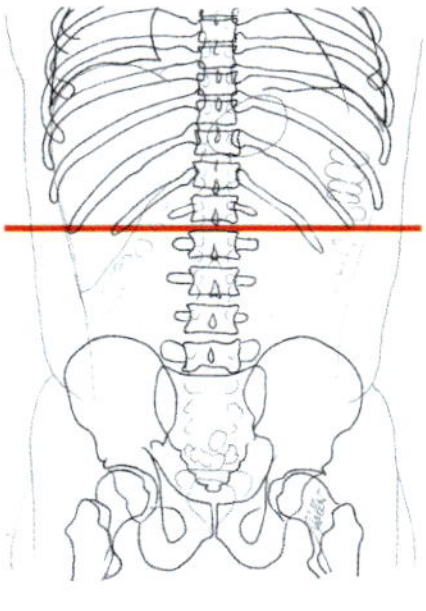

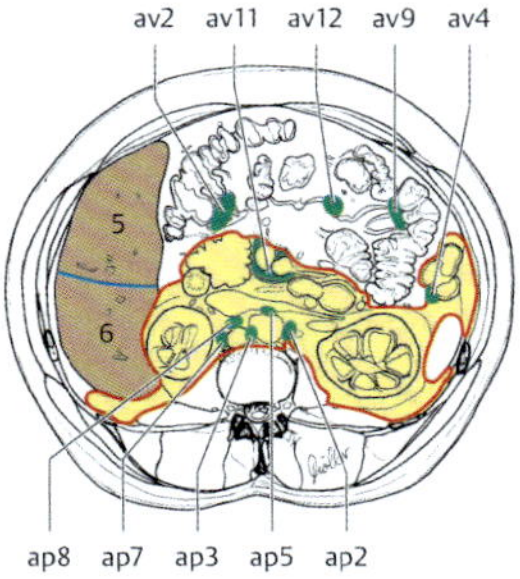

1 腹外斜肌
2 腹内斜肌
3 腹横肌
4 腹横肌,腹内、外斜肌筋膜
5 肾筋膜与肾周前间隙
6 十二指肠(降部)
7 下腔静脉
8 横结肠
9 胰腺(头部)
10 右结肠动、静脉
11 白线
12 肠系膜上动、静脉
13 左肾动、静脉
14 十二指肠空肠曲

►

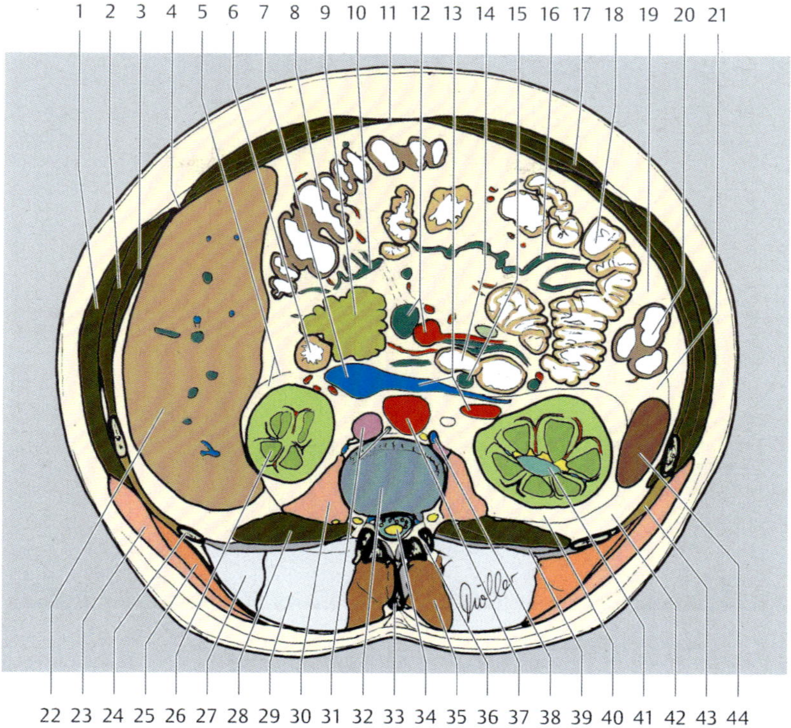

15 肠系膜下静脉
16 回结肠静脉
17 腹直肌
18 空肠
19 结肠旁前间隙
20 降结肠
21 结肠旁后间隙
22 肝右叶
23 背阔肌
24 第12肋
25 下后锯肌
26 右肾(肾锥,髓质)
27 腰髂肋肌(竖脊肌外侧束)
28 腰方肌
29 腰最长肌(竖脊肌外侧束)
30 腰大肌
31 膈肌、右膈脚与胸导管
32 髓核(L1与L2之间椎间盘)
33 棘突
34 圆锥终丝与L1神经根
35 棘肌(竖脊肌内侧束)
36 关节突关节
37 腹主动脉与右肾动脉起始部
38 左腰升静脉
39 胸腰筋膜
40 肾周后间隙
41 左肾(肾盏,肾盂)
42 肾旁后间隙
43 肋间肌
44 脾

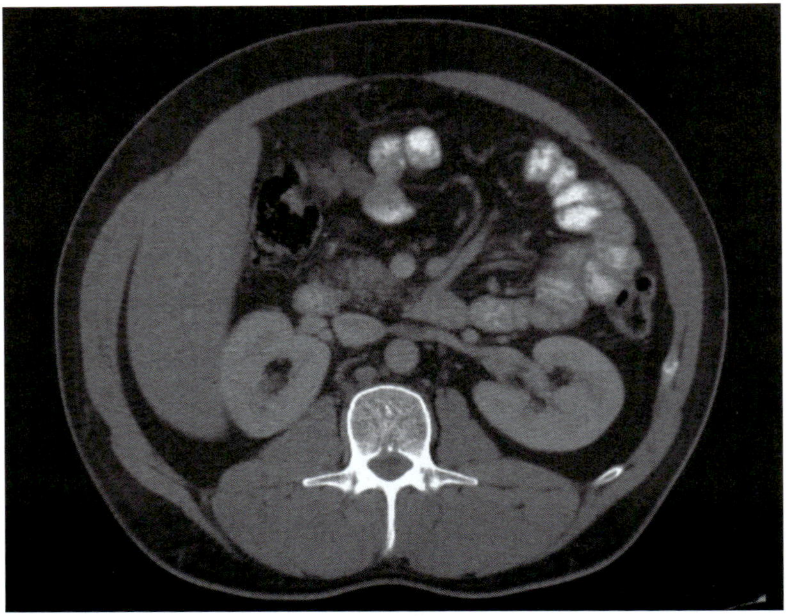

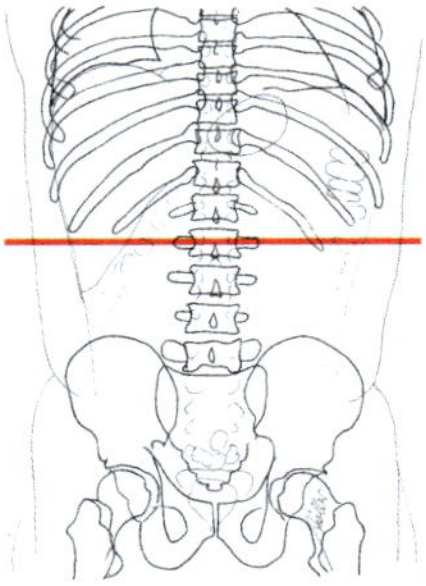

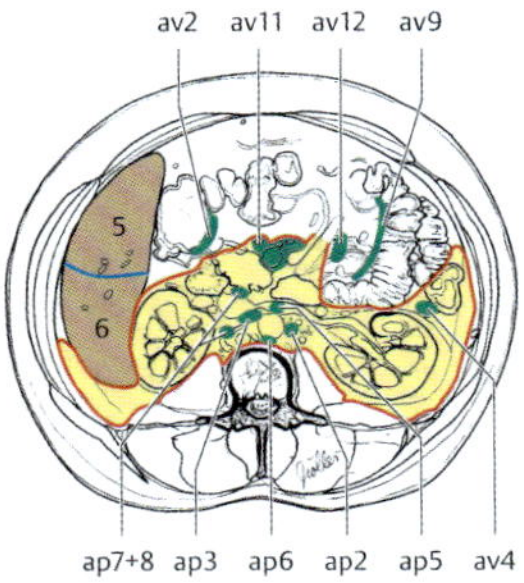

1 腹外斜肌
2 腹内斜肌
3 腹横肌
4 肝右叶
5 肾筋膜与肾周前间隙
6 右肾动、静脉
7 十二指肠(降部)
8 横结肠
9 右结肠动、静脉
10 下腔静脉
11 胰腺(头部) ▶

● =淋巴结(见封底内页)
—— =肝段分界
—— =腹膜
肝脏分段(见封底内页)

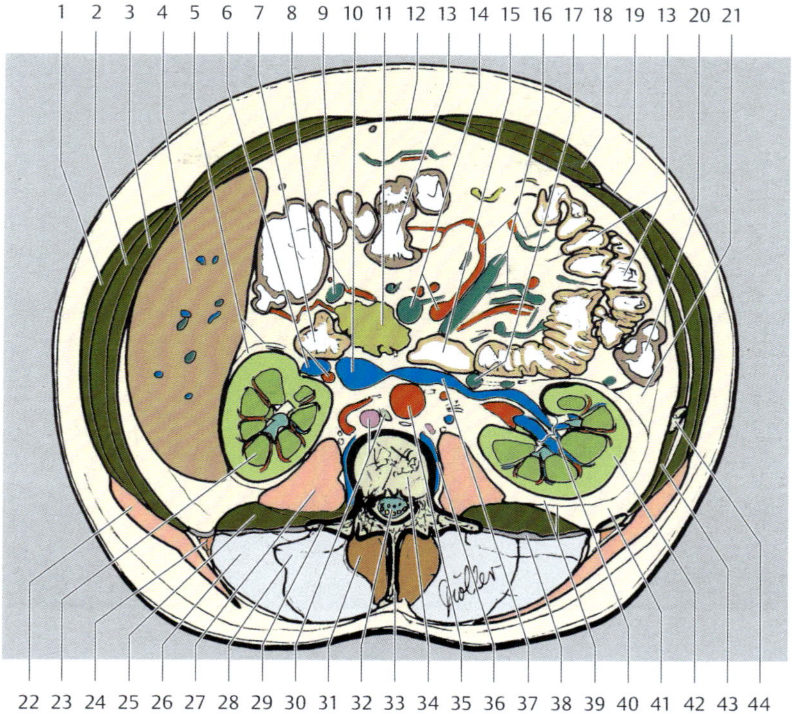

12 白线
13 空肠
14 肠系膜上动、静脉
15 十二指肠升部
16 回结肠动、静脉
17 肠系膜下静脉
18 腹直肌
19 腹横肌，腹内、外斜肌筋膜
20 降结肠
21 结肠旁后间隙
22 背阔肌
23 右肾（肾锥，髓质）
24 下后锯肌
25 腰方肌
26 腰髂肋肌（竖脊肌外侧束）
27 腰大肌
28 腰最长肌（竖脊肌外侧束）
29 横突
30 膈肌、右膈脚与胸导管
31 棘肌（竖脊肌内侧束）
32 脊髓圆锥
33 棘突
34 第2腰椎体
35 腹主动脉
36 左腰升静脉
37 左肾静脉
38 胸腰筋膜
39 肾筋膜与肾周后间隙
40 左肾（门）
41 肾旁后间隙
42 左肾皮质
43 肋间肌
44 第12肋

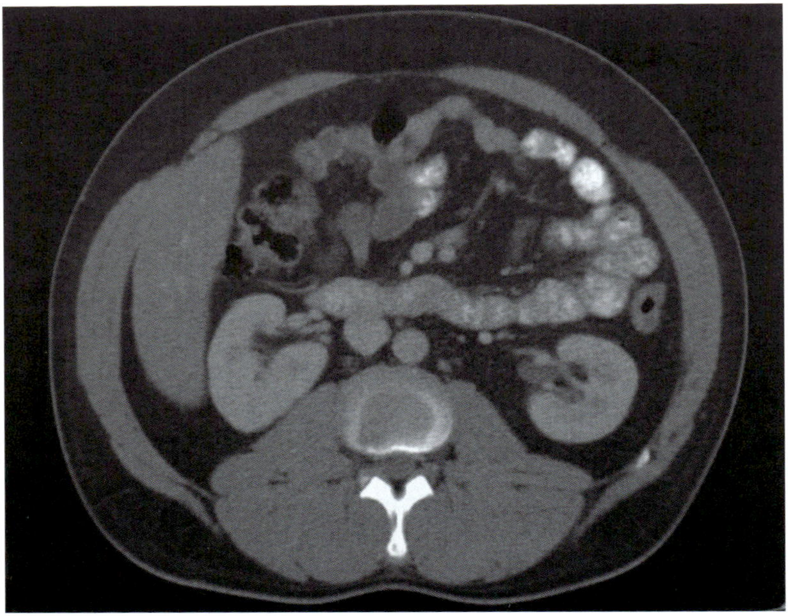

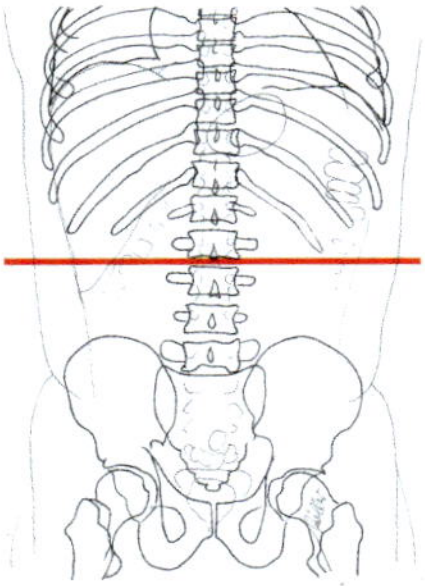

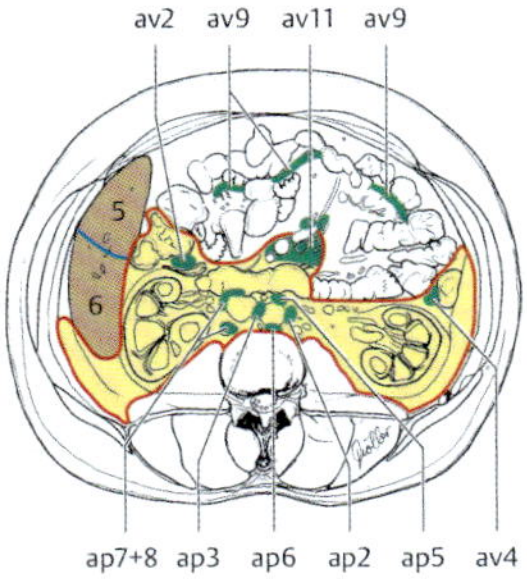

1 腹外斜肌
2 腹内斜肌
3 腹横肌
4 肝右叶
5 肾筋膜与肾周前间隙
6 升结肠
7 右结肠动、静脉
8 腹直肌
9 下腔静脉 ▶

● =淋巴结(见封底内页)
—— =肝段分界
—— =腹膜
肝脏分段(见封底内页)

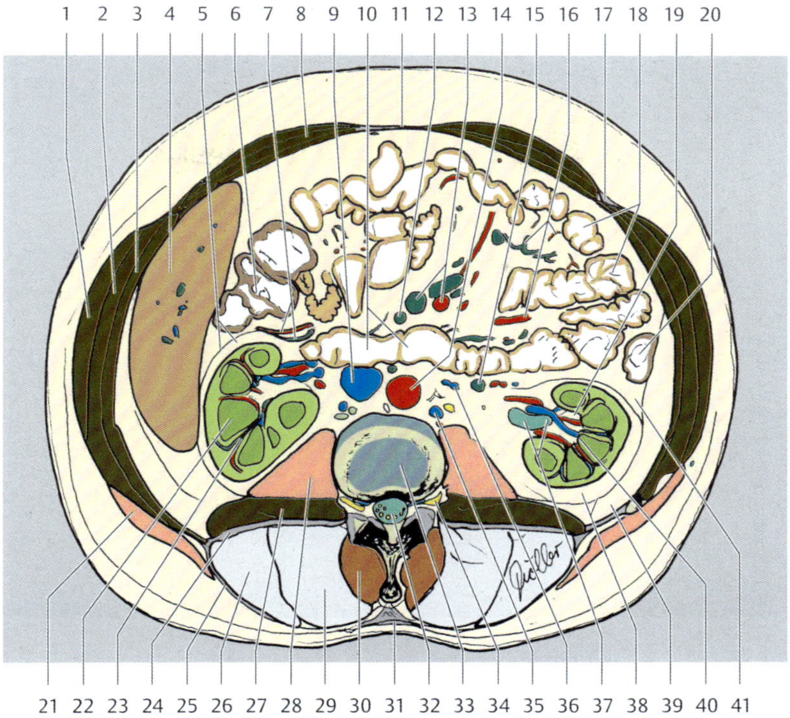

10 十二指肠水平部
11 白线
12 回结肠静脉
13 肠系膜上动、静脉
14 腹主动脉
15 肠系膜下静脉
16 空回肠动、静脉
17 腹横肌，腹内、外斜肌筋膜
18 空肠
19 左肾（肾盂周围脂肪）
20 降结肠
21 背阔肌
22 右肾（肾锥，髓质）
23 右肾（肾柱）
24 胸腰深筋膜
25 胸腰浅筋膜
26 腰髂肋肌（竖脊肌外侧束）
27 腰方肌
28 腰大肌
29 腰最长肌（竖脊肌外侧束）
30 棘肌（竖脊肌内侧束）
31 棘上韧带
32 脊髓马尾
33 椎间盘（L2与L3之间）
34 脊神经节（L2神经根）
35 左腰升静脉
36 左睾丸静脉
37 左肾盂
38 肾筋膜与肾周后间隙
39 肾旁后间隙
40 左肾（乳头）
41 结肠旁后间隙

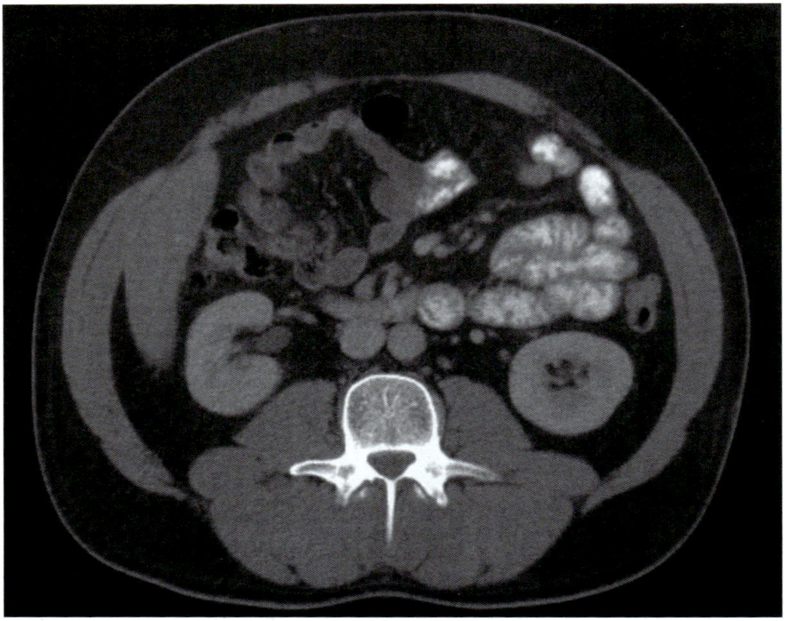

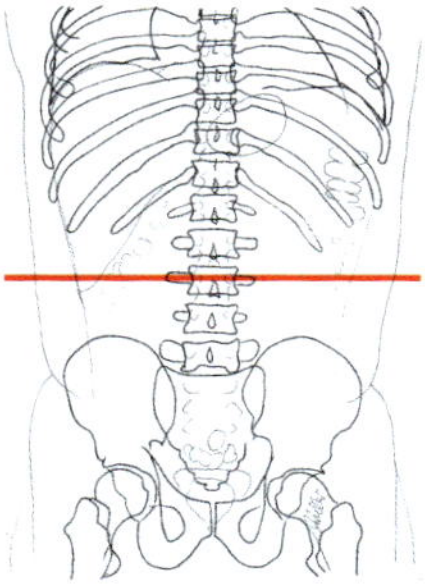

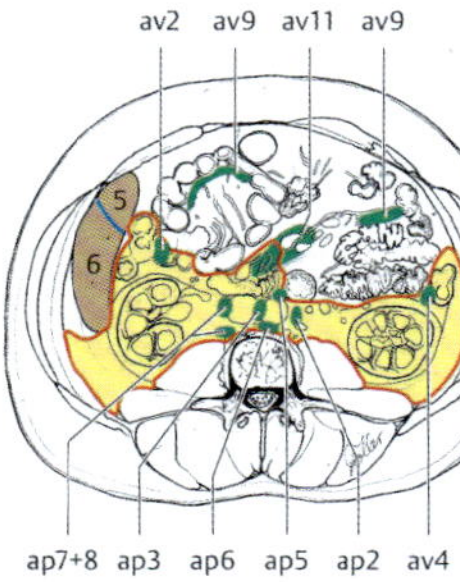

1 腹外斜肌
2 腹内斜肌
3 腹横肌
4 肝右叶
5 肾筋膜与肾周前间隙
6 升结肠
7 右肾盂
8 小肠
9 十二指肠水平部
10 下腔静脉
11 空回肠动、静脉
12 白线
13 回结肠动、静脉 ▶

● =淋巴结（见封底内页）

—— =肝段分界

—— =腹膜

肝脏分段（见封底内页）

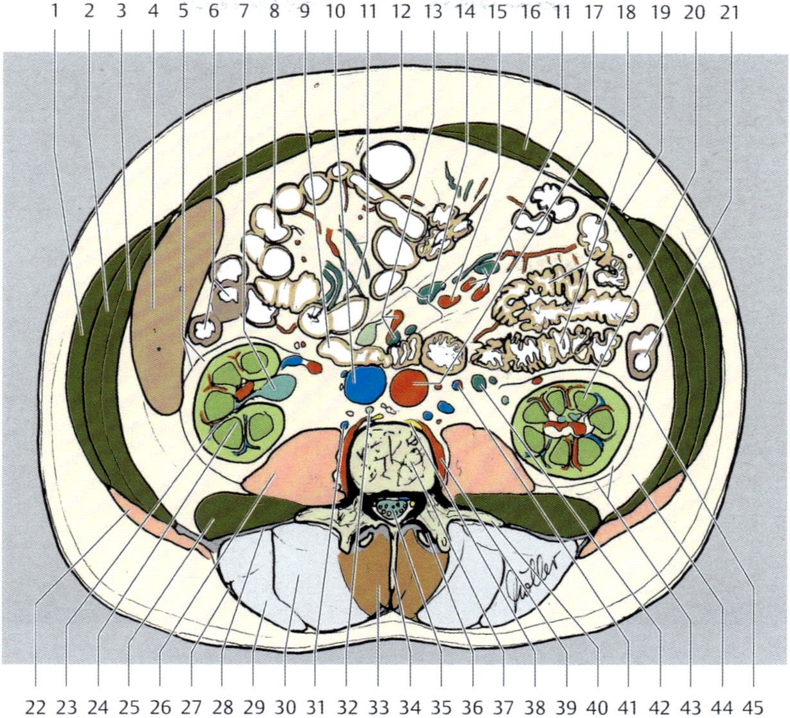

14 肠系膜根部
15 肠系膜上动、静脉
16 腹直肌
17 腹主动脉
18 空肠
19 腹横肌,腹内、外斜肌筋膜
20 左肾(肾锥,髓质)
21 降结肠
22 背阔肌
23 右肾肾柱
24 右肾乳头
25 腰方肌
26 腰大肌
27 胸腰浅筋膜
28 胸腰深筋膜
29 腰髂肋肌(竖脊肌外侧束)
30 腰最长肌(竖脊肌外侧束)
31 右腰升静脉
32 胸导管
33 棘肌(竖脊肌内侧束)
34 棘突
35 脊髓马尾
36 关节突关节
37 第3腰椎体
38 腰(交感)神经节
39 腰动脉背支
40 横突
41 左睾丸动、静脉
42 肠系膜下静脉
43 肾筋膜与肾周后间隙
44 肾旁后间隙
45 结肠旁后间隙

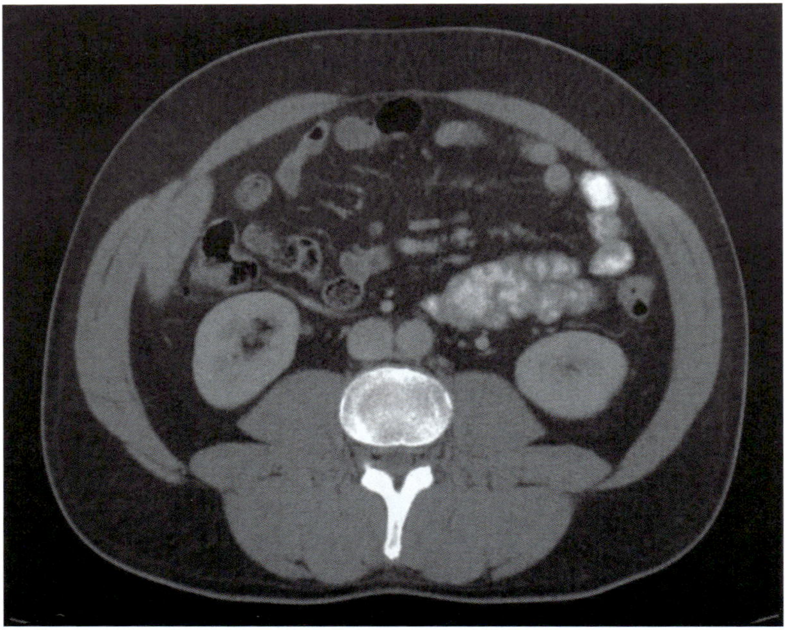

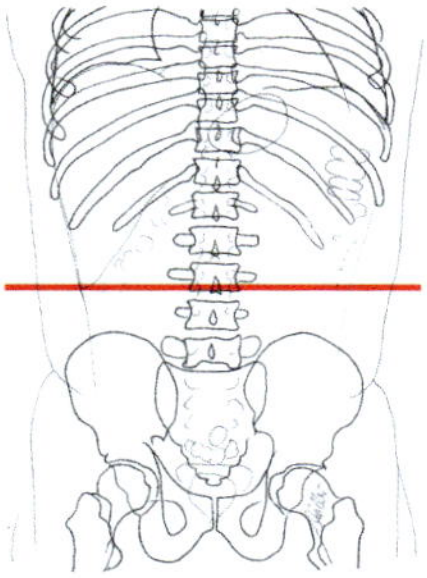

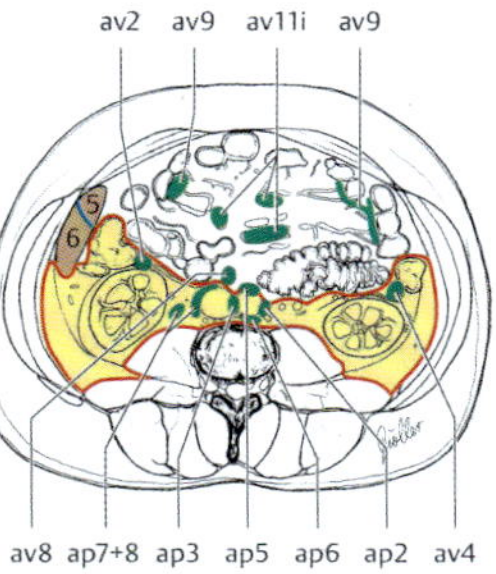

1 腹外斜肌
2 腹内斜肌
3 腹横肌
4 肝右叶
5 肾筋膜与肾周前间隙
6 升结肠
7 右输尿管
8 左睾丸动、静脉
9 小肠 ▶

=淋巴结(见封底内页)

=肝段分界

=腹膜

肝脏分段(见封底内页)

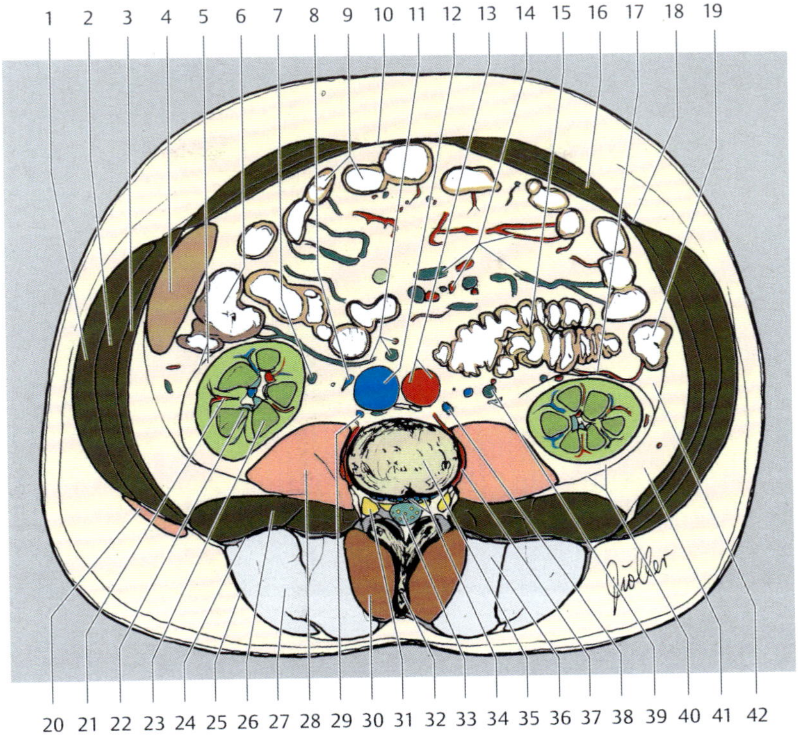

10 白线
11 回结肠动、静脉
12 下腔静脉
13 腹主动脉与肠系膜下动脉起始部
14 空回肠动、静脉
15 空肠
16 腹直肌
17 左结肠动脉
18 腹横肌,腹内、外斜肌筋膜
19 降结肠
20 背阔肌
21 右肾肾柱
22 右肾乳头
23 右肾肾锥髓质
24 胸腰深筋膜
25 胸腰浅筋膜
26 腰方肌
27 腰髂肋肌(竖脊肌外侧束)
28 腰大肌
29 左腰升静脉
30 棘肌(竖脊肌内侧束)
31 脊神经节(L3神经根)
32 棘突
33 脊髓马尾
34 椎体静脉丛
35 第3腰椎体
36 腰最长肌(竖脊肌外侧束)
37 腰动脉背支
38 右腰升静脉
39 肠系膜下静脉与左输尿管
40 肾筋膜与肾周后间隙
41 肾旁后间隙
42 结肠旁后间隙

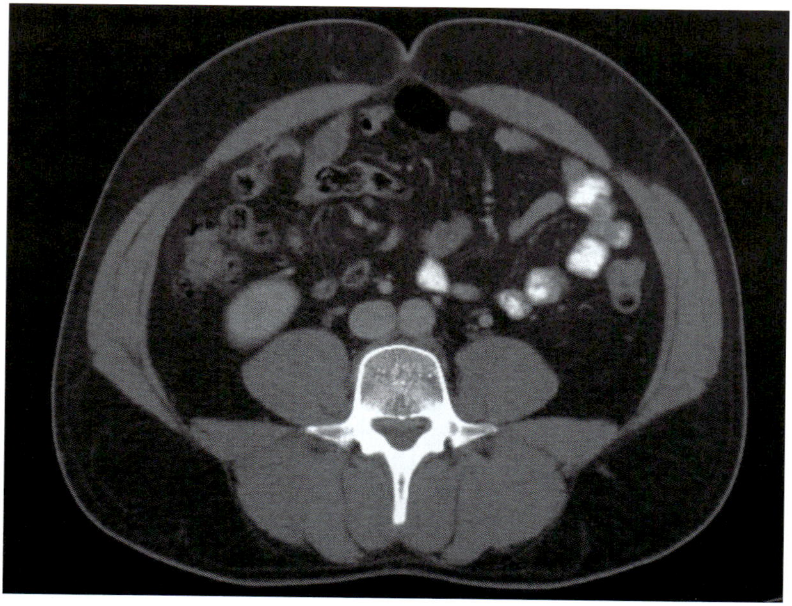

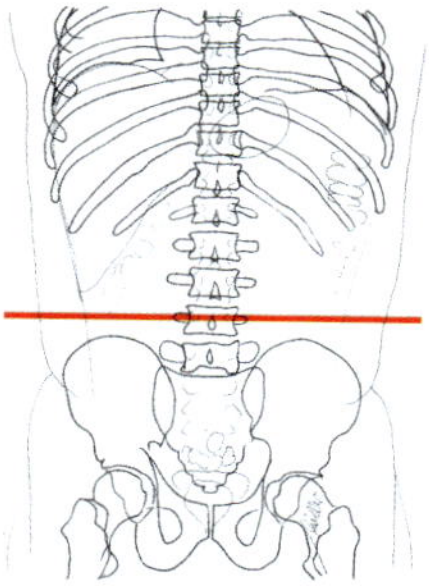

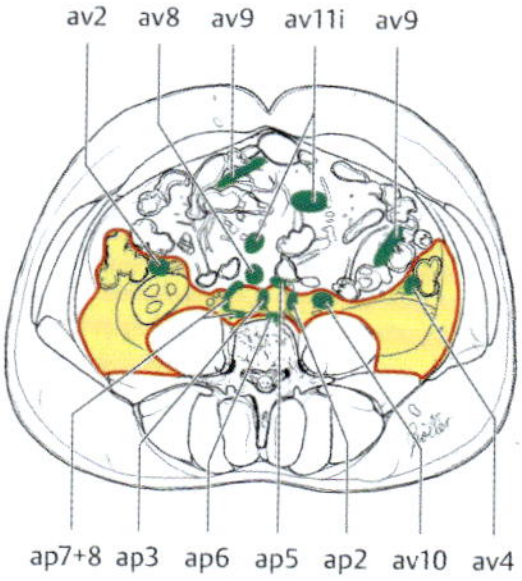

1　腹外斜肌
2　腹内斜肌
3　腹横肌
4　肾筋膜与肾周间隙
5　升结肠
6　右肾(肾锥,髓质)
7　右结肠动、静脉 ▶

● =淋巴结(见封底内页)
—— =腹膜

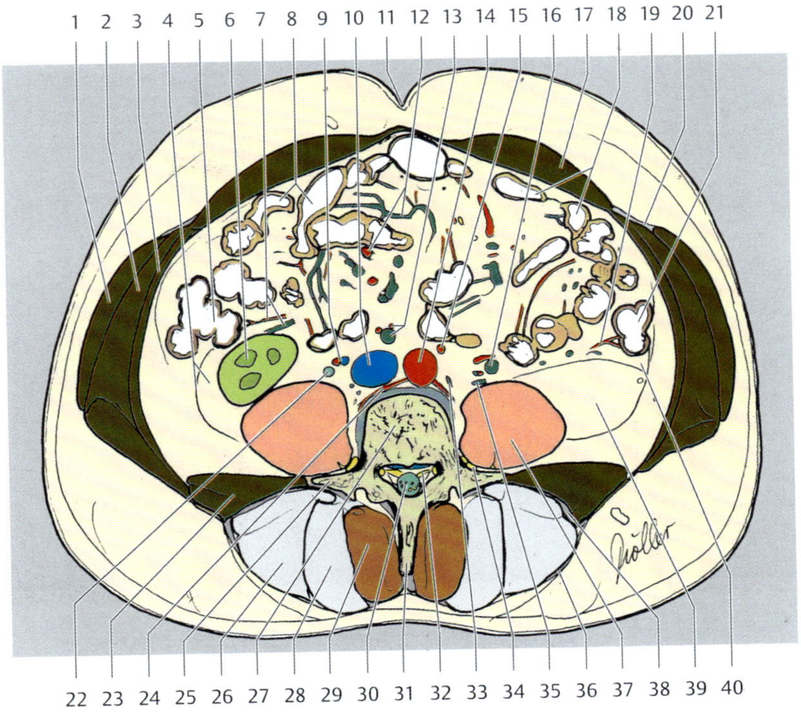

8 小肠
9 右睾丸动、静脉
10 下腔静脉
11 脐
12 空回肠动、静脉
13 回结肠动、静脉
14 腹主动脉
15 肠系膜下动脉
16 肠系膜下静脉
17 腹直肌
18 空肠
19 左结肠动脉
20 腹横肌，腹内、外斜肌筋膜
21 降结肠
22 右输尿管
23 腰方肌
24 右腰动脉
25 横突
26 腰髂肋肌（竖脊肌外侧束）
27 第4腰椎体
28 腰最长肌（竖脊肌外侧束）
29 多裂肌（竖脊肌内侧束）
30 脊髓马尾与硬膜囊
31 棘突
32 位于硬膜外脂肪的脊神经节（神经根）
33 右腰升静脉
34 腰丛
35 左输尿管
36 胸腰浅筋膜
37 腰大肌
38 胸腰深筋膜
39 肾下间隙
40 结肠旁后间隙

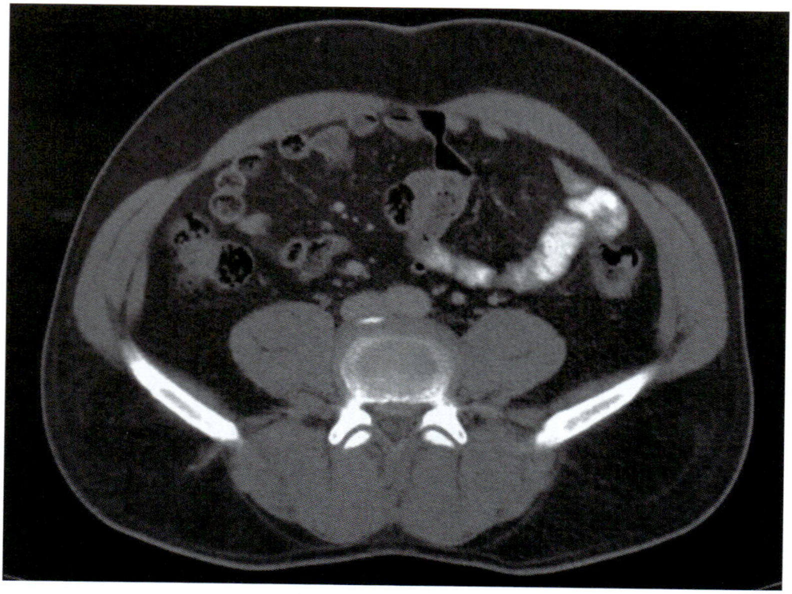

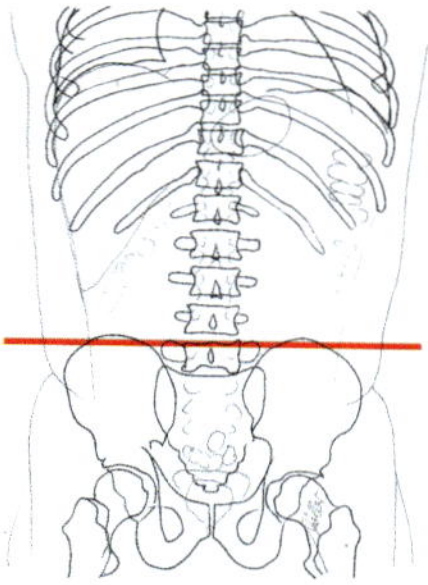

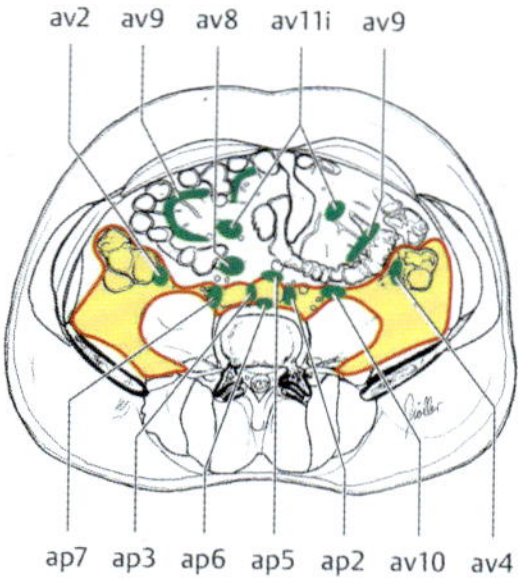

1 腹外斜肌
2 腹内斜肌
3 腹横肌
4 升结肠
5 腹横肌,腹内、外斜肌筋膜 ▶

● =淋巴结(见封底内页)
—— =腹膜

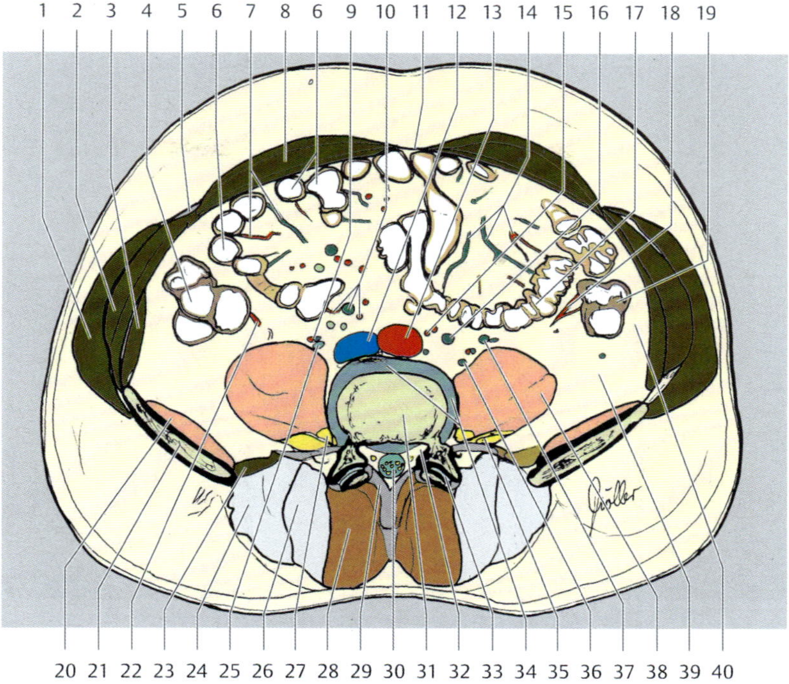

6 小肠
7 空回肠动、静脉
8 腹直肌
9 右睾丸动、静脉
10 回结肠动、静脉
11 白线
12 下腔静脉
13 腹主动脉
14 空肠动、静脉
15 直肠上动脉
16 肠系膜下静脉
17 空肠
18 左结肠动脉
19 降结肠
20 髂肌
21 髂骨翼上缘
22 右结肠动脉
23 腰方肌
24 腰髂肋肌(竖脊肌外侧束)
25 右输尿管
26 腰最长肌(竖脊肌外侧束)
27 腰丛
28 多裂肌(竖脊肌内侧束)
29 黄韧带
30 硬膜囊与脊髓马尾
31 第4腰椎体(下终板)
32 侧隐窝
33 关节突关节
34 椎间盘(L4与L5之间)
35 股神经
36 左输尿管
37 乙状结肠动、静脉
38 腰大肌
39 肾下间隙
40 结肠旁后间隙

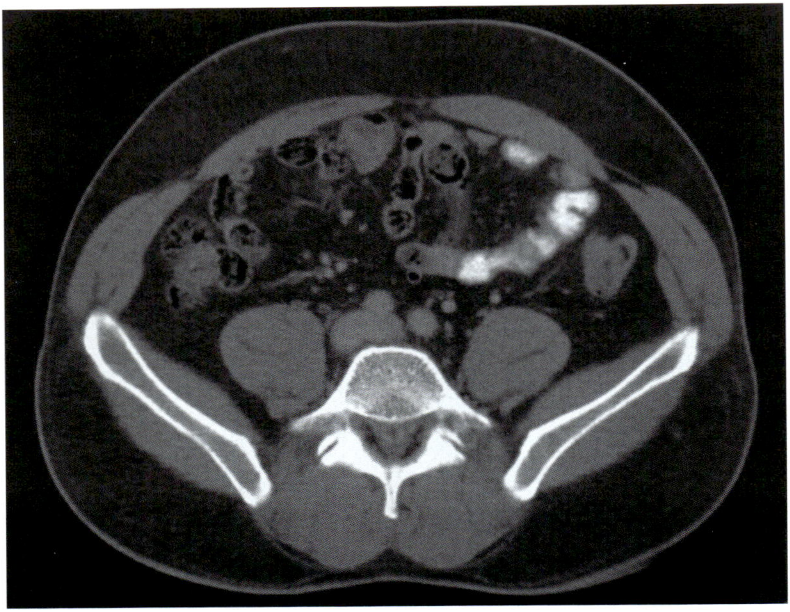

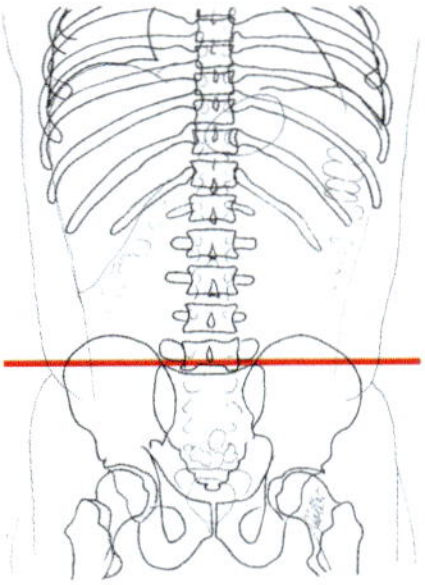

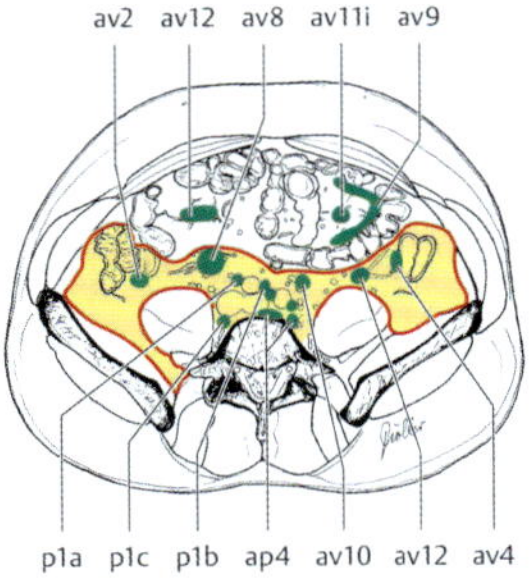

● =淋巴结(见封底内页)

——— =腹膜

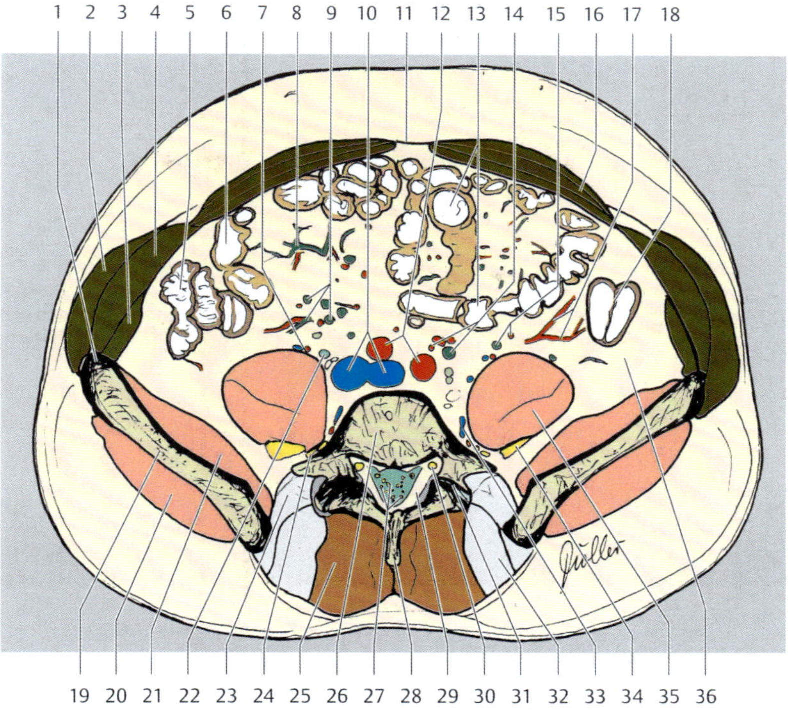

1 髂前上棘
2 腹外斜肌
3 腹横肌
4 腹内斜肌
5 升结肠
6 回肠
7 右睾丸动、静脉
8 空回肠动、静脉
9 回结肠动、静脉（回肠支与结肠支）
10 下腔静脉（汇合部）
11 白线
12 髂总动脉
13 小肠
14 直肠上动、静脉
15 乙状结肠动、静脉
16 腹直肌
17 左结肠动脉
18 降结肠
19 髂骨翼上界
20 臀中肌
21 髂肌
22 右输尿管
23 腰髂肋肌（竖脊肌外侧束）
24 腰丛
25 多裂肌（竖脊肌内侧束）
26 第5腰椎体
27 硬膜囊与脊髓终丝
28 棘突
29 硬膜外脂肪
30 位于侧隐窝的第5脊神经节
31 关节突关节
32 腰最长肌（竖脊肌外侧束）
33 腰静脉
34 股神经
35 腰大肌
36 结肠旁后间隙

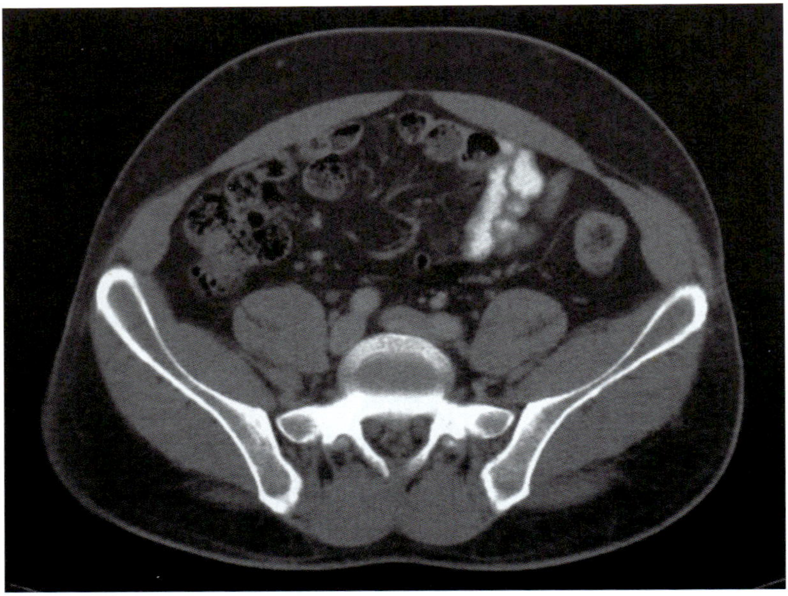

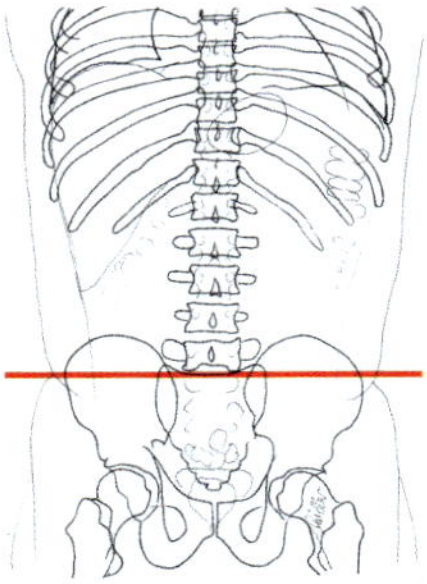

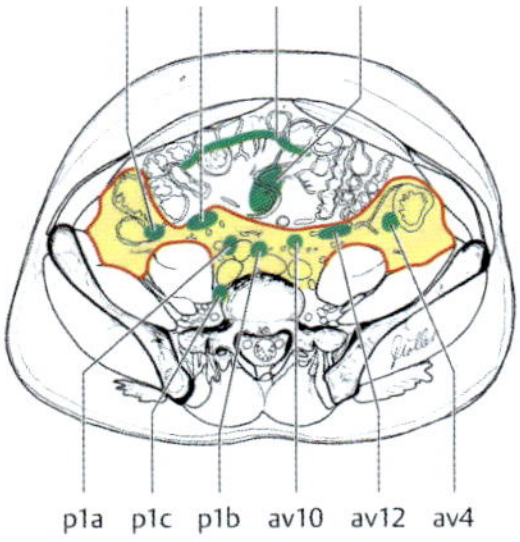

● =淋巴结(见封底内页)

—— =腹膜

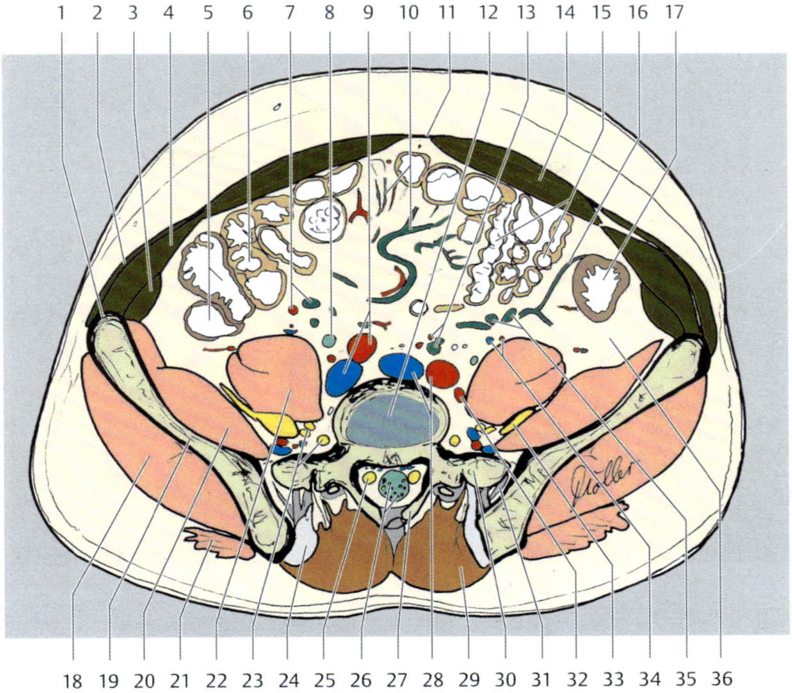

1 髂前上棘
2 腹外斜肌
3 腹横肌
4 腹内斜肌
5 升结肠
6 回肠
7 回结肠动、静脉(回肠支与结肠支)
8 右输尿管
9 右髂总动、静脉
10 空回肠动、静脉
11 白线
12 椎间盘(L5与S1之间)
13 直肠上动、静脉
14 腹直肌
15 空肠
16 左结肠静脉
17 降结肠
18 臀中肌
19 髂骨翼上缘
20 髂肌
21 臀大肌
22 腰大肌
23 腰丛
24 腰最长肌(竖脊肌外侧束)
25 位于侧隐窝的脊神经节
26 硬膜囊与脊髓终丝
27 第1骶椎后弓
28 左髂总动、静脉
29 多裂肌(竖脊肌内侧束)
30 第1骶椎侧块
31 骶髂关节
32 髂腰动脉与第5腰静脉
33 股神经
34 左睾丸动、静脉
35 乙状结肠动、静脉
36 结肠旁后间隙

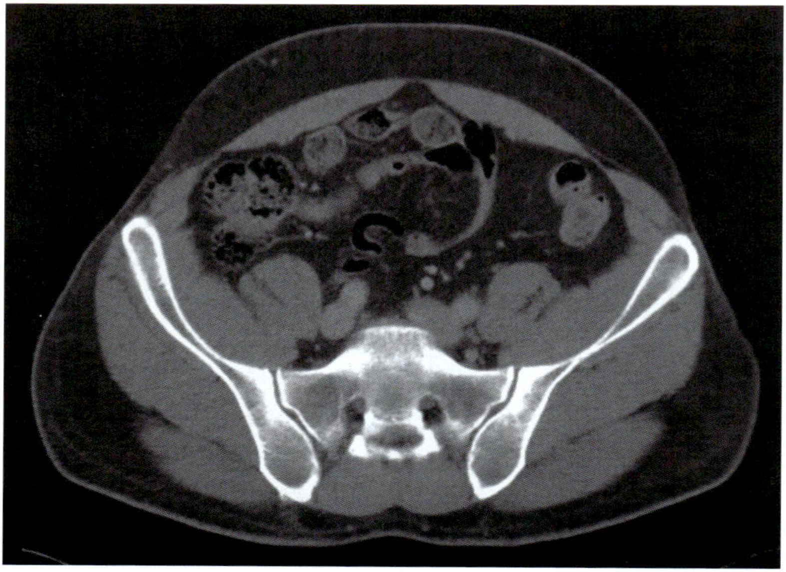

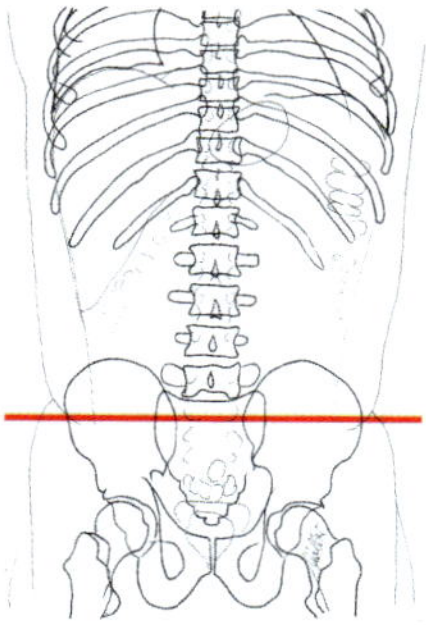

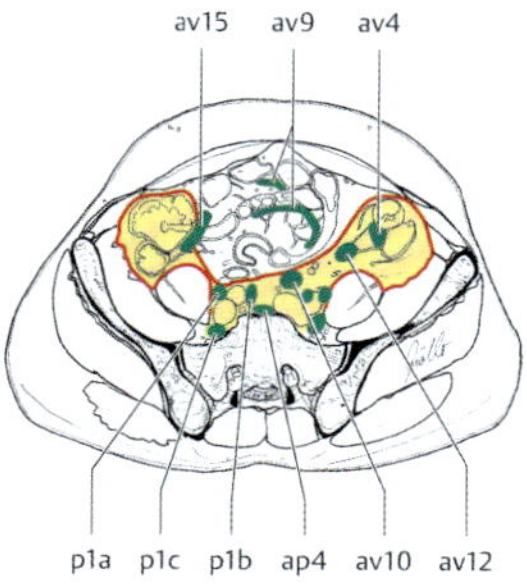

1 髂前上棘
2 腹横肌
3 腹外斜肌
4 腹内斜肌
5 盲肠
6 右输尿管
7 腹壁下动、静脉 ▶

● =淋巴结(见封底内页)

—— =腹膜

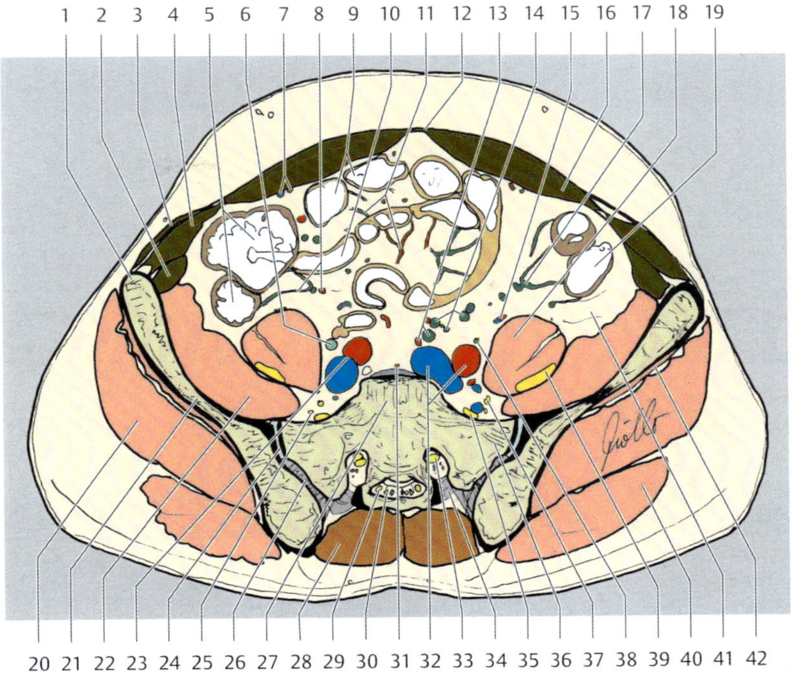

8 回结肠动、静脉(后支)
9 回肠
10 回肠末端
11 空回肠动、静脉
12 白线
13 直肠上动、静脉
14 乙状结肠动、静脉
15 左睾丸动、静脉
16 腹直肌
17 左结肠静脉
18 腰大肌
19 降结肠
20 臀中肌
21 髂骨翼上缘
22 髂肌
23 左髂总动、静脉
24 骶髂关节(关节面)
25 第4腰神经
26 骶髂关节(韧带连接)
27 骶骨(基底部)
28 多裂肌(竖脊肌内侧束)
29 第2骶神经(骶管内)
30 第3骶神经(骶管内)
31 骶中动脉
32 髂总静脉(汇合部)与左髂总动脉
33 位于骶孔的第1骶神经
34 骶后孔
35 第5腰神经
36 骶骨(侧块)
37 闭孔神经
38 左输尿管
39 股神经
40 臀大肌
41 结肠旁后间隙
42 臀小肌

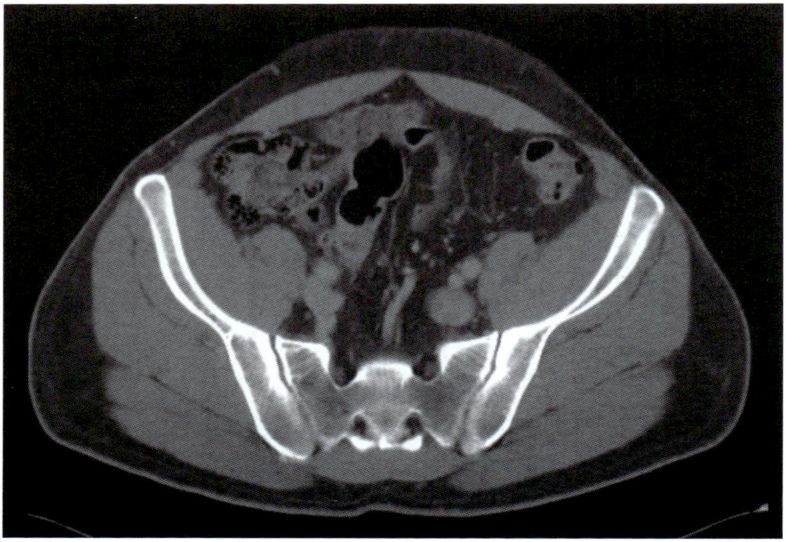

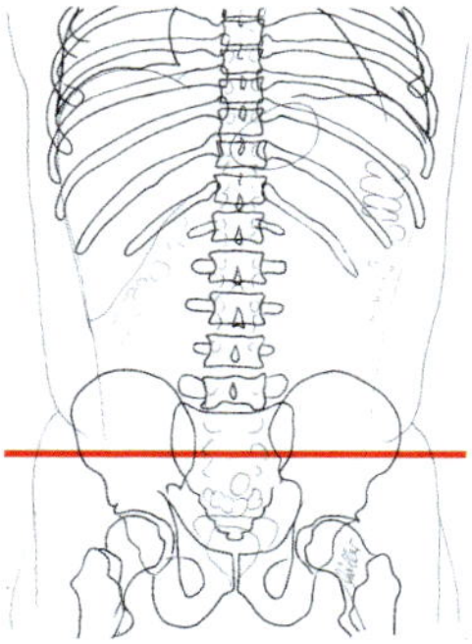

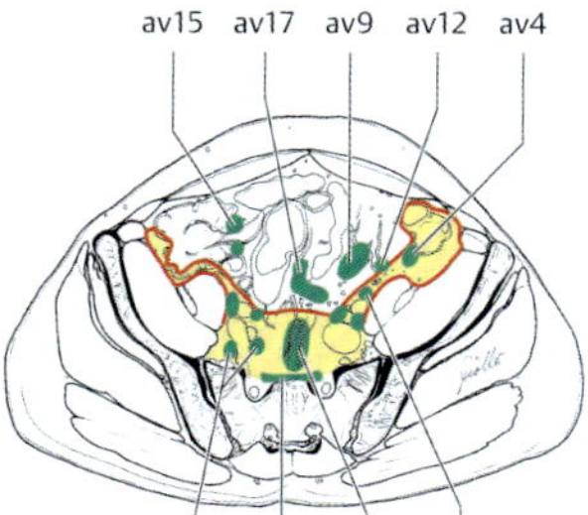

● =淋巴结(见封底内页)

—— =腹膜

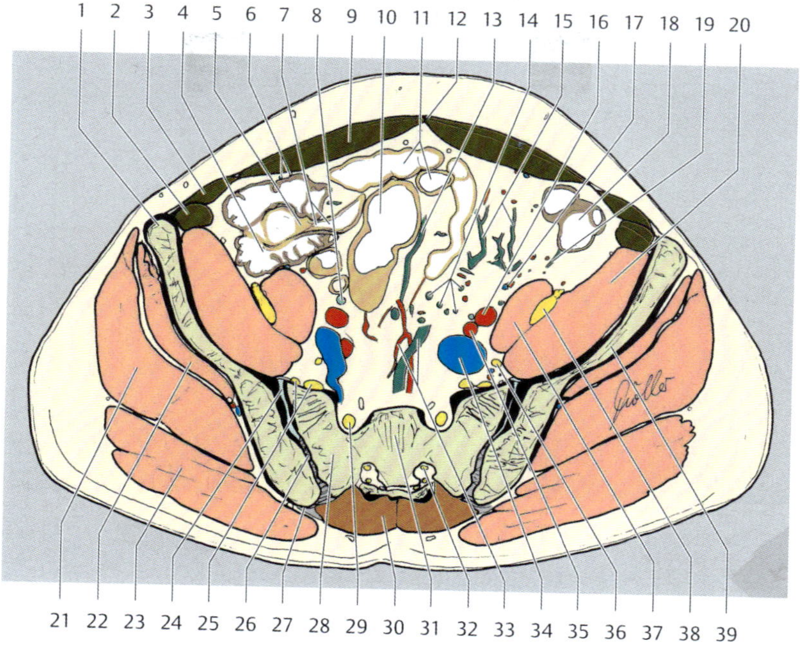

1 髂前上棘
2 腹横肌
3 腹外斜肌
4 盲肠
5 回肠入口
6 腹壁下动、静脉
7 回肠末端
8 右输尿管
9 腹直肌
10 乙状结肠
11 回肠
12 白线
13 回结肠静脉
14 乙状结肠动、静脉
15 空回肠动、静脉
16 髂外动脉
17 左睾丸动、静脉
18 降结肠
19 左结肠静脉
20 髂肌
21 臀中肌
22 臀小肌
23 臀大肌
24 骶髂关节(关节间隙)
25 骶丛
26 骶髂关节(韧带连接)
27 髂后嵴
28 骶骨(侧块)
29 骶前孔内的第1骶神经
30 多裂肌(竖脊肌内侧束)
31 骶骨基底部
32 骶管内的第2骶神经根
33 直肠上动、静脉
34 髂总静脉(汇合部)
35 左髂内动脉
36 闭孔神经
37 腰大肌
38 股神经
39 髂骨翼

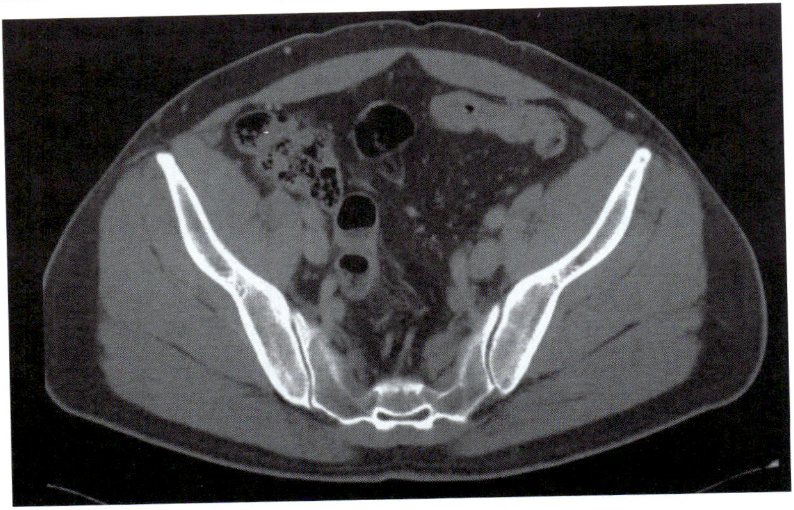

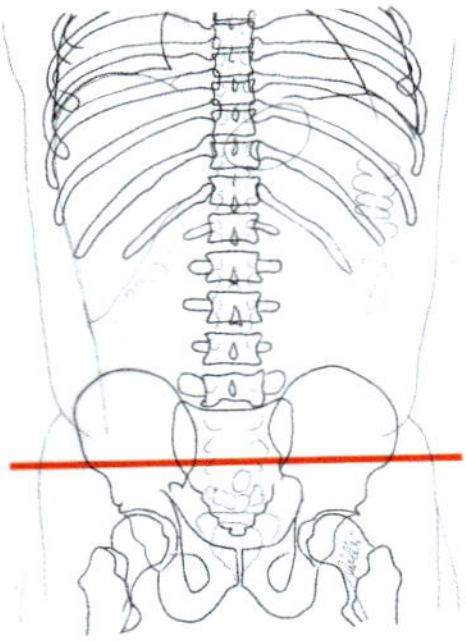

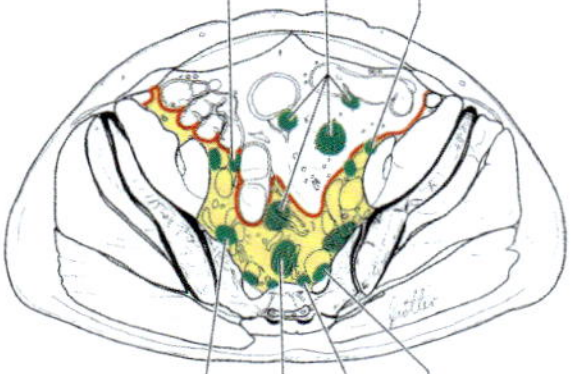

● =淋巴结(见封底内页)

—— =腹膜

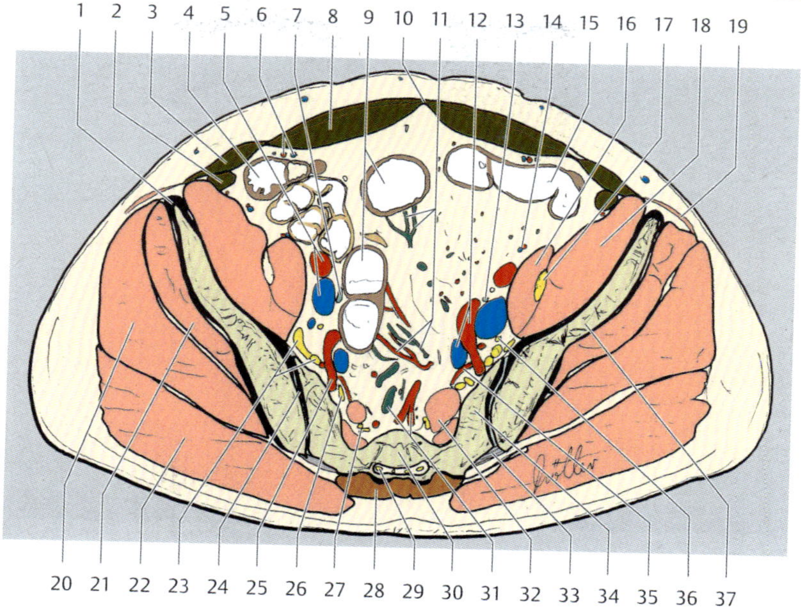

1 髂前上棘
2 腹横肌
3 腹外斜肌
4 盲肠
5 髂外动、静脉
6 腹壁下动、静脉
7 右输尿管
8 腹直肌
9 乙状结肠
10 白线
11 乙状结肠动、静脉
12 髂内动、静脉(前主支)
13 左输尿管
14 左睾丸动、静脉
15 降结肠
16 腰大肌
17 股神经
18 髂肌
19 阔筋膜张肌
20 臀中肌
21 臀小肌
22 臀大肌
23 骶丛
24 骶髂关节
25 髂内动、静脉(后主支)
26 第1骶神经
27 第2骶神经
28 多裂肌(竖脊肌内侧束)
29 骶管内的第3骶神经
30 骶骨基底部
31 直肠上动、静脉
32 梨状肌
33 骶髂背侧韧带
34 骶骨侧块
35 髂外动脉
36 闭孔神经
37 髂骨翼

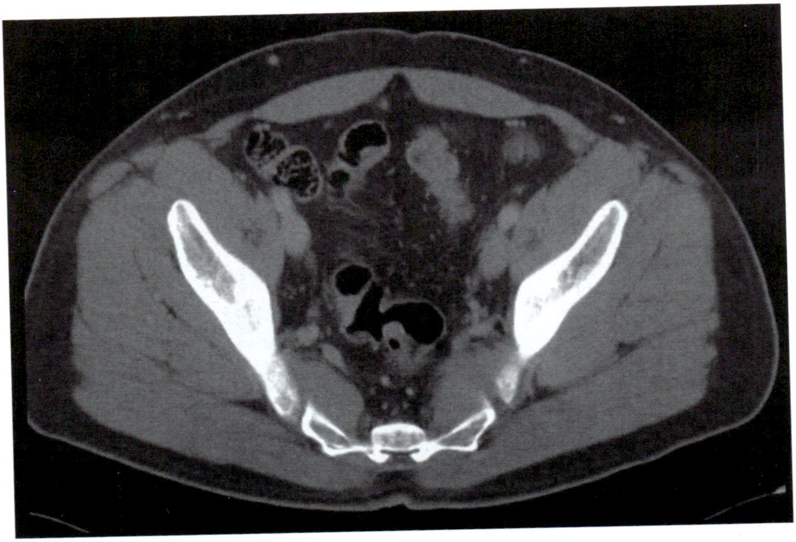

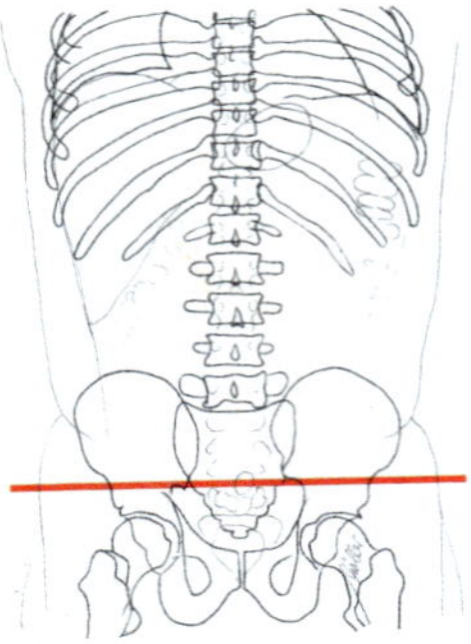

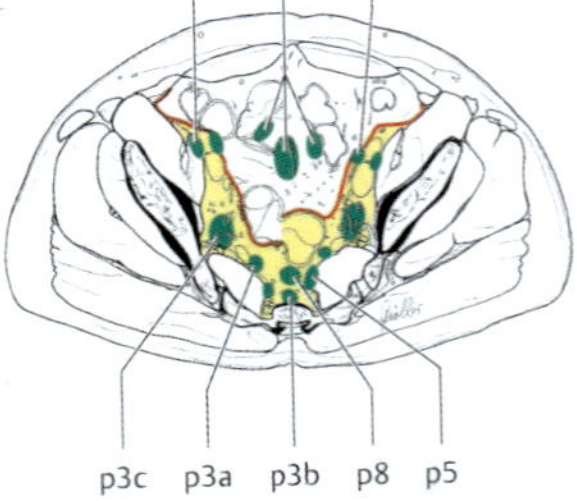

● =淋巴结（见封底内页）

—— =腹膜

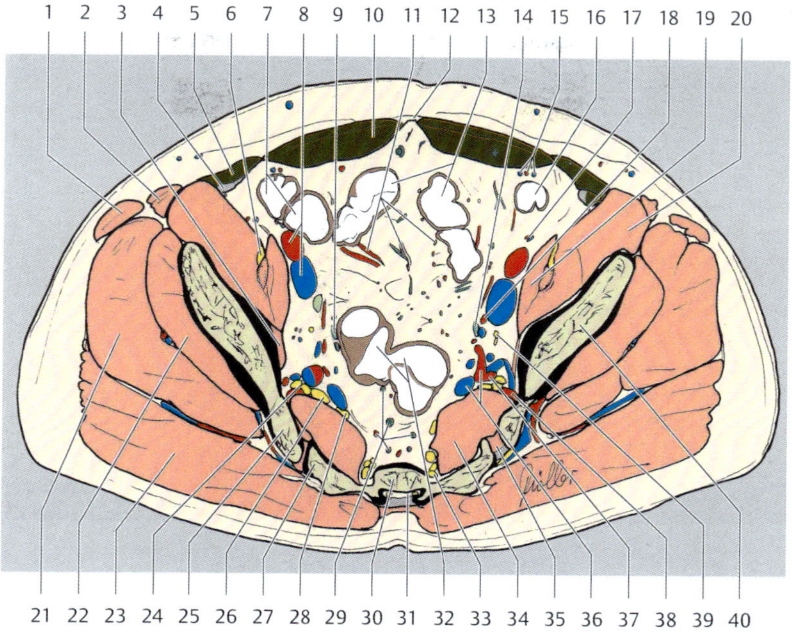

1 阔筋膜张肌
2 缝匠肌
3 闭孔内肌
4 腹横肌
5 腹外斜肌
6 股神经
7 盲肠
8 髂外动、静脉
9 右输尿管
10 腹直肌
11 乙状结肠动、静脉
12 白线
13 乙状结肠
14 左输尿管
15 腹壁下动、静脉
16 降结肠
17 左睾丸动、静脉
18 膀胱上动、静脉
19 腰大肌
20 髂肌
21 臀中肌
22 臀小肌
23 臀大肌
24 骶丛(L4和L5神经)
25 髂后下棘
26 骶丛(S1神经)
27 骶骨侧块
28 骶丛(S2神经)
29 直肠上动、静脉
30 骶骨基底部
31 骶管内的第4骶神经
32 直肠
33 第3骶神经
34 梨状肌
35 闭孔上缘
36 髂内动、静脉后主支
37 闭孔动脉(起始段)
38 臀上动、静脉和神经
39 闭孔神经
40 髂骨翼

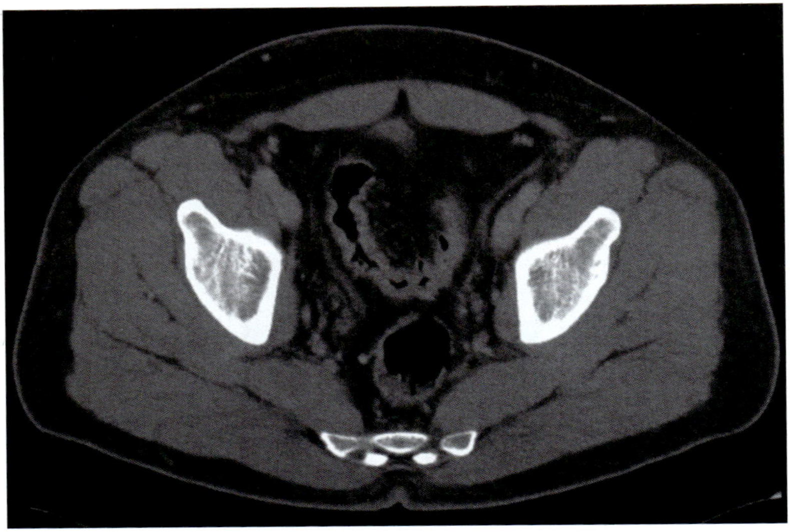

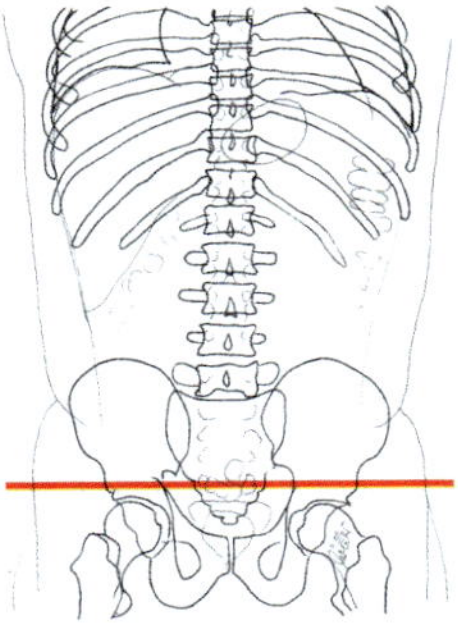

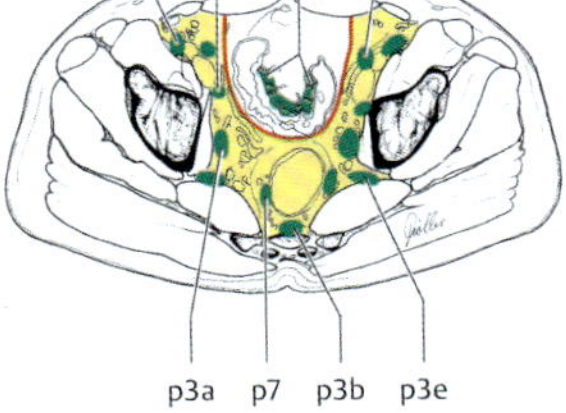

● =淋巴结(见封底内页)

—— =腹膜

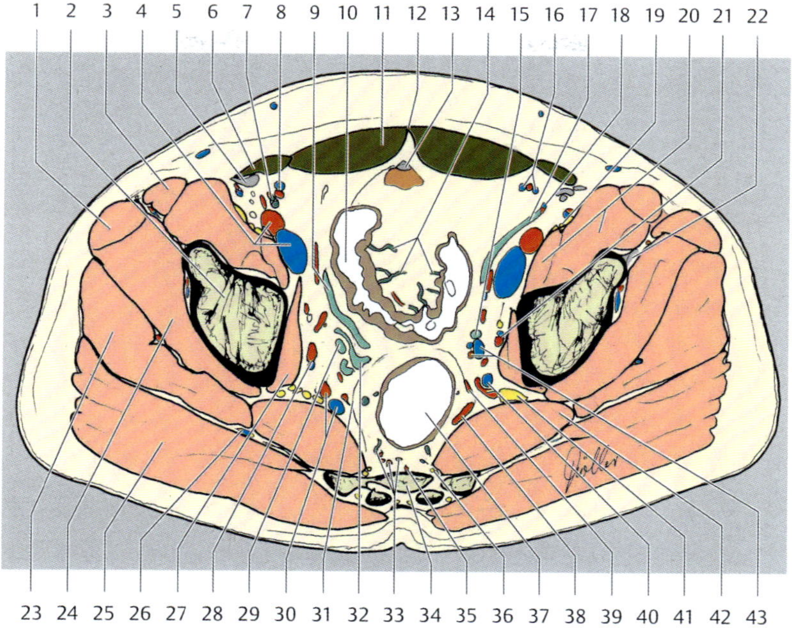

1 阔筋膜张肌
2 髋臼盖
3 缝匠肌
4 髂外动、静脉
5 腹股沟韧带
6 腹外斜肌腱膜
7 输精管与右睾丸动、静脉
8 右腹壁下动、静脉
9 右输精管
10 乙状结肠
11 腹直肌
12 白线
13 膀胱顶和脐中韧带
14 乙状结肠动、静脉
15 左输尿管
16 左腹壁下动、静脉
17 左输精管
18 左睾丸动、静脉
19 股神经
20 髂腰肌
21 闭孔动、静脉和神经
22 股直肌(肌腱部)
23 臀中肌
24 臀小肌
25 臀大肌
26 臀上动、静脉和神经
27 闭孔内肌
28 闭孔动脉
29 左输尿管
30 髂内动、静脉(后主支)
31 直肠系膜筋膜
32 精囊腺
33 直肠上动、静脉
34 骶骨基底部
35 骶中动脉
36 位于骶前孔的第4骶神经
37 直肠
38 阴部内动脉
39 直肠中动脉
40 左臀下动、静脉
41 坐骨神经
42 梨状肌
43 左膀胱下动、静脉

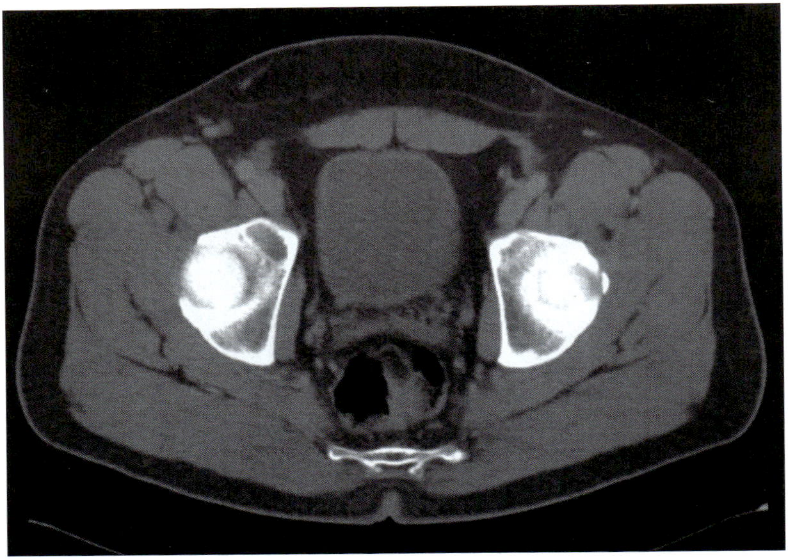

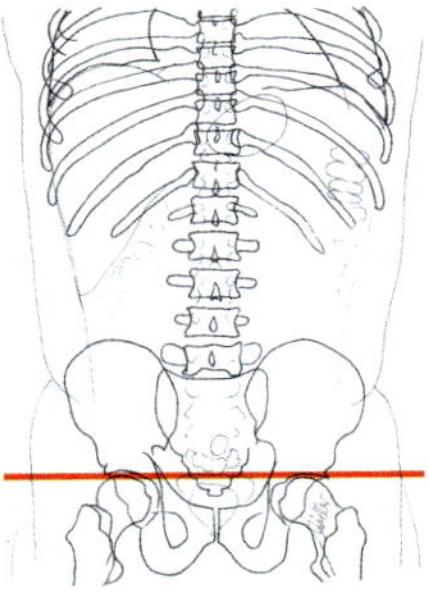

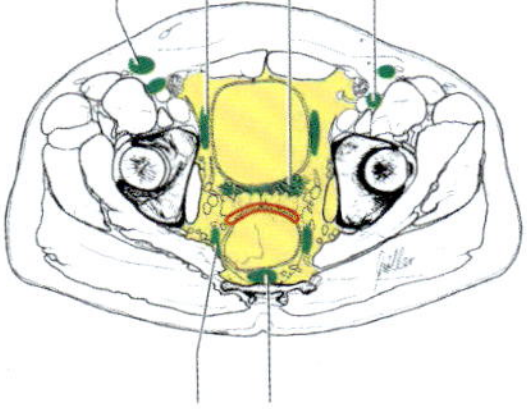

● =淋巴结(见封底内页)

—— =腹膜

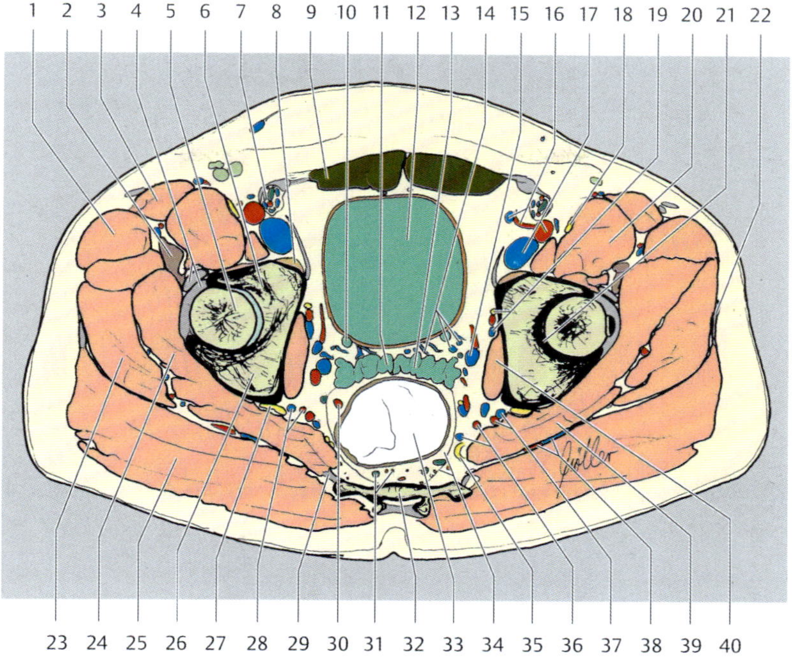

1 阔筋膜张肌
2 股直肌(肌腱)
3 缝匠肌
4 髂股韧带
5 股骨头
6 髂骨(髋臼)
7 精索及深环内的腹股沟韧带
8 耻骨肌
9 腹直肌
10 右输尿管(入口)
11 输精管(壶腹)
12 膀胱
13 精囊腺
14 精囊静脉丛
15 左膀胱下动、静脉
16 左腹壁下动、静脉
17 股动、静脉
18 股神经
19 闭孔动、静脉和神经
20 髂腰肌
21 髋关节
22 髂胫束
23 臀中肌
24 臀小肌
25 臀大肌
26 髂骨(髋臼后柱)
27 坐骨神经
28 右臀下动、静脉
29 棘上韧带与骶结节韧带
30 直肠中动脉
31 直肠上动、静脉(分支)
32 骶骨基底部
33 直肠
34 直肠系膜筋膜与系膜脂肪
35 阴部神经
36 阴部内动、静脉
37 左臀下动、静脉
38 左臀上动、静脉
39 梨状肌
40 闭孔内肌

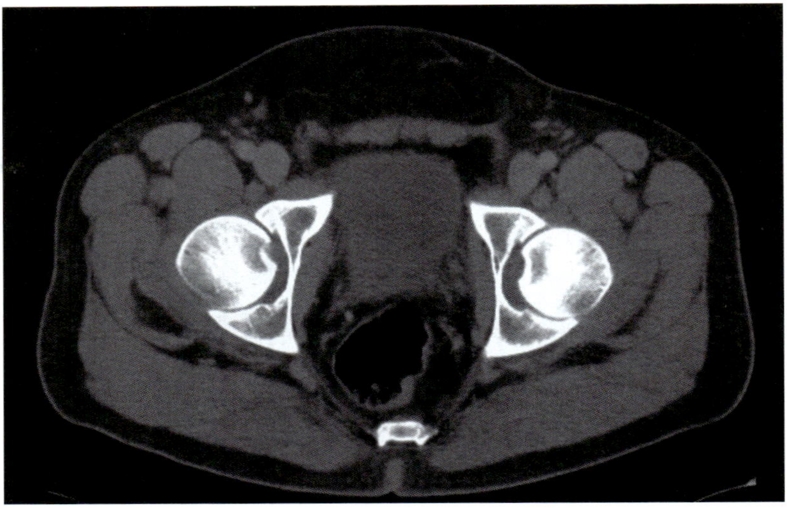

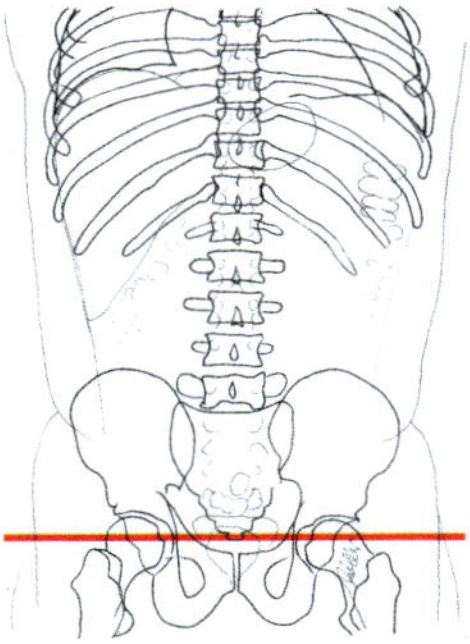

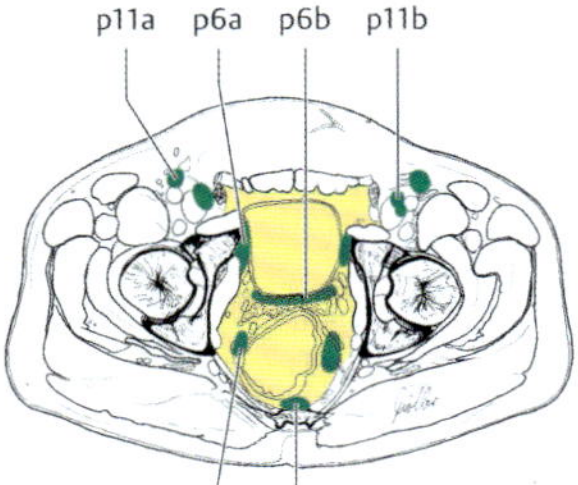

● =淋巴结(见封底内页)

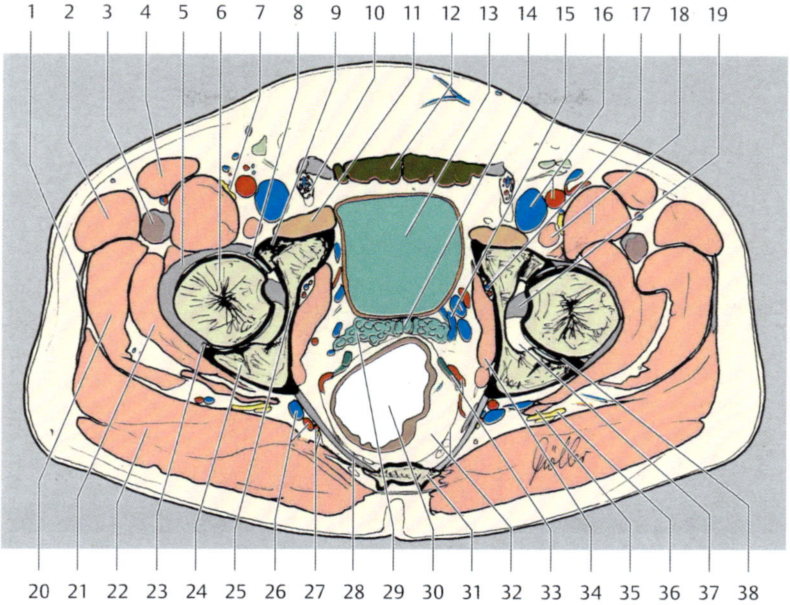

1 髂胫束
2 阔筋膜张肌
3 股直肌(肌腱)
4 缝匠肌
5 髂股韧带
6 股骨头
7 股神经
8 前盂唇
9 髂骨(前关节柱)
10 精索
11 耻骨肌
12 腹直肌
13 膀胱
14 输精管(壶腹)
15 膀胱静脉丛
16 股动、静脉
17 闭孔动、静脉和神经
18 髂腰肌
19 股骨头韧带
20 臀中肌
21 臀小肌
22 臀大肌
23 后盂唇
24 髂骨(后关节柱)
25 髂骨(髋臼)
26 右臀下动、静脉
27 阴部内动、静脉和神经
28 骶结节韧带
29 精囊腺
30 直肠
31 骶骨基底部
32 直肠系膜筋膜与系膜脂肪
33 直肠中动、静脉
34 闭孔内肌
35 梨状肌
36 坐骨神经
37 髋臼窝
38 髋关节

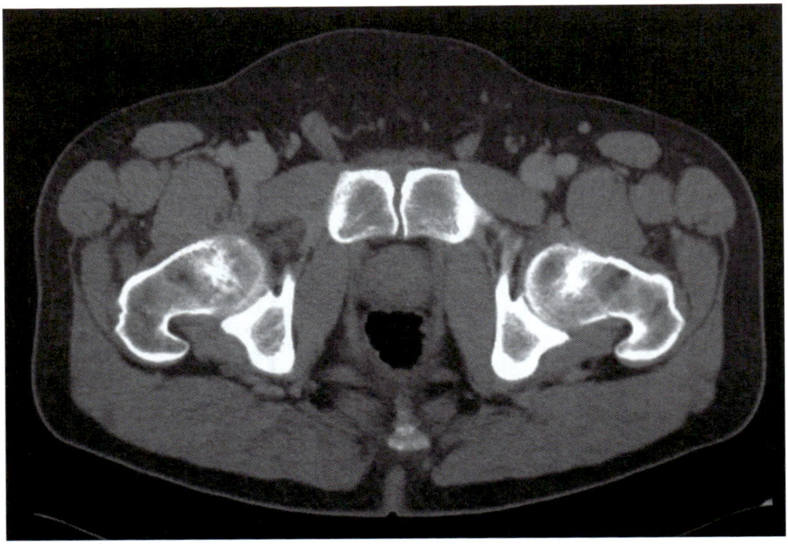

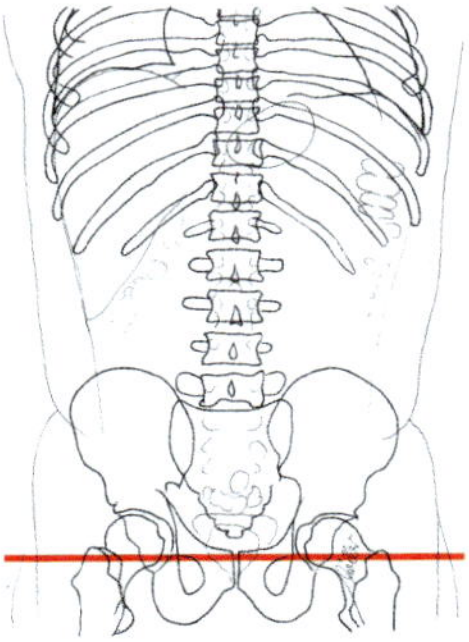

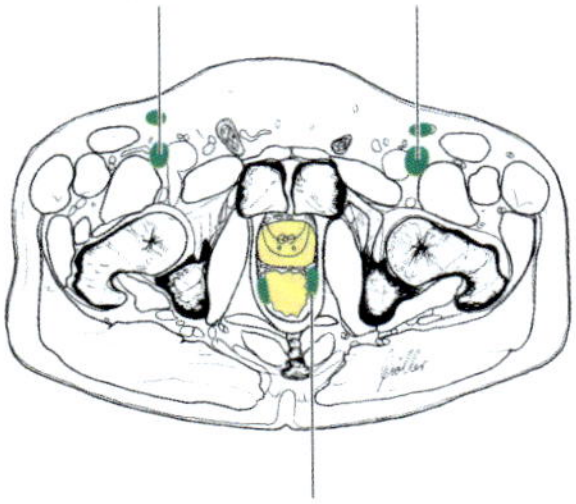

● =淋巴结(见封底内页)

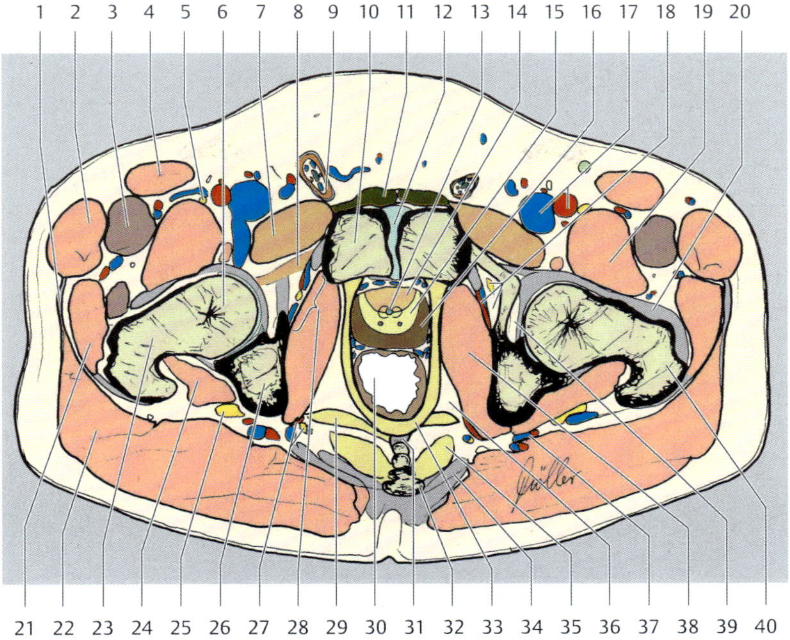

1 髂胫束
2 阔筋膜张肌
3 股直肌
4 缝匠肌
5 股神经
6 股骨头
7 耻骨肌
8 闭孔外肌
9 精索
10 耻骨
11 腹直肌
12 耻骨联合
13 尿道(前列腺部)
14 前列腺(前纤维肌质)
15 前列腺(中央带)
16 前列腺(外周带)
17 股动、静脉
18 闭孔动、静脉和神经
19 髂腰肌
20 髂股韧带
21 臀中肌
22 臀大肌
23 股骨颈
24 股方肌
25 坐骨神经
26 坐骨
27 阴部内动、静脉与神经
28 闭孔
29 肛提肌(髂尾肌)
30 直肠
31 肛尾韧带
32 尾骨
33 肛提肌(耻尾肌,耻骨直肠肌)
34 骶结节韧带
35 尾骨肌
36 坐骨直肠窝
37 臀下动、静脉
38 闭孔内肌
39 髋臼窝
40 股骨(大转子)

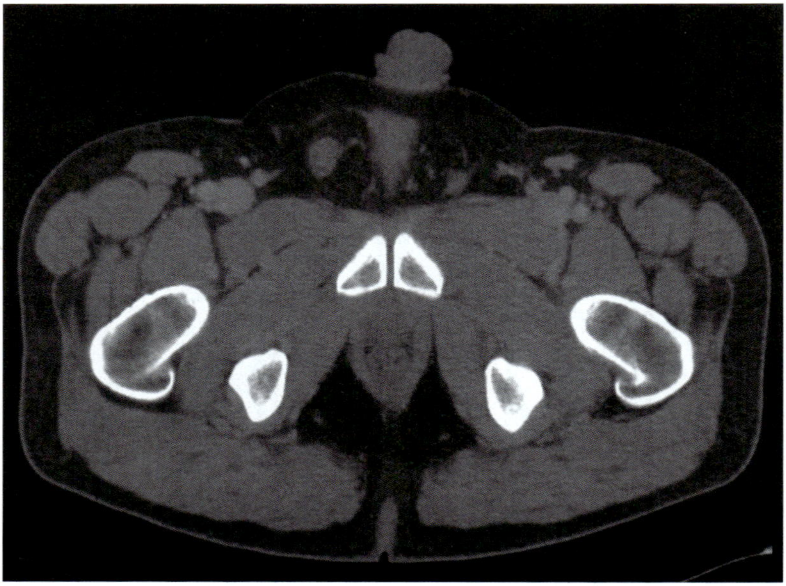

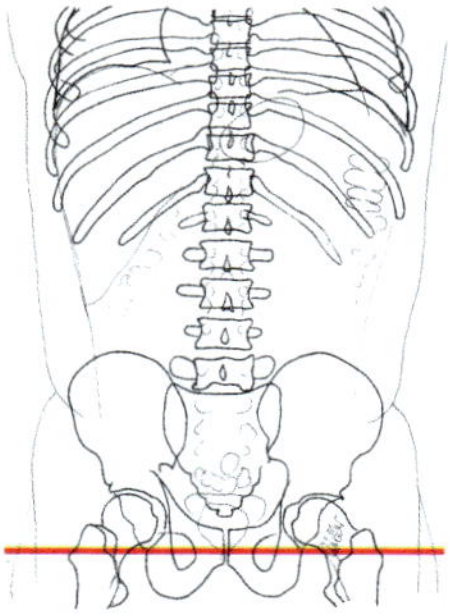

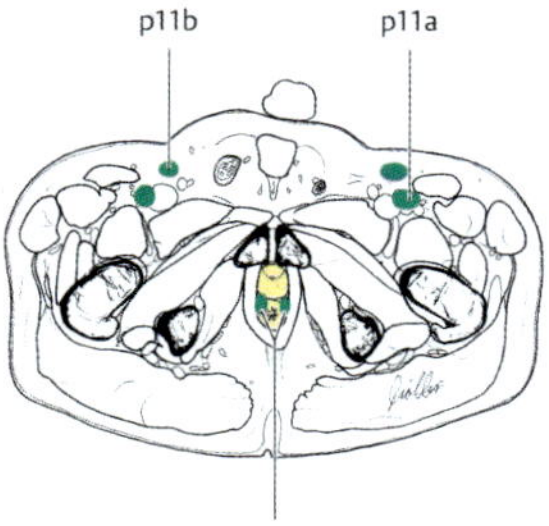

● =淋巴结(见封底内页)

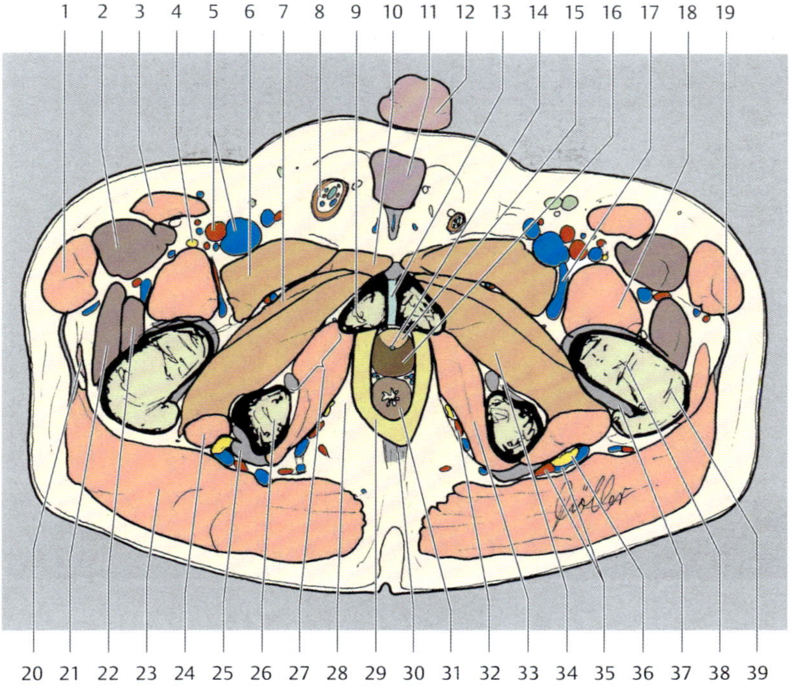

1 阔筋膜张肌
2 股直肌
3 缝匠肌
4 股神经
5 股动、静脉
6 耻骨肌
7 短收肌
8 精索
9 耻骨
10 长收肌
11 海绵体
12 阴茎头
13 耻骨联合
14 尿道(前列腺部)
15 前列腺（前纤维肌质）
16 前列腺(外周带)
17 股内旋静脉
18 髂腰肌
19 髂胫束
20 臀中肌
21 股外侧肌
22 股中间肌
23 臀大肌
24 股方肌
25 腘绳肌腱附着点
26 坐骨结节
27 闭孔
28 坐骨直肠窝
29 肛提肌
30 肛尾韧带
31 肛门
32 闭孔内动、静脉与神经
33 闭孔内肌
34 闭孔外肌
35 臀下动、静脉
36 坐骨神经
37 髂股韧带
38 股骨颈
39 股骨(大转子)

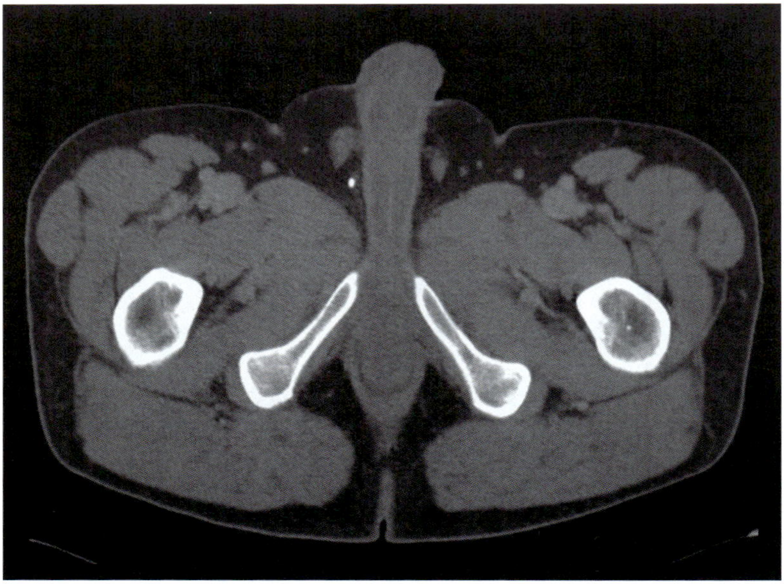

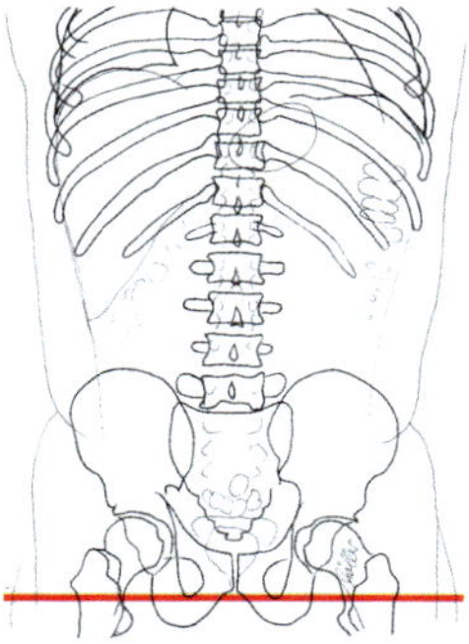

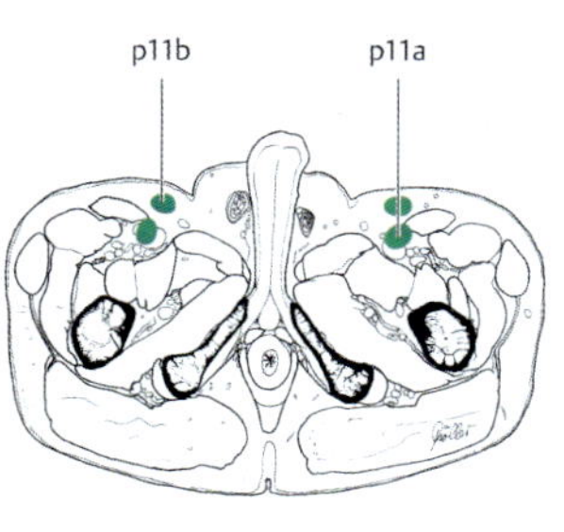

● =淋巴结(见封底内页)

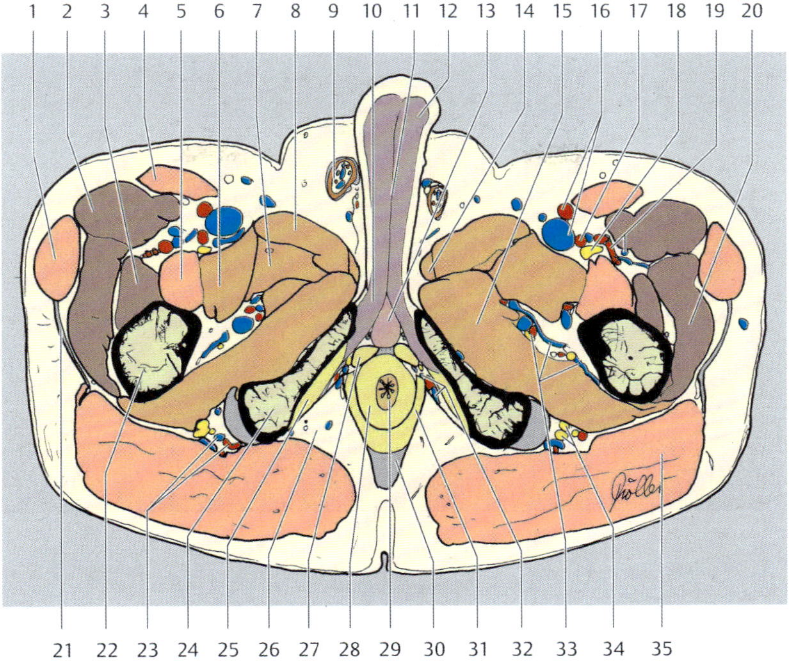

1 阔筋膜张肌
2 股直肌
3 股中间肌
4 缝匠肌
5 髂腰肌
6 耻骨肌
7 短收肌
8 长收肌
9 精索
10 阴茎脚(海绵体)
11 阴茎隔
12 阴茎海绵体
13 阴茎壶腹(尿道海绵体)
14 股薄肌
15 大收肌
16 股动、静脉
17 股深动脉
18 股神经
19 旋股外侧动、静脉
20 股外侧肌
21 髂胫束
22 股骨干
23 臀下动、静脉
24 坐骨结节
25 坐骨海绵体肌
26 坐骨肛门窝
27 会阴浅横肌
28 肛门外括约肌
29 肛门
30 肛尾韧带
31 肛提肌
32 阴部内动、静脉与神经
33 旋股内侧动、静脉(升支、降支与深支)
34 坐骨神经
35 臀大肌

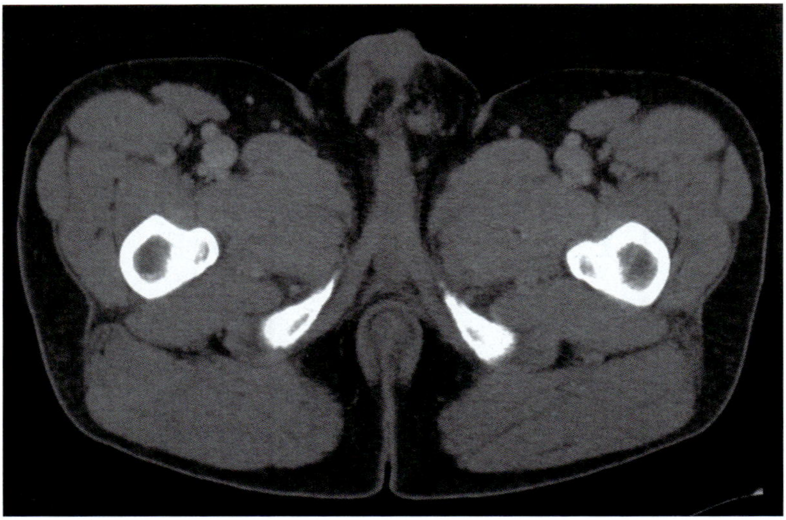

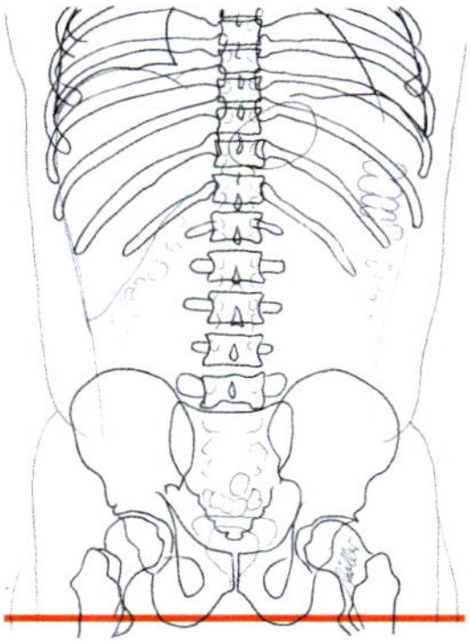

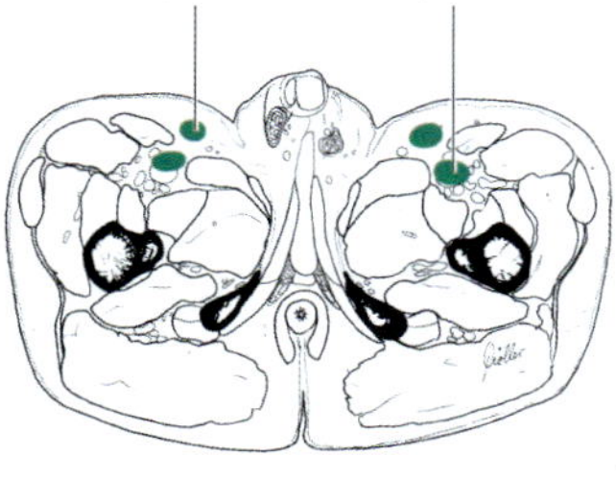

● =淋巴结(见封底内页)

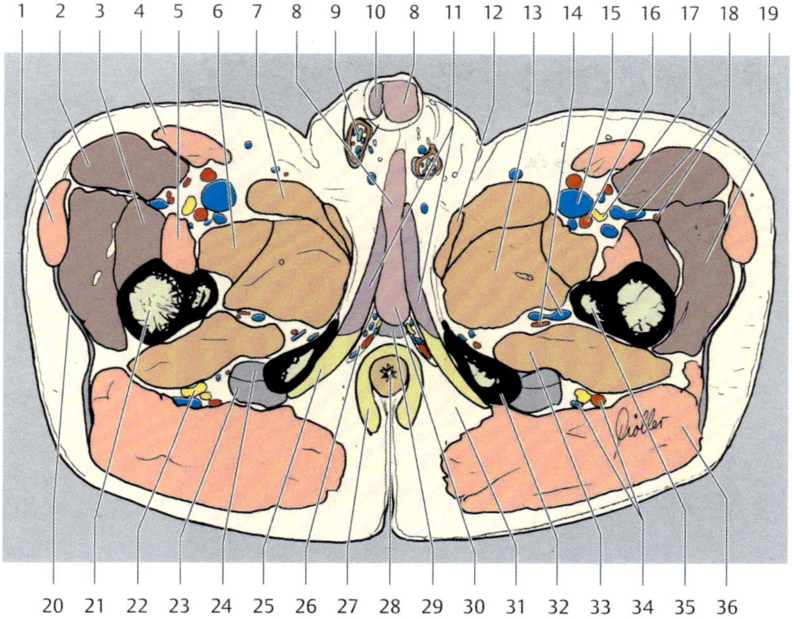

1 阔筋膜张肌
2 股直肌
3 股中间肌
4 缝匠肌
5 髂腰肌
6 耻骨肌
7 长收肌
8 尿道海绵体
9 精索
10 海绵体
11 阴茎脚(海绵体)
12 股薄肌
13 短收肌
14 旋股内侧动、静脉
15 股动、静脉
16 股深动脉
17 股神经
18 旋股外侧动、静脉
19 股外侧肌
20 髂胫束
21 股骨
22 坐骨神经
23 股二头肌起始部（长头)与半腱肌
24 半膜肌
25 坐骨海绵体肌
26 阴部血管
27 肛门外括约肌
28 肛门
29 会阴体
30 阴茎壶腹
31 坐骨肛门窝
32 坐骨结节
33 大收肌
34 臀下动、静脉
35 小转子
36 臀大肌

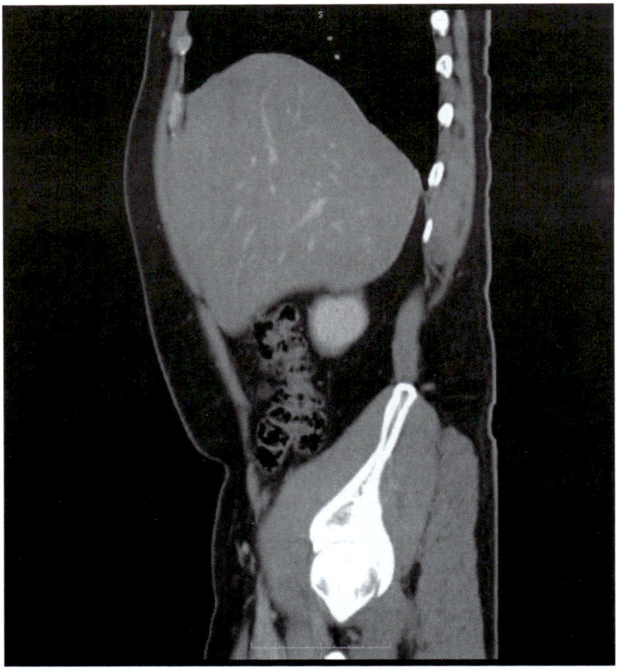

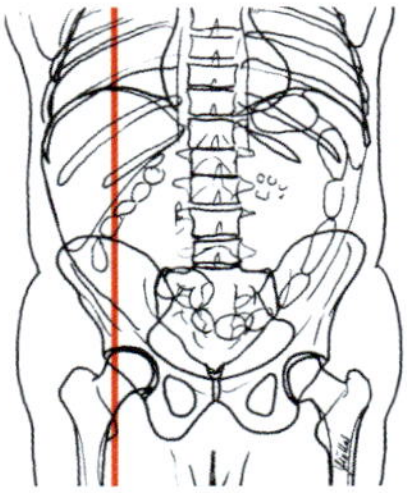

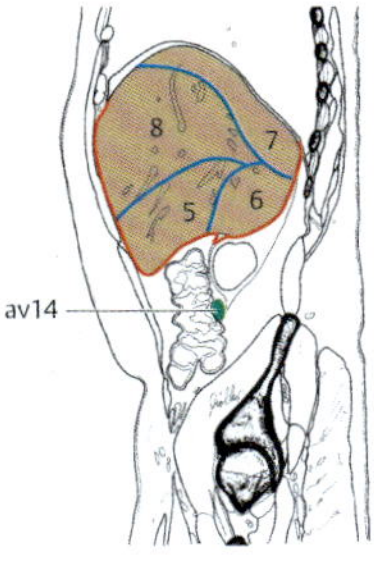

● =淋巴结(见封底内页)

=肝段分界

=腹膜

肝脏分段(见封底内页)

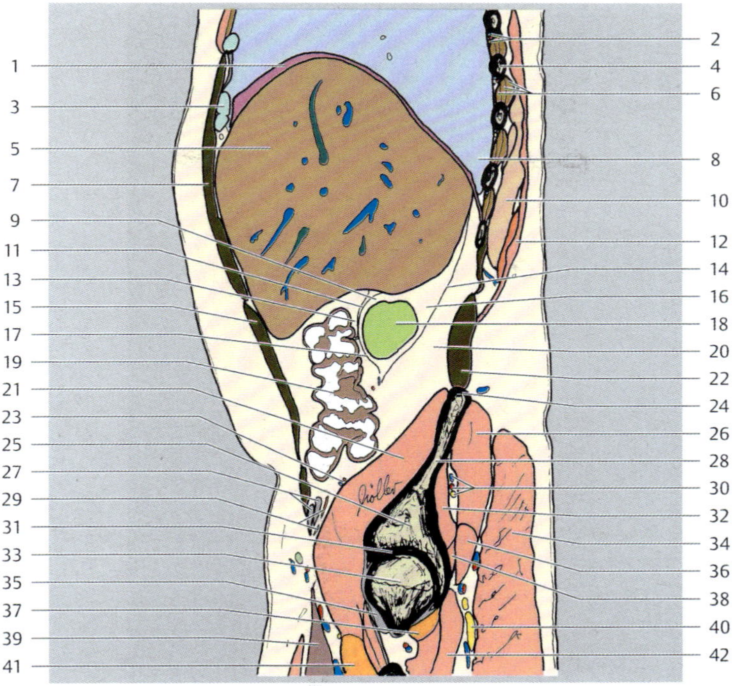

1　膈肌
2　肋间动、静脉与肋神经
3　第5肋软骨
4　第9肋
5　肝右叶
6　肋间外肌、内肌与最内肌
7　腹直肌
8　肋膈隐窝
9　肾周前间隙
10　竖脊肌外侧束
11　肾旁前间隙
12　背阔肌
13　肝肾隐窝
14　肾后筋膜
15　腹外斜肌腱膜
16　肾周后间隙
17　肾前筋膜
18　右肾
19　升结肠
20　肾旁后间隙
21　髂腰肌
22　腰方肌
23　旋髂深动、静脉
24　髂嵴
25　髋臼盖
26　臀中肌
27　腹股沟韧带
28　髂骨
29　睾丸血管
30　臀上动、静脉与神经
31　髋关节
32　臀小肌
33　股骨头
34　臀大肌
35　髋关节囊
36　闭孔内肌
37　闭孔外肌
38　梨状肌
39　股内侧肌
40　坐骨神经
41　耻骨肌
42　股方肌

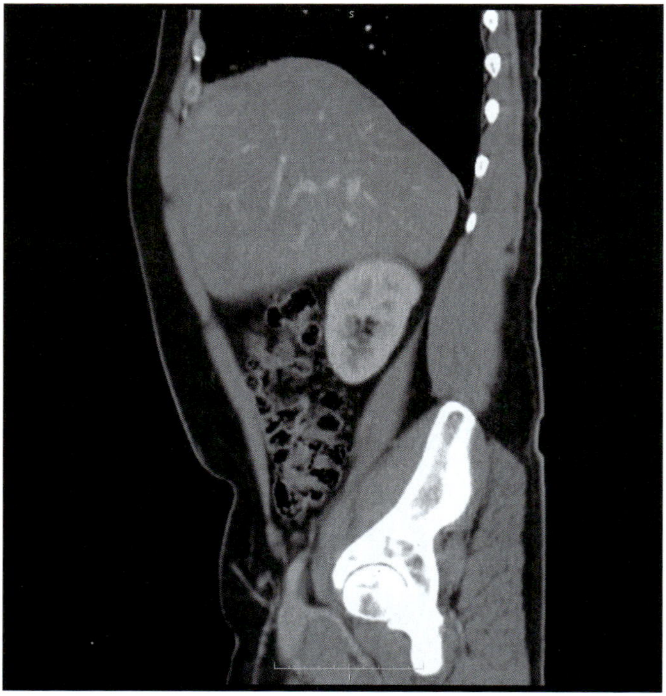

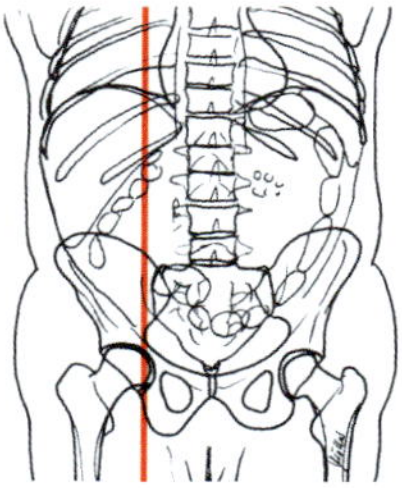

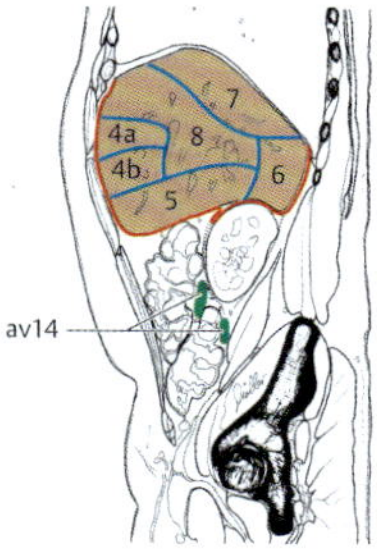

1 右肺
2 第9肋
3 膈肌
4 肋间动、静脉与肋神经
5 第5肋软骨
6 背阔肌
7 肝右叶
8 肋间外肌、内肌与最内肌
9 腹直肌 ►

● =淋巴结(见封底内页)
—— =肝段分界
—— =腹膜
肝脏分段(见封底内页)

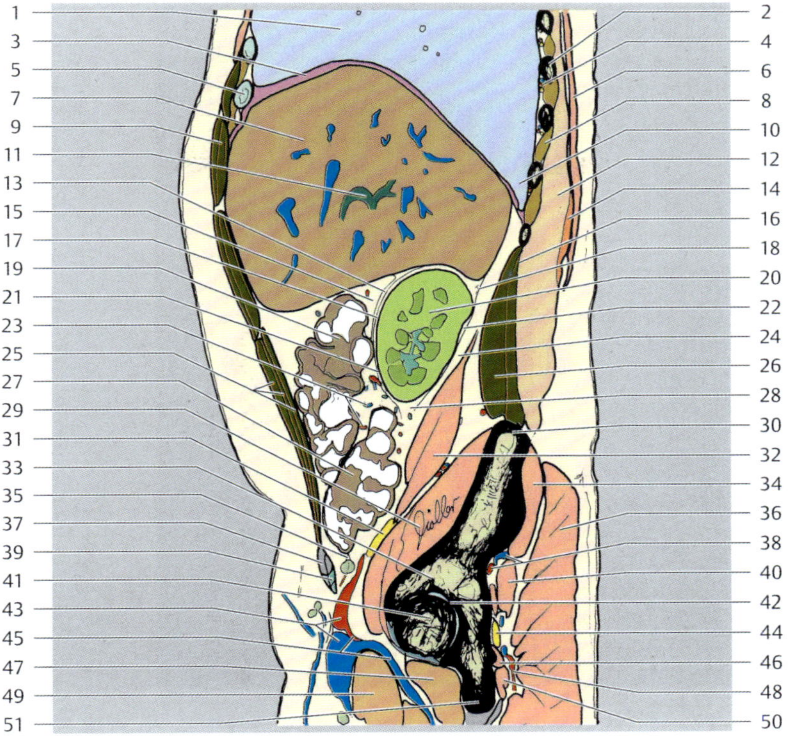

10 肋膈隐窝
11 门静脉
12 竖脊肌外侧束
13 肾旁前间隙
14 下后锯肌
15 肝肾隐窝
16 胸腰筋膜
17 肾周前间隙
18 肾后筋膜
19 升结肠
20 右肾
21 肾前筋膜
22 肾周后间隙
23 右结肠动、静脉
24 肾旁后间隙
25 腹内、外斜肌与腹横肌
26 腰方肌
27 盲肠
28 肾下腹膜后间隙
29 髂肌
30 髂嵴
31 股神经
32 腰大肌
33 髋臼盖
34 臀中肌
35 阑尾
36 臀大肌
37 腹股沟韧带
38 臀上动、静脉与神经
39 精索(与输精管)
40 梨状肌
41 股骨头
42 髋关节
43 股动、静脉
44 坐骨神经
45 旋股外侧动、静脉
46 上孖肌
47 闭孔外肌
48 臀下动脉
49 耻骨肌
50 闭孔内肌
51 髂骨

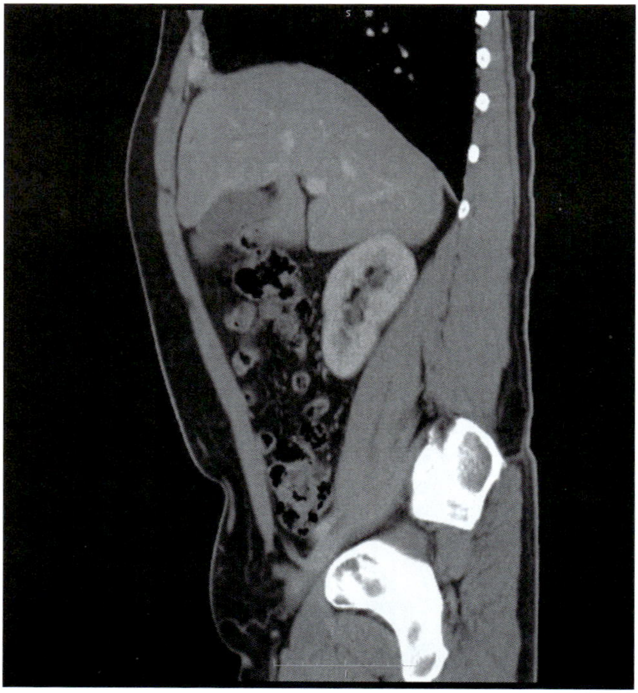

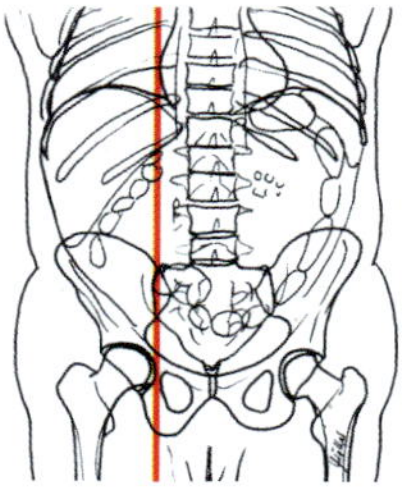

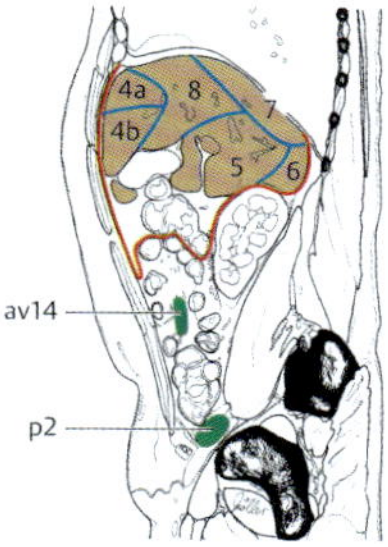

1　右肺
2　背阔肌
3　第4肋软骨
4　肋间外肌、内肌与最内肌
5　膈肌
6　肋间动、静脉和肋神经
7　肝右叶
8　竖脊肌外侧束　▶

● =淋巴结(见封底内页)
—— =肝段分界
—— =腹膜
肝脏分段(见封底内页)

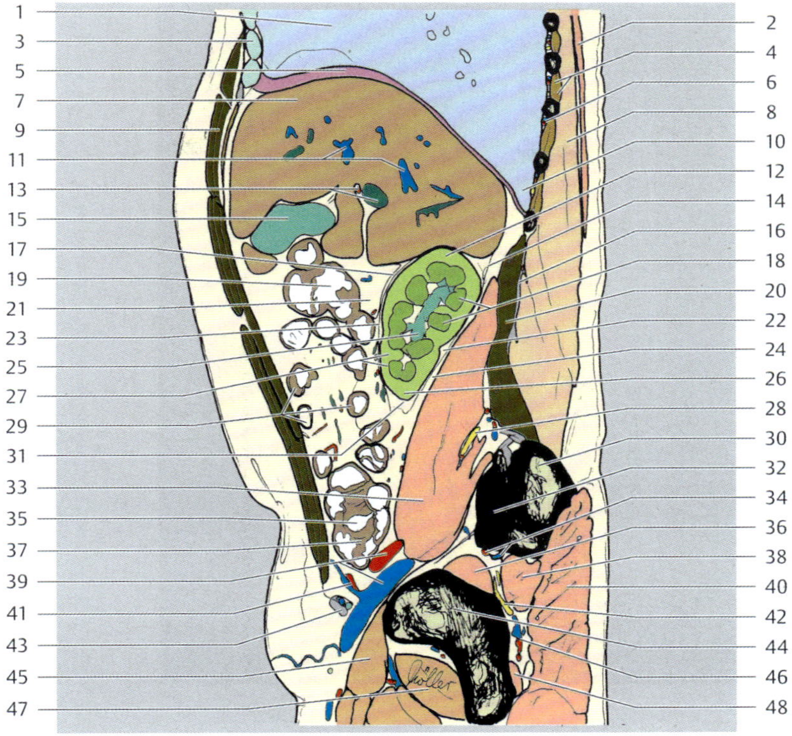

9 腹直肌
10 肋膈隐窝
11 肝静脉
12 肾上极
13 门静脉与肝动脉
14 肾后筋膜
15 胆囊
16 胸腰筋膜
17 肾旁前间隙
18 右肾(肾锥体)
19 结肠(肝曲)
20 腰方肌
21 肝肾隐窝
22 肾周后间隙
23 肾前筋膜
24 肾旁后间隙
25 右肾(肾盏)
26 肾下极
27 右肾(皮质)
28 股神经
29 升结肠
30 骶骨
31 肾下腹膜后间隙
32 髂骨
33 髂腰肌
34 臀上动、静脉
35 回肠入口
36 闭孔内肌
37 盲肠
38 梨状肌
39 髂外动、静脉
40 臀大肌
41 腹壁下动、静脉
42 坐骨神经
43 精索
44 坐骨
45 耻骨肌
46 臀下动、静脉
47 闭孔外肌
48 闭孔内肌与上孖肌

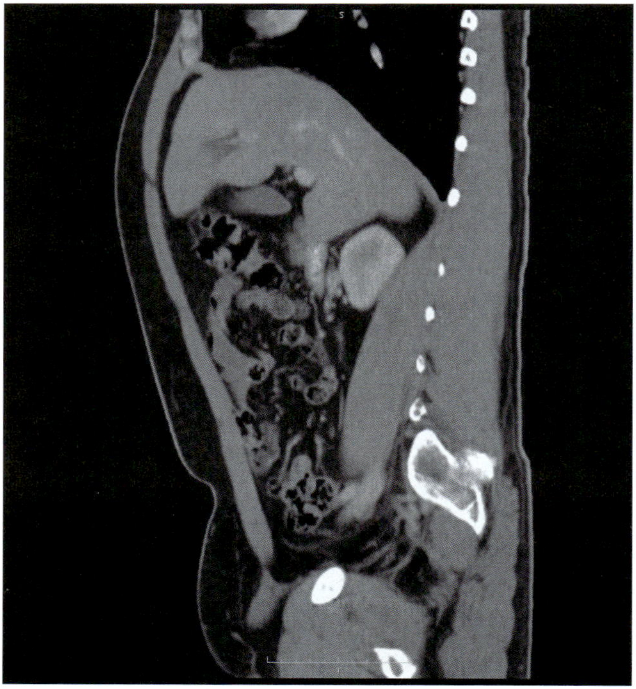

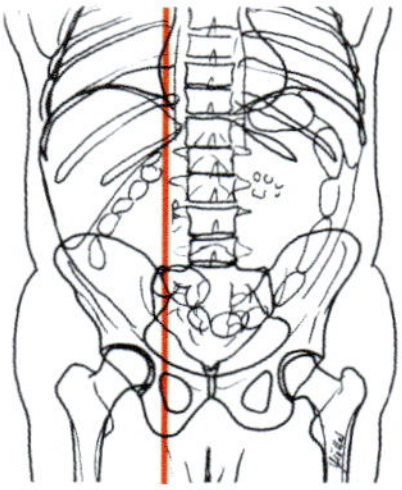

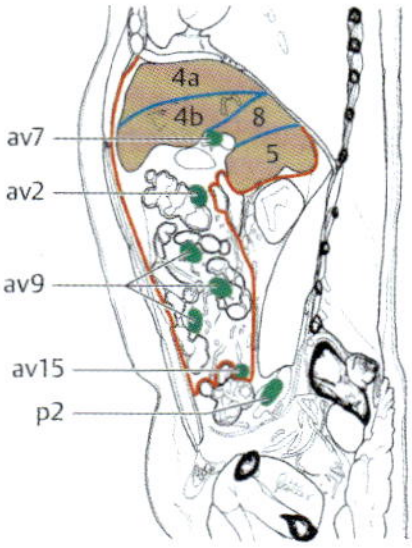

1　右肺
2　肋间内、外肌、最内肌
3　第5肋软骨
4　肋间动、静脉与肋神经
5　膈肌
6　竖脊肌外侧束　▶

● =淋巴结(见封底内页)

—— =肝段分界

—— =腹膜

肝脏分段(见封底内页)

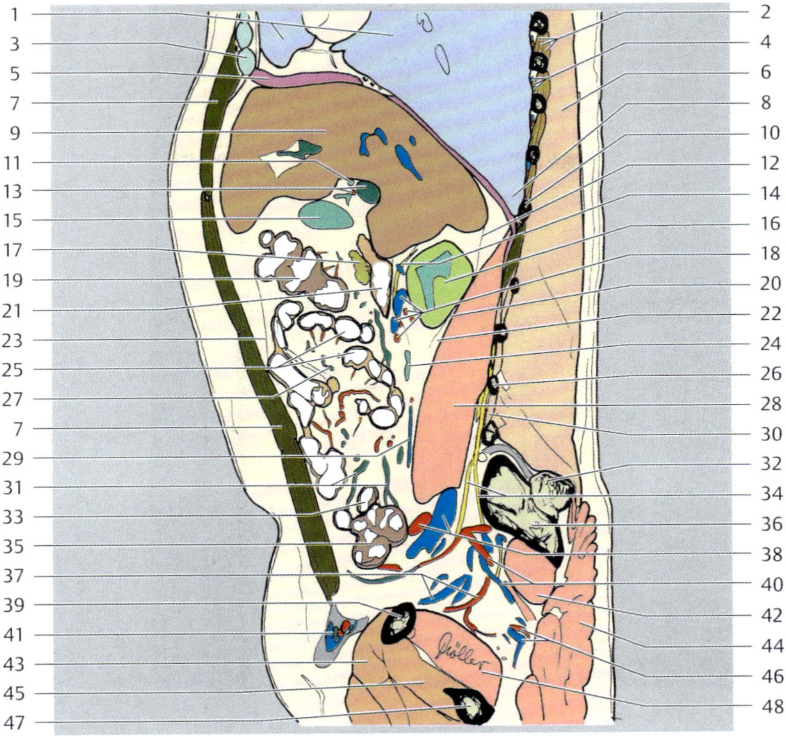

7 腹直肌
8 肋膈隐窝
9 肝右叶
10 第12肋
11 肝管
12 肾后筋膜
13 门静脉与肝动脉
14 肾上腺
15 胆囊
16 右肾
17 胰腺
18 右肾动、静脉
19 横结肠
20 肾周后间隙
21 十二指肠(降部)
22 肾旁后间隙
23 大网膜
24 输尿管
25 回肠
26 肋突
27 空回肠动、静脉
28 腰大肌
29 睾丸血管
30 竖脊肌（横突间肌）
31 盲肠静脉
32 骶骨
33 回肠末端
34 骶丛
35 盲肠
36 髂骨
37 右膀胱下动、静脉
38 髂外动、静脉
39 耻骨
40 臀下动、静脉
41 腹股沟管(精索)
42 梨状肌
43 耻骨肌
44 臀大肌
45 闭孔外肌
46 直肠中动、静脉
47 坐骨支
48 闭孔内肌

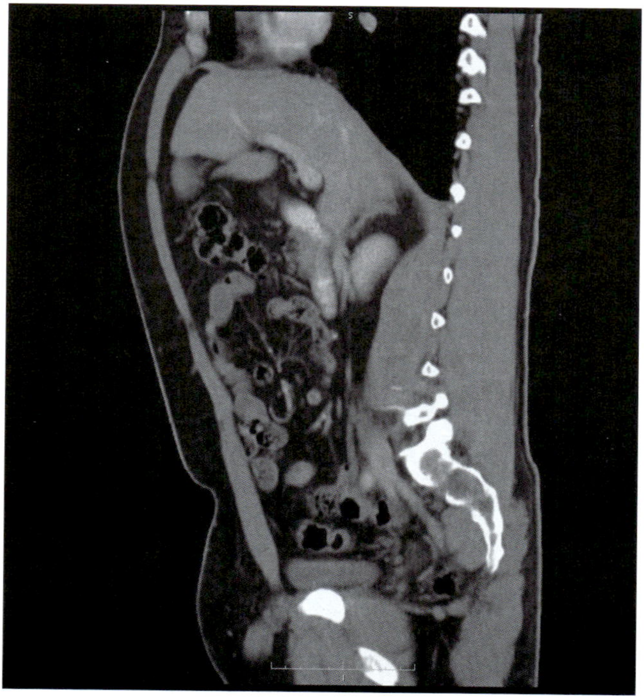

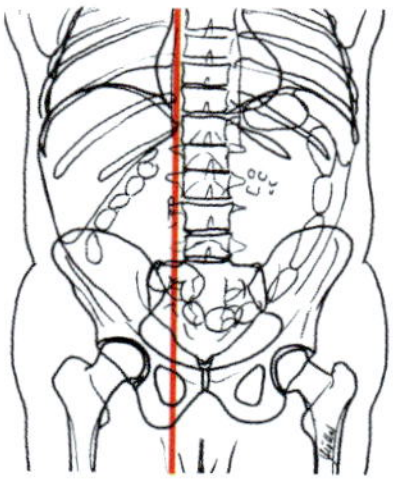

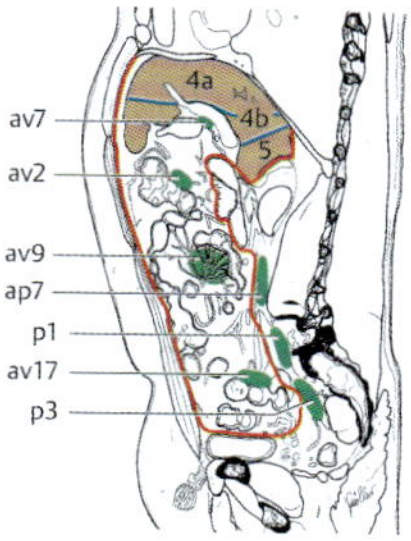

1　第4肋软骨
2　背阔肌
3　膈肌
4　肋间内、外肌、最内肌
5　腹直肌
6　第9肋
7　肝右叶
8　肋间动、静脉与肋神经
9　左门静脉中间支　▶

● =淋巴结（见封底内页）
—— =肝段分界
—— =腹膜
肝脏分段（见封底内页）

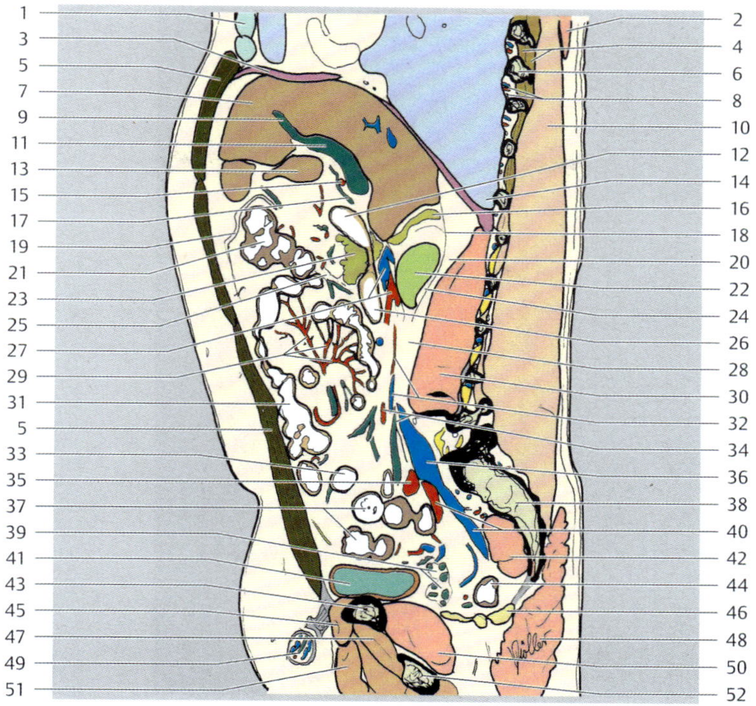

10 竖脊肌外侧束
11 左门静脉
12 十二指肠上部
13 肝方叶
14 肋膈隐窝
15 肝固有动脉
16 肾上腺
17 胆管
18 肾后筋膜
19 大网膜
20 肾旁后间隙
21 横结肠
22 右肾
23 胰腺
24 肾周后间隙
25 横结肠系膜
26 十二指肠水平部
27 右肾动、静脉
28 肾下腹膜后间隙
29 空回肠动、静脉
30 腰大肌
31 回肠
32 睾丸动、静脉
33 回肠末端
34 肠系膜下动、静脉
35 髂外动脉
36 髂总静脉
37 乙状结肠
38 骶骨
39 精囊腺
40 髂内动、静脉
41 膀胱
42 梨状肌
43 耻骨
44 直肠
45 耻骨肌
46 肛提肌
47 闭孔外肌
48 臀大肌
49 精索
50 闭孔内肌
51 长收肌
52 坐骨支

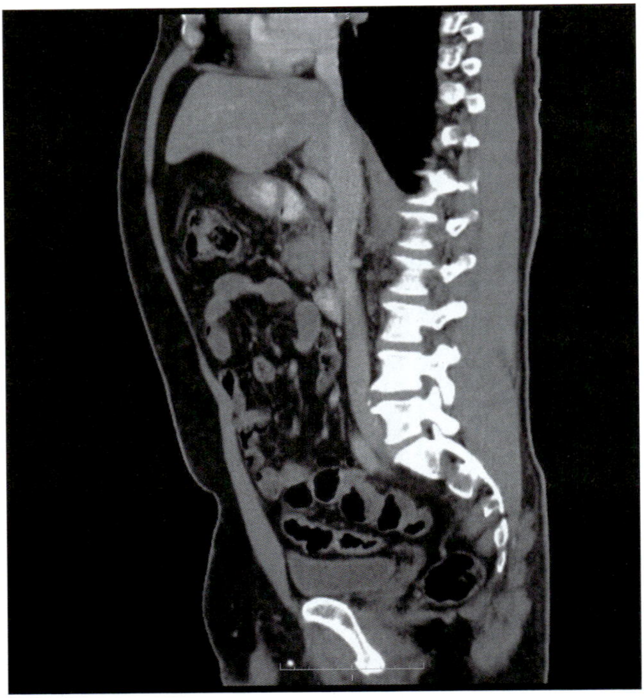

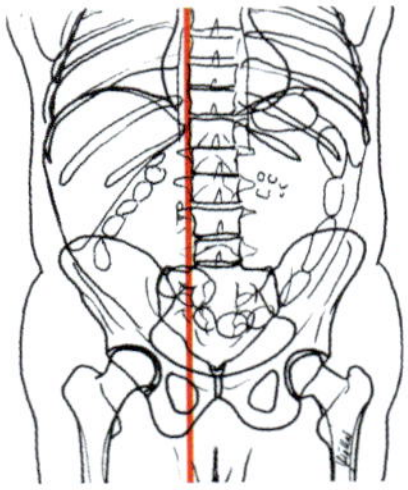

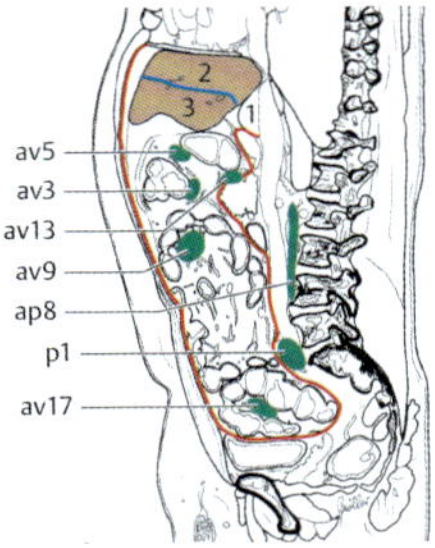

1　第4肋软骨
2　背阔肌
3　右心房
4　右肺
5　膈肌
6　竖脊肌外侧束
7　腹直肌

▶

● =淋巴结(见封底内页)

—— =肝段分界

—— =腹膜

肝脏分段(见封底内页)

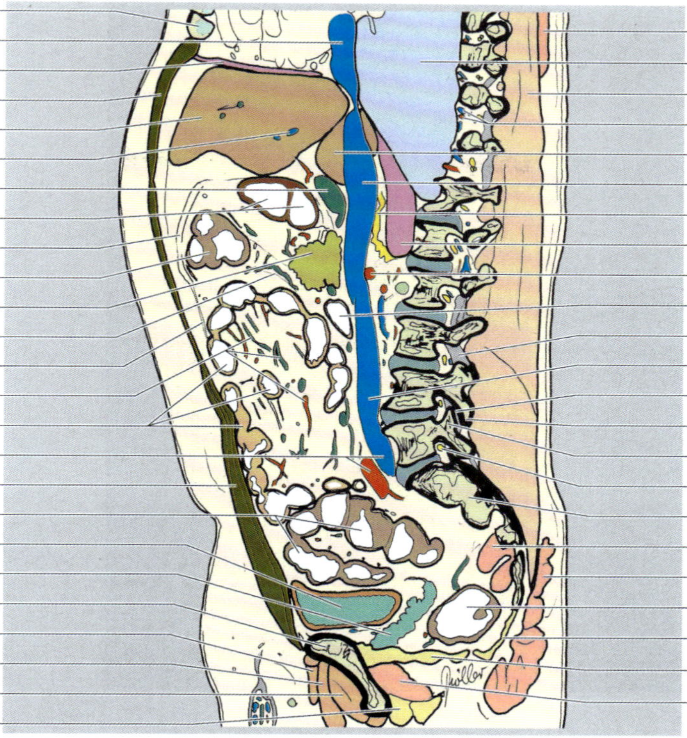

8 肋间动、静脉与肋神经
9 肝右叶
10 肝尾叶
11 左门静脉
12 下腔静脉
13 门静脉
14 肾上腺
15 胃(幽门)
16 膈脚与附着点
17 胃结肠韧带
18 右肾动脉
19 横结肠
20 十二指肠水平部
21 胰头
22 黄韧带
23 横结肠系膜
24 下腔静脉
25 大网膜
26 关节突关节
27 空回肠动、静脉
28 上关节突
29 空肠与回肠
30 下关节突
31 髂总动、静脉
32 脊神经节（神经根）
33 精索
34 骶骨
35 膀胱
36 梨状肌
37 精囊腺
38 臀大肌
39 耻骨
40 直肠
41 长收肌
42 肛提肌与肛尾肌
43 短收肌
44 肛提肌
45 闭孔外肌
46 闭孔内肌
47 坐骨海绵体肌

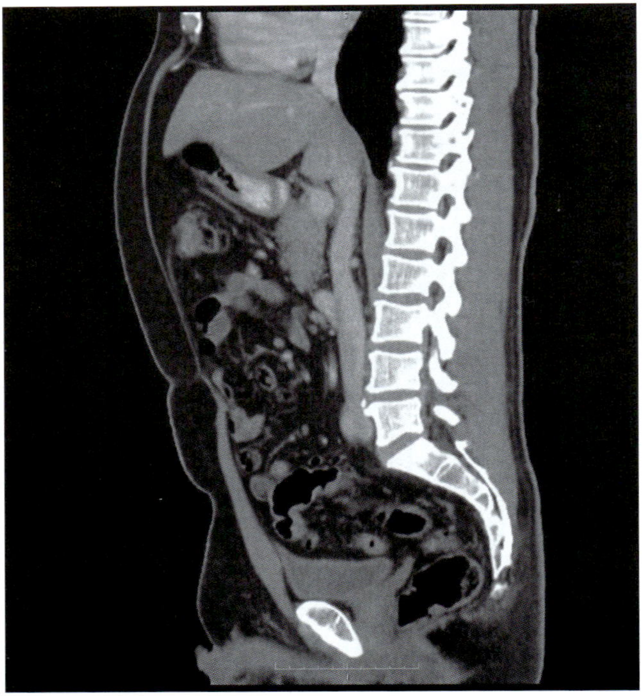

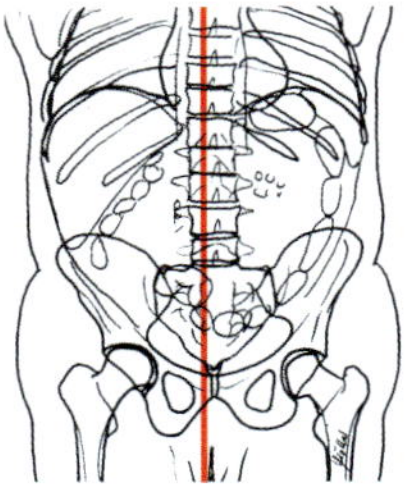

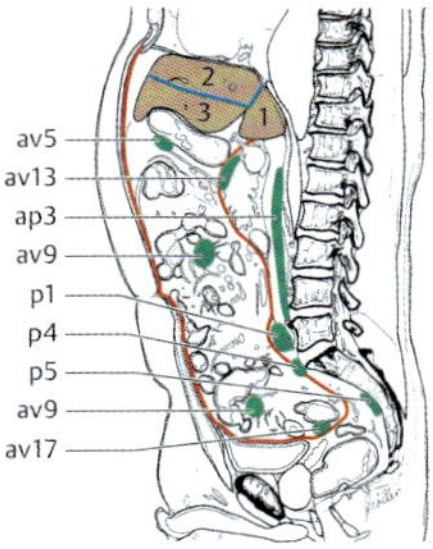

1 胸肋关节
2 背阔肌
3 剑突
4 右肺
5 膈肌
6 椎间孔伴神经节 ▶

● =淋巴结(见封底内页)
—— =肝段分界
—— =腹膜
肝脏分段(见封底内页)

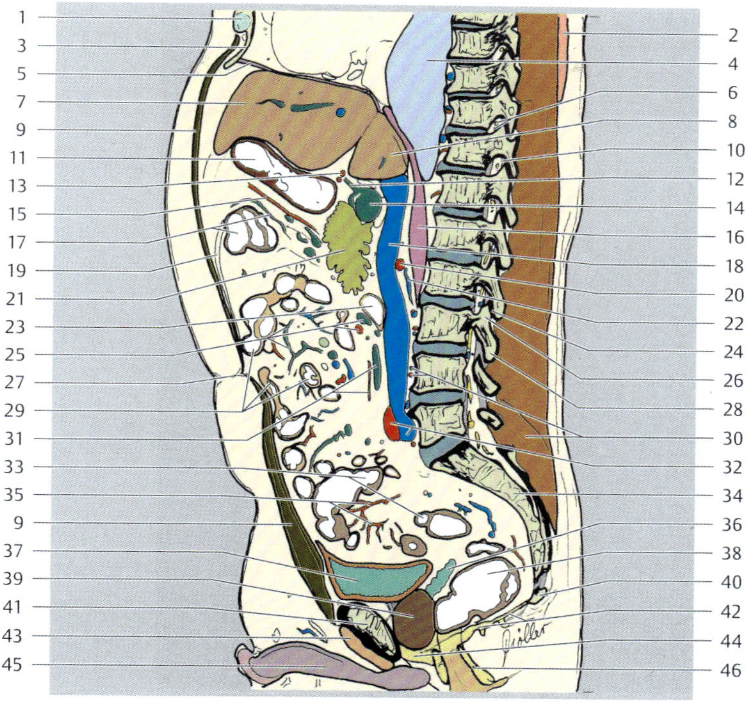

7 肝右叶
8 肝尾叶
9 腹直肌
10 黄韧带
11 胃体
12 胃右静脉
13 肝固有动脉
14 门静脉
15 胃网膜右动脉
16 膈肌(腰部)
17 横结肠与结肠中静脉
18 下腔静脉
19 大网膜
20 右肾动脉
21 胰腺
22 奇静脉
23 十二指肠水平部
24 关节突关节
25 空回肠动、静脉
26 上关节突
27 脐
28 下关节突
29 空回肠
30 腰动、静脉与竖脊肌内侧束
31 空结肠动、静脉
32 髂总动、静脉
33 乙状结肠
34 骶骨
35 乙状结肠动脉
36 精囊腺
37 膀胱
38 直肠
39 前列腺
40 尾骨
41 耻骨
42 肛提肌
43 耻骨肌
44 尿生殖膈
45 海绵体
46 肛门外括约肌

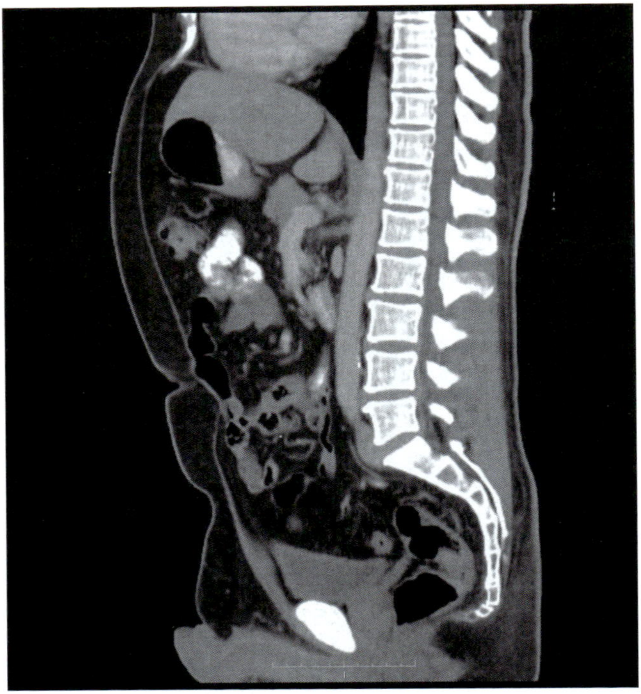

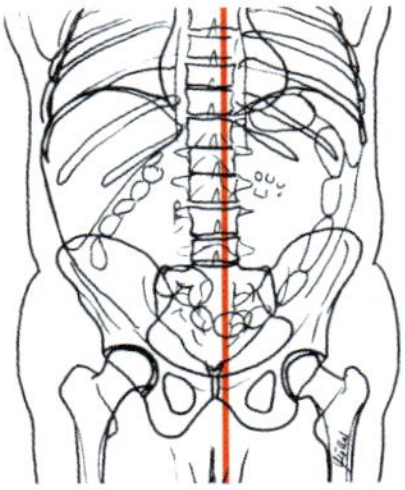

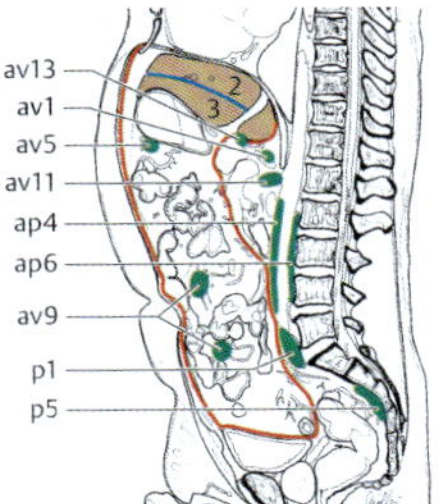

1 剑突
2 第8胸椎体
3 膈肌
4 胸段脊髓
5 肝左叶
6 左肺
7 胃 ►

● =淋巴结(见封底内页)

—— =肝段分界

—— =腹膜

肝脏分段(见封底内页)

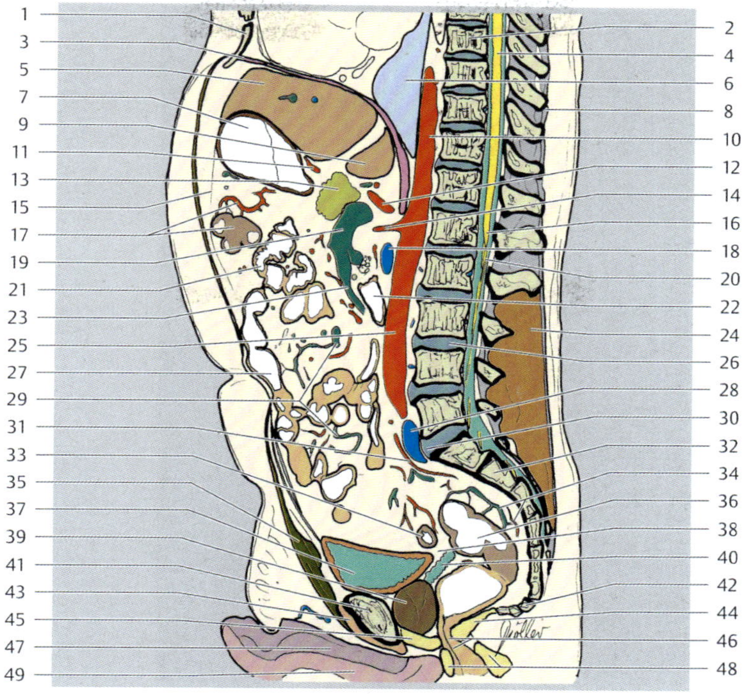

8 棘上韧带
9 肝尾叶
10 降主动脉
11 胃左动脉
12 腹腔干
13 胰腺
14 肠系膜上动脉
15 大网膜
16 脊髓圆锥
17 横结肠与结肠中动脉
18 右肾静脉
19 门静脉
20 脊髓马尾
21 空肠
22 十二指肠水平部
23 肠系膜上静脉
24 竖脊肌内侧束
25 腹主动脉
26 椎间盘(L4与L5之间)
27 回肠
28 髂总静脉
29 空回肠动、静脉
30 骶骨岬
31 肠系膜下动脉
32 骶骨
33 乙状结肠
34 直肠上动、静脉
35 腹直肌
36 直肠
37 膀胱
38 膀胱直肠窝
39 前列腺
40 精囊腺
41 耻骨
42 尾骨
43 耻骨肌
44 肛提肌
45 尿生殖膈
46 肛管
47 阴茎海绵体
48 肛门外括约肌
49 尿道海绵体

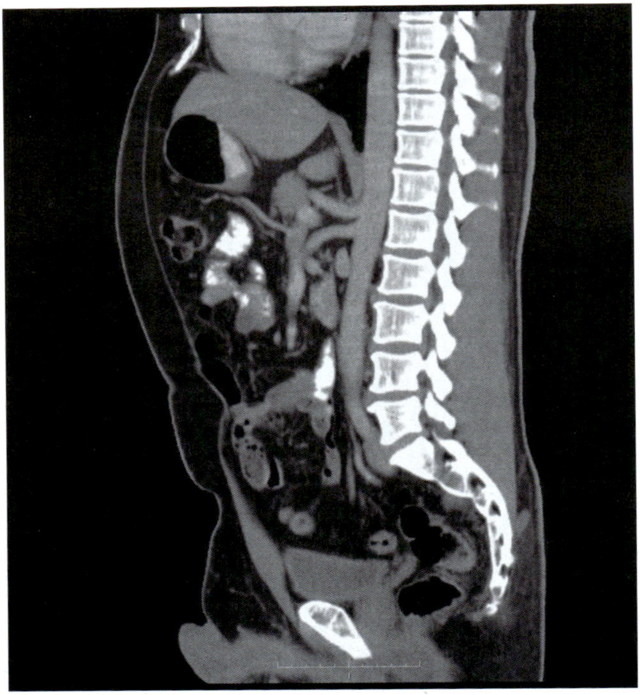

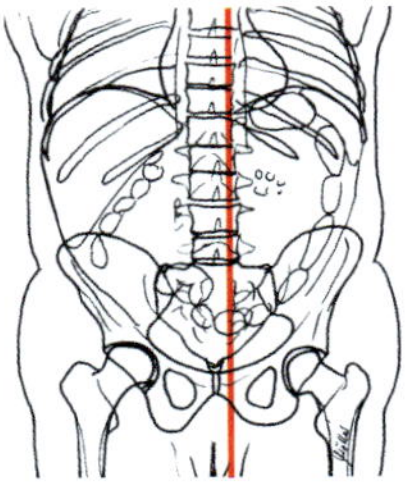

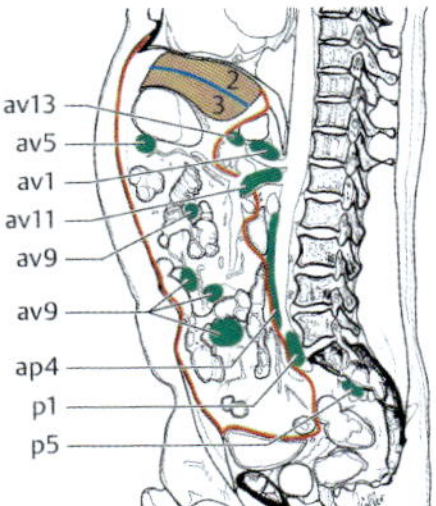

1 胸骨
2 降主动脉(胸段)
3 心脏
4 棘突
5 膈肌
6 左肺
7 肝左叶
8 内侧弓状韧带
9 肝尾叶
10 腹腔干
11 胃
12 肠系膜上动脉

● =淋巴结(见封底内页)
—— =肝段分界
—— =腹膜
肝脏分段(见封底内页)

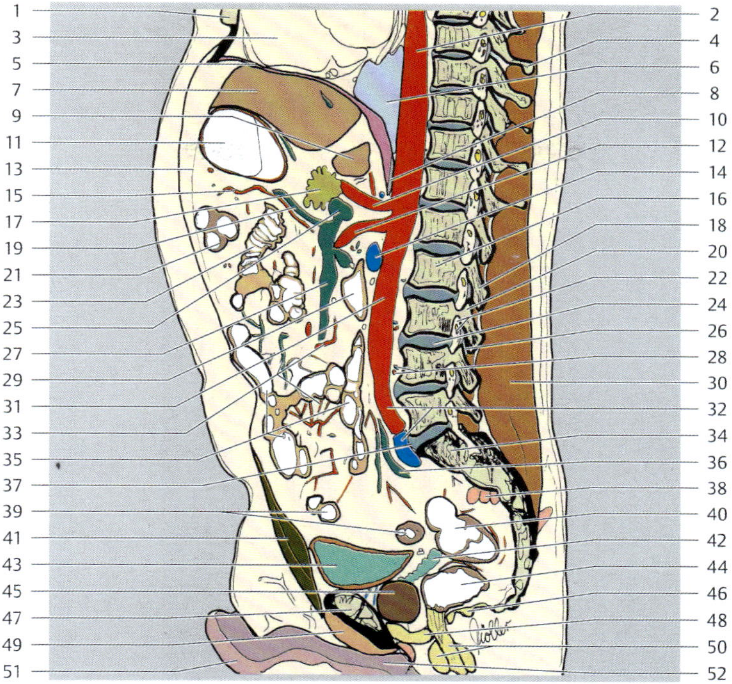

13 大网膜
14 右肾静脉
15 结肠中动脉
16 第2腰椎体
17 胰腺
18 下关节突
19 胃网膜右动脉
20 上关节突
21 横结肠
22 椎间孔伴脊神经节
23 空肠
24 椎间盘(L3与L4之间)
25 门静脉
26 关节突关节
27 肠系膜上静脉
28 腰动、静脉
29 十二指肠水平部
30 竖脊肌内侧束
31 腹主动脉
32 髂总动、静脉
33 回肠动、静脉
34 骶骨
35 回肠
36 乙状结肠静脉(源于肠系膜下静脉)
37 骶骨岬
38 梨状肌
39 乙状结肠
40 直肠
41 腹直肌
42 精囊腺
43 膀胱
44 直肠壶腹
45 前列腺
46 肛提肌
47 耻骨
48 会阴深横肌
49 耻骨肌
50 肛门括约肌
51 尿道海绵体
52 阴茎海绵体

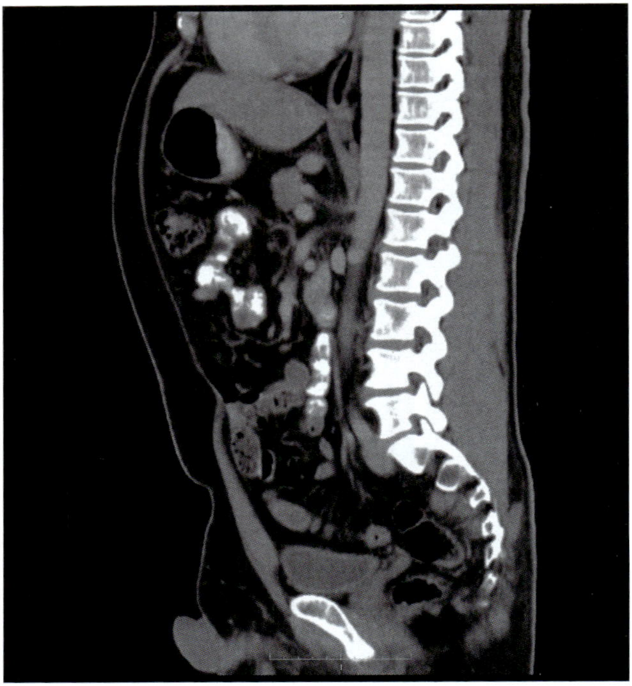

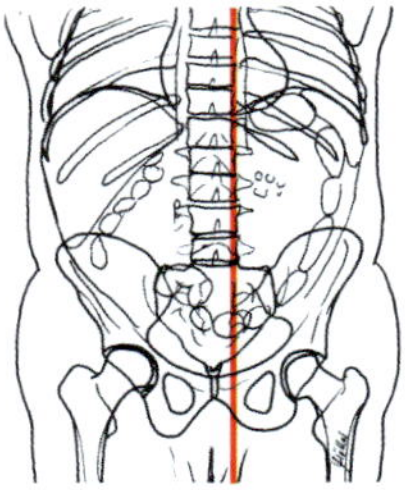

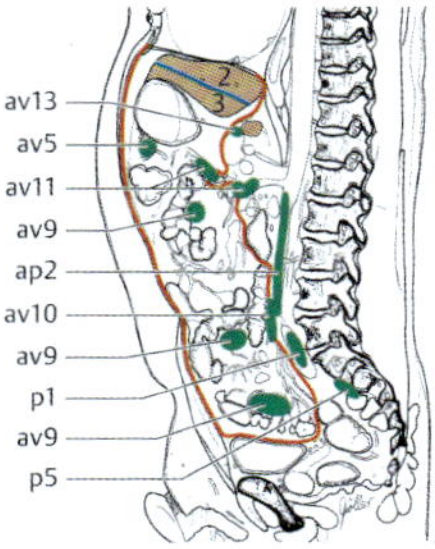

1 剑突
2 背阔肌
3 膈肌
4 关节突关节与上、下关节突
5 肝左叶
6 食管
7 胃

▶

● =淋巴结(见封底内页)
—— =肝段分界
—— =腹膜
肝脏分段(见封底内页)

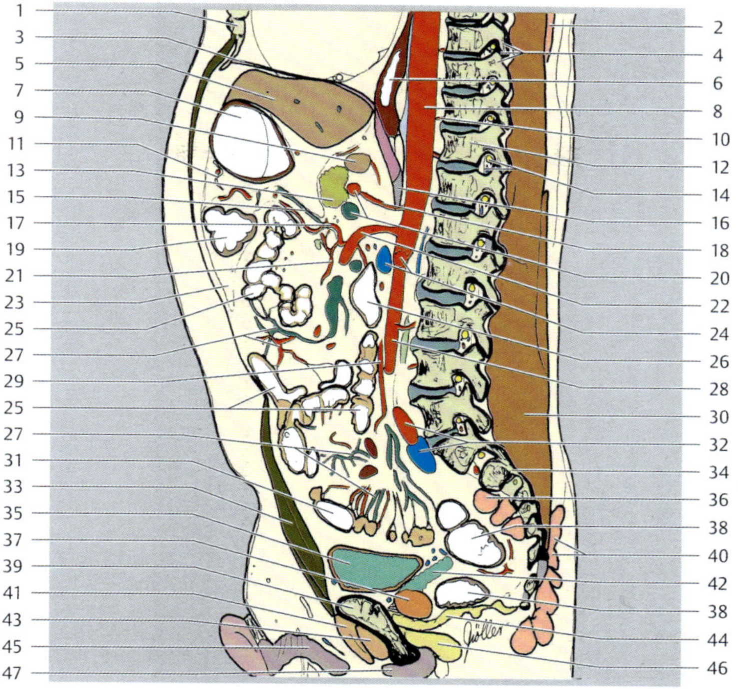

8 降主动脉(胸段)
9 肝尾叶
10 腰动脉
11 胃网膜左动、静脉
12 第11胸椎体
13 胰腺
14 椎间孔伴脊神经节
15 横结肠系膜
16 内侧弓状韧带
17 结肠中动脉
18 腹腔干
19 横结肠
20 脾动、静脉
21 右结肠动脉
22 肠系膜上动脉
23 大网膜
24 左肾动、静脉
25 空肠与回肠
26 十二指肠升部
27 空回肠动、静脉
28 腹主动脉
29 肠系膜下静脉
30 竖脊肌内侧束
31 空肠
32 髂总动、静脉
33 腹直肌
34 骶骨
35 膀胱
36 梨状肌
37 前列腺
38 直肠
39 耻骨
40 臀大肌
41 短收肌
42 精囊腺
43 闭孔外肌
44 肛提肌
45 阴茎海绵体
46 会阴深横肌
47 阴茎(脚)

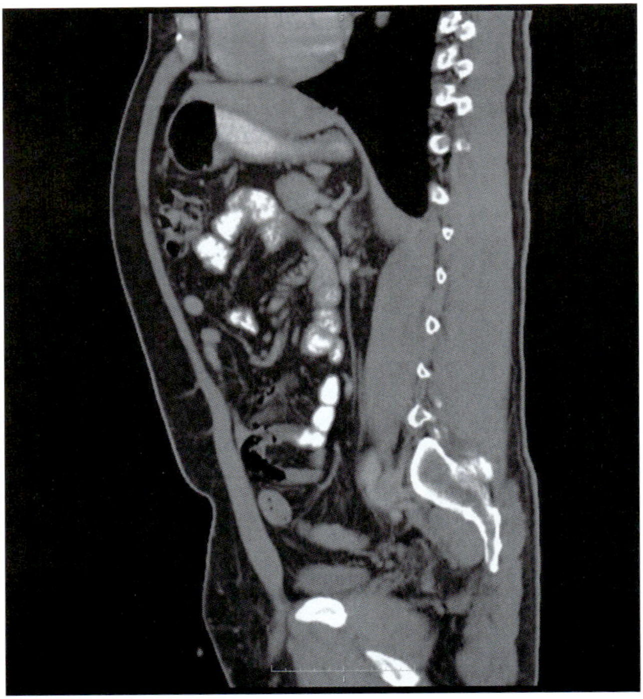

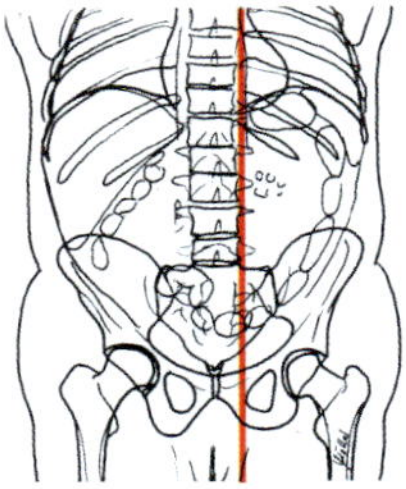

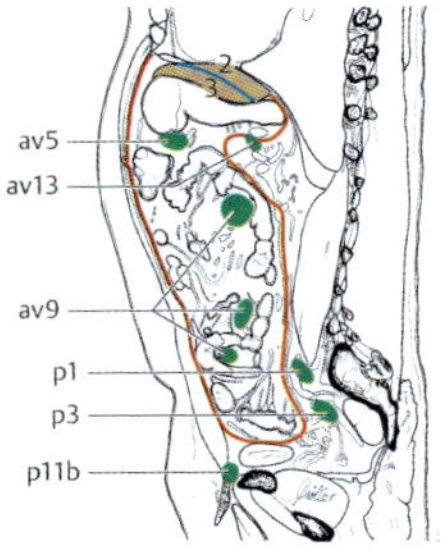

1　心脏
2　背阔肌
3　第5肋软骨
4　左肺
5　膈肌
6　横突
7　腹直肌
8　肋间动、静脉与肋神经（后部）

● =淋巴结（见封底内页）
—— =肝段分界
—— =腹膜
肝脏分段（见封底内页）

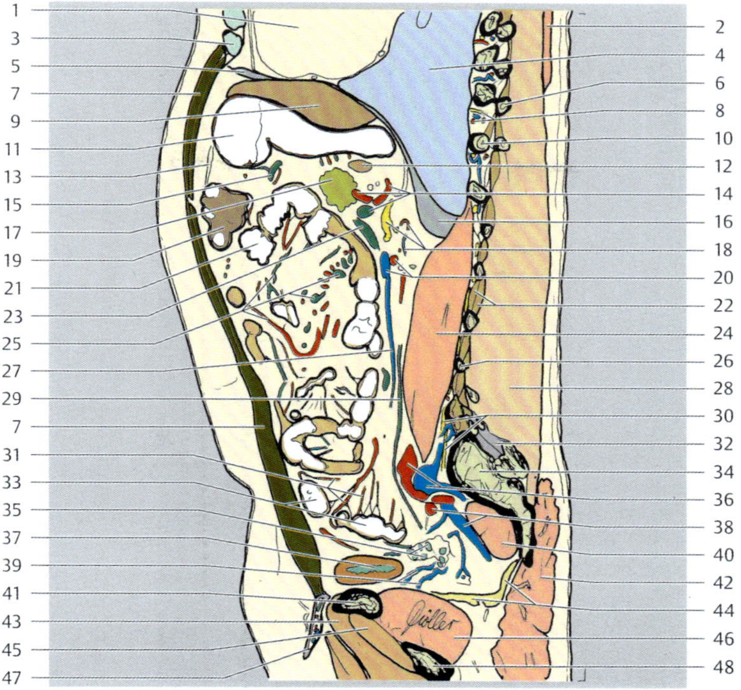

9 肝左叶
10 第9肋头
11 胃体
12 肝尾叶
13 大网膜
14 脾动、静脉
15 胃网膜左动、静脉
16 膈肌(腰部)
17 胰腺
18 肾上腺及其动、静脉
19 横结肠
20 左肾动、静脉
21 空肠
22 横突间肌（竖脊肌内侧束）与横突间韧带
23 肠系膜下静脉
24 腰大肌
25 空回肠动、静脉
26 肋突
27 睾丸静脉
28 竖脊肌外侧束
29 输尿管
30 骶丛
31 回肠动脉
32 髂腰韧带
33 回肠
34 骶骨
35 精囊腺
36 髂总动、静脉
37 膀胱
38 髂内动、静脉
39 膀胱静脉丛
40 梨状肌
41 耻骨支
42 臀大肌
43 耻骨肌
44 肛提肌
45 闭孔外肌
46 闭孔内肌
47 腹股沟管(精索)
48 坐骨

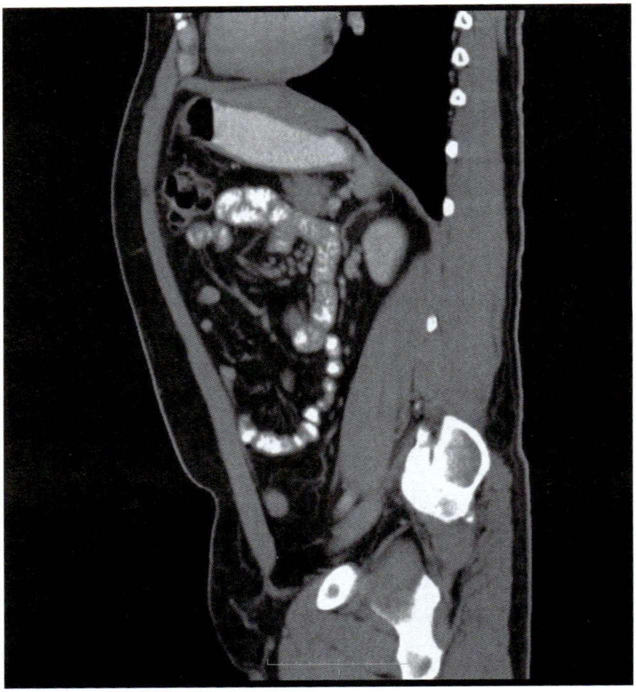

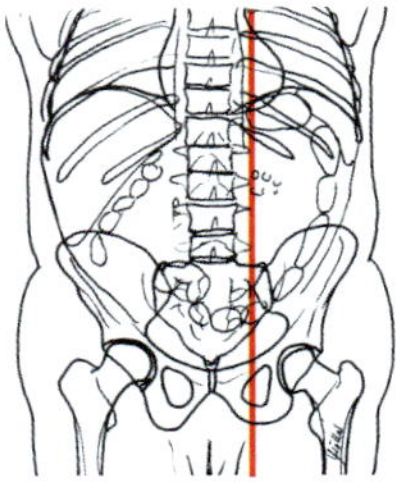

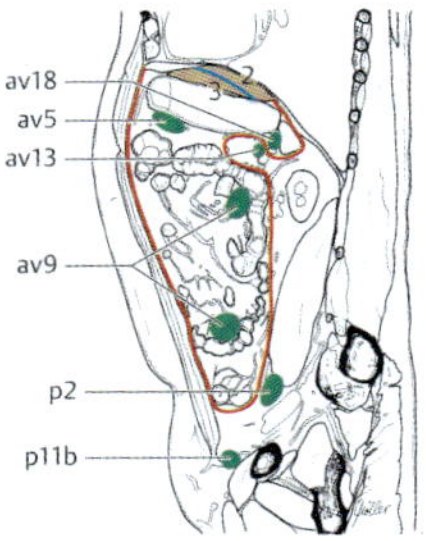

1 第4肋软骨
2 背阔肌
3 心脏
4 肋间内、外斜肌、最内肌
5 膈肌
6 肋间动、静脉与肋神经 ▶

● =淋巴结(见封底内页)
—— =肝段分界
—— =腹膜
肝脏分段(见封底内页)

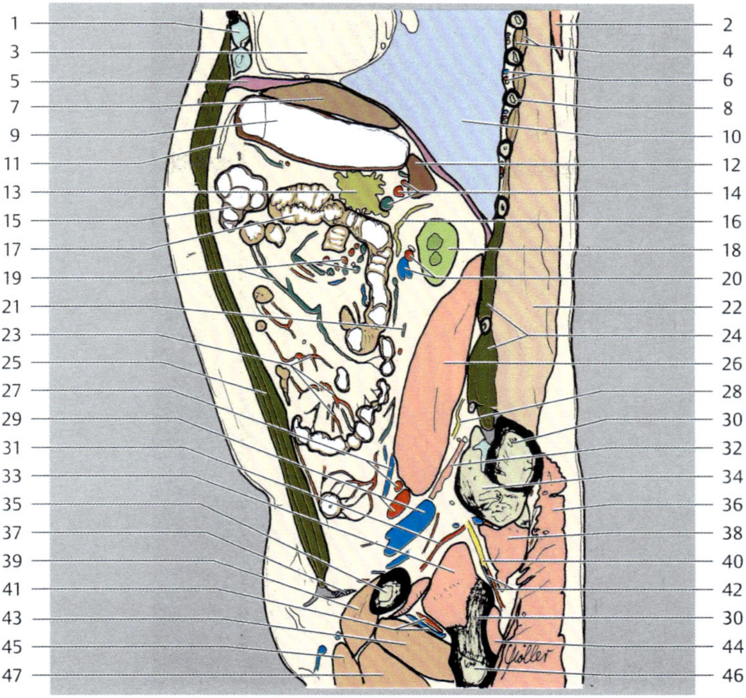

7 肝左叶
8 第10肋
9 胃
10 左肺
11 大网膜
12 脾
13 胰腺
14 脾动、静脉
15 横结肠
16 肾上腺
17 空肠
18 左肾
19 空肠动、静脉
20 左肾动、静脉
21 输尿管
22 竖脊肌外侧束
23 空回肠动、静脉
24 腰方肌
25 腹直肌
26 腰大肌
27 睾丸动、静脉
28 骶丛
29 髂外动、静脉
30 髂骨
31 膀胱下动脉
32 髂肌
33 闭孔内肌
34 骶骨
35 耻骨
36 臀大肌
37 腹股沟管(精索)
38 梨状肌
39 耻骨肌
40 坐骨神经
41 闭孔动、静脉
42 臀下动、静脉
43 闭孔外肌
44 闭孔内肌
45 长收肌
46 坐骨结节
47 大收肌

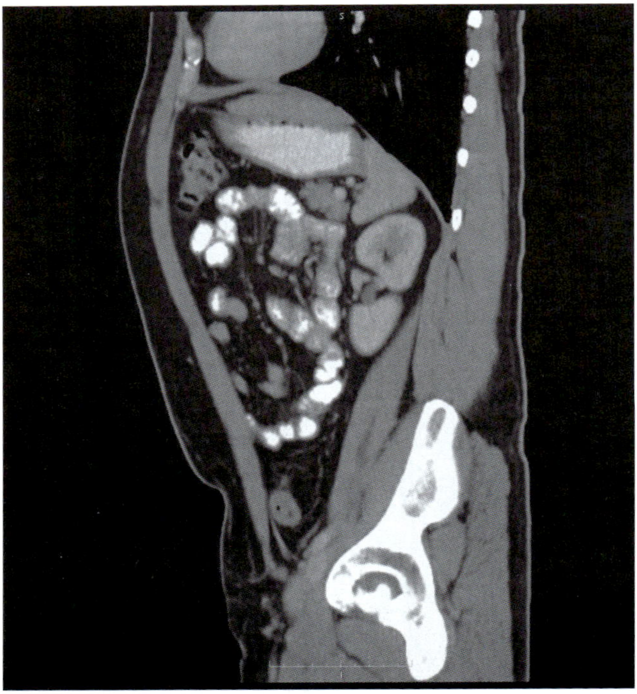

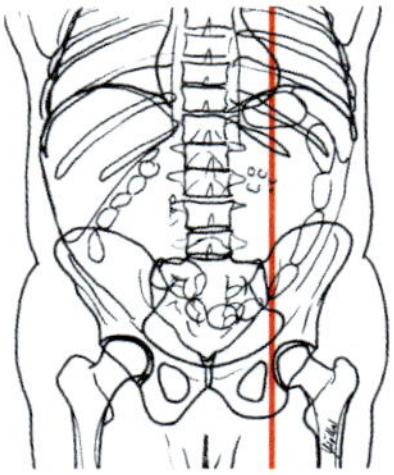

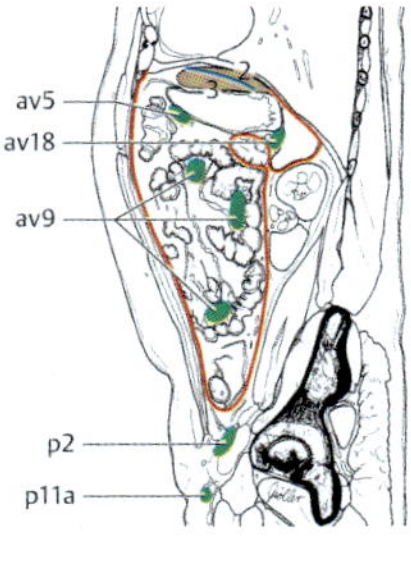

1 心脏
2 背阔肌
3 第8肋软骨
4 肋间内、外斜肌、最内肌
5 膈肌
6 第9肋 ▶

● =淋巴结(见封底内页)
—— =肝段分界
—— =腹膜
肝脏分段(见封底内页)

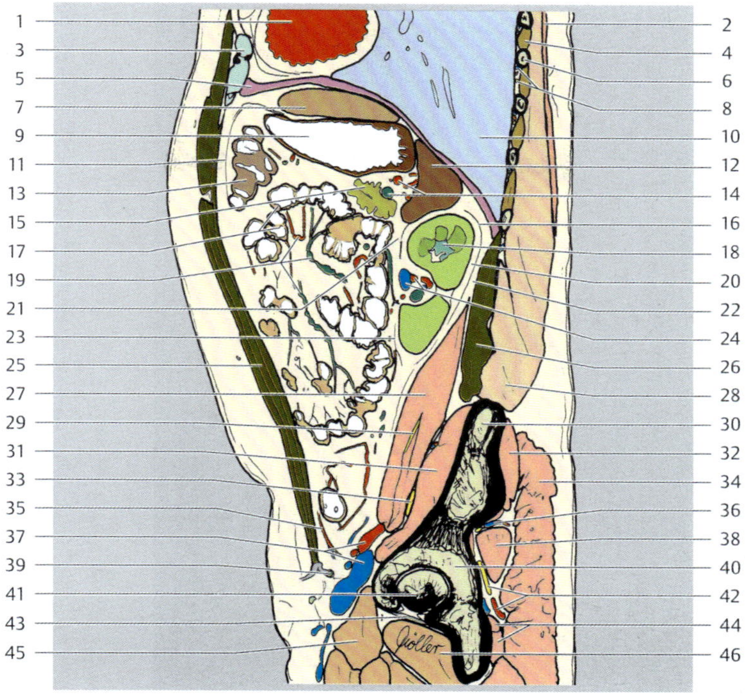

7 肝左叶
8 肋间动、静脉与肋神经
9 胃
10 左肺
11 大网膜
12 脾
13 横结肠
14 脾动、静脉
15 胰腺
16 肾后筋膜
17 空肠
18 左肾（肾盏）
19 空回肠动、静脉
20 肾周后间隙
21 肾旁前间隙
22 肾旁后间隙
23 上肾前筋膜
24 左肾动、静脉
25 腹直肌
26 腰方肌
27 腰大肌
28 竖脊肌外侧束
29 生殖股神经
30 髂嵴
31 髂肌
32 臀中肌
33 股神经
34 臀大肌
35 腹壁下动、静脉
36 臀上动、静脉
37 髂外动、静脉
38 梨状肌
39 腹股沟管（精索）
40 髋臼盖
41 股骨头
42 臀下动、静脉与神经
43 髋关节囊
44 孖肌与闭孔内肌
45 耻骨肌
46 闭孔外肌

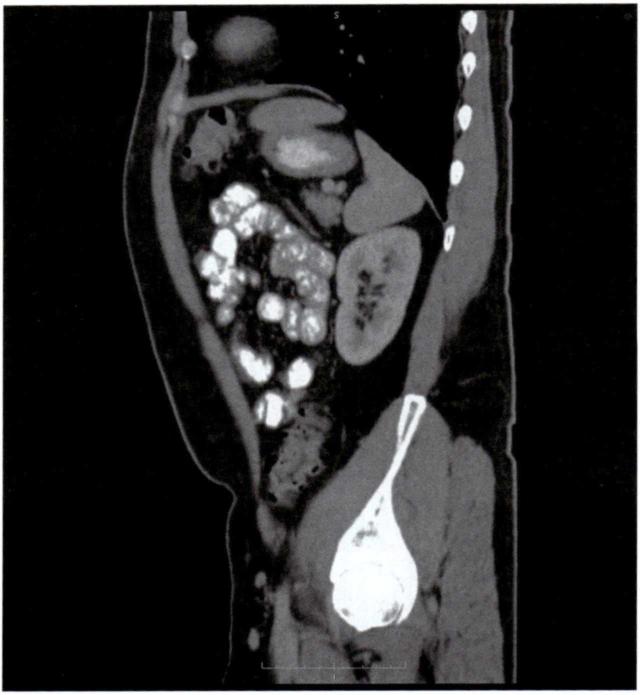

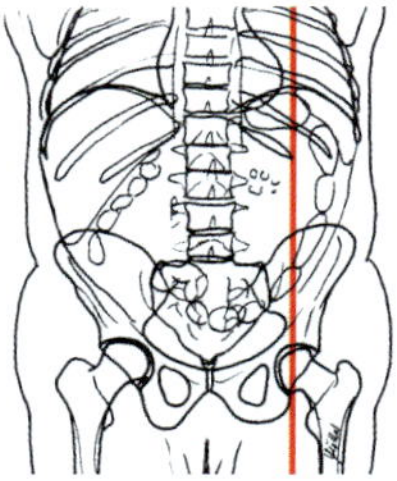

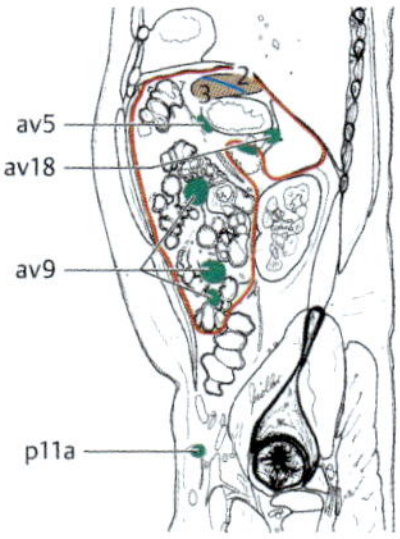

1 心脏与心包脂肪
2 第8肋
3 膈肌
4 肋间内、外肌、最内肌
5 第8肋软骨
6 肋间动、静脉与肋神经
7 肝左叶
8 左肺
9 横结肠 ▶

● =淋巴结(见封底内页)
—— =肝段分界
—— =腹膜
肝脏分段(见封底内页)

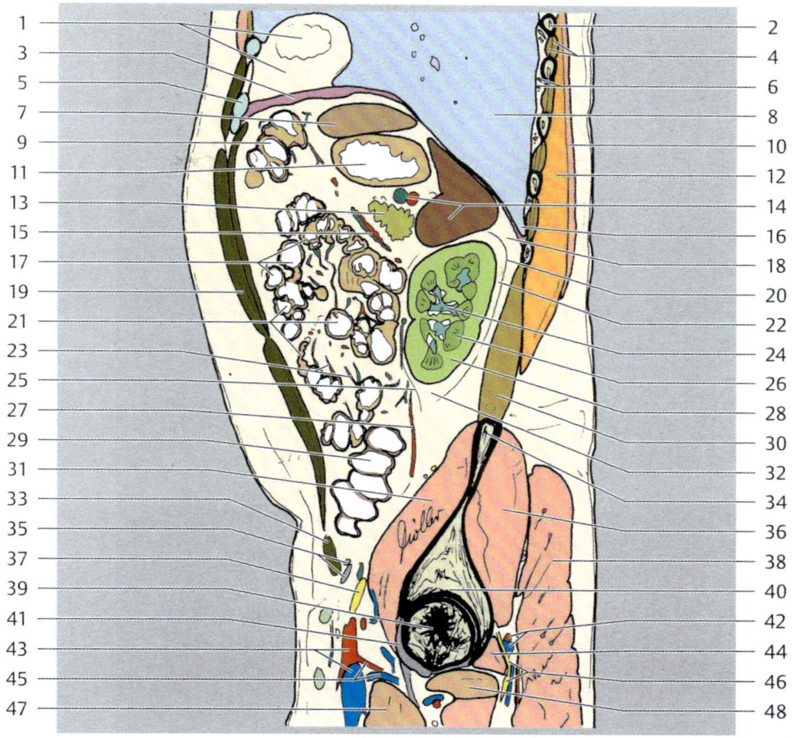

10 背阔肌
11 胃底
12 竖脊肌外侧束
13 胰腺尾部
14 脾及脾动、静脉
15 结肠中动、静脉
16 肋膈隐窝
17 空肠
18 肾旁后间隙
19 腹直肌
20 肾后筋膜
21 空肠与回肠
22 肾周后间隙
23 空回肠动、静脉
24 左肾(肾盏)
25 肾前筋膜
26 左肾(肾锥体)
27 睾丸动脉
28 左肾(肾皮质)
29 降结肠
30 腰方肌
31 髂肌
32 肾下腹膜后间隙
33 腹外斜肌
34 髂嵴
35 腹股沟韧带
36 臀中肌
37 股神经
38 臀大肌
39 股骨头
40 髋臼盖
41 髋关节囊
42 臀下动、静脉与神经
43 股动、静脉
44 孖肌与闭孔内肌
45 旋股外侧动脉
46 骶神经
47 耻骨肌
48 闭孔外肌

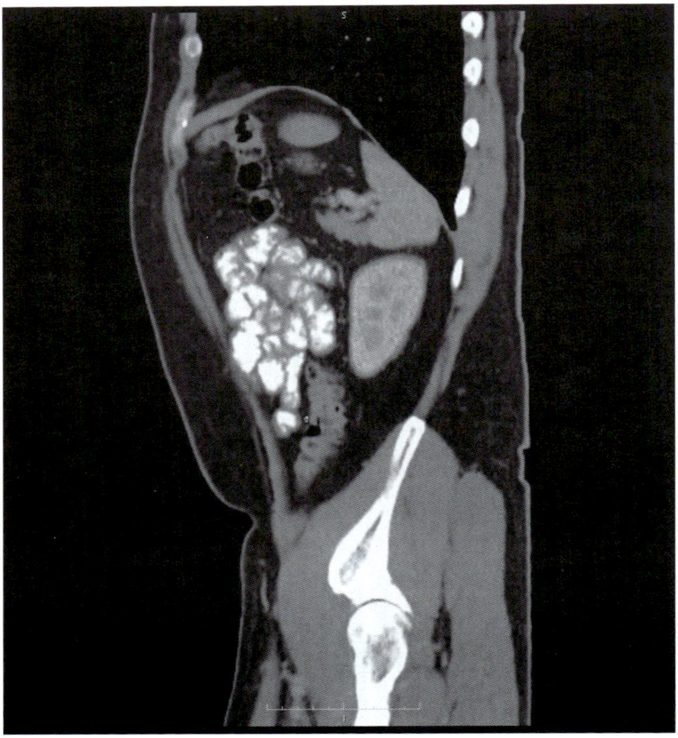

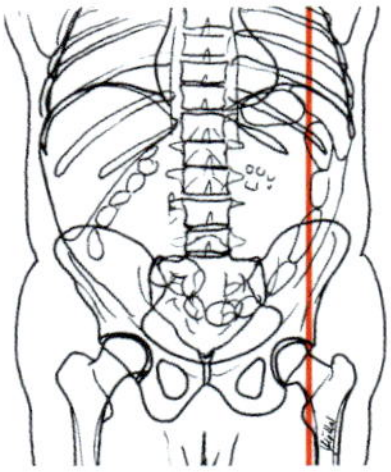

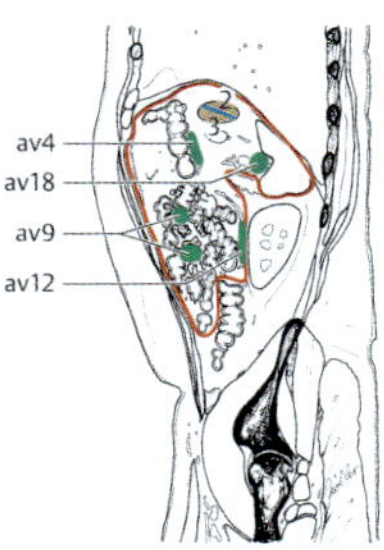

1 左肺
2 第8肋
3 肝左叶
4 背阔肌
5 膈肌
6 肋间内、外肌，最内肌
7 第8肋软骨 ▶

● =淋巴结(见封底内页)

=肝段分界

=腹膜

肝脏分段(见封底内页)

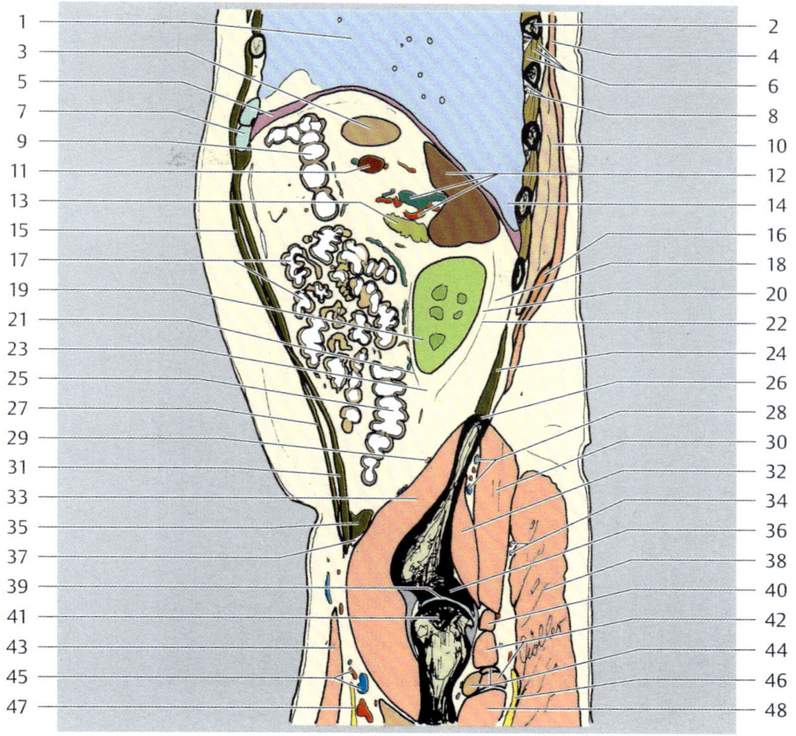

8 肋间动、静脉与肋神经
9 结肠(脾曲)
10 竖脊肌外侧束
11 胃底
12 脾及脾动、静脉
13 胰腺尾部
14 肋膈隐窝
15 腹直肌
16 下后锯肌
17 空肠
18 肾旁后间隙
19 左肾
20 肾周后间隙
21 肾前筋膜
22 肾后筋膜
23 肾下腹膜后间隙
24 腰方肌
25 降结肠
26 髂嵴
27 腹外斜肌腱膜
28 臀上动、静脉(深支)
29 股外侧皮神经
30 臀中肌
31 腹内斜肌
32 臀小肌
33 髂肌
34 臀上动、静脉与神经
35 腹横肌
36 髋臼盖
37 腹股沟韧带
38 臀大肌
39 髋关节
40 梨状肌
41 股骨头
42 上、下孖肌
43 缝匠肌
44 闭孔内、外肌
45 旋股外侧动、静脉
46 坐骨神经
47 股神经
48 股方肌

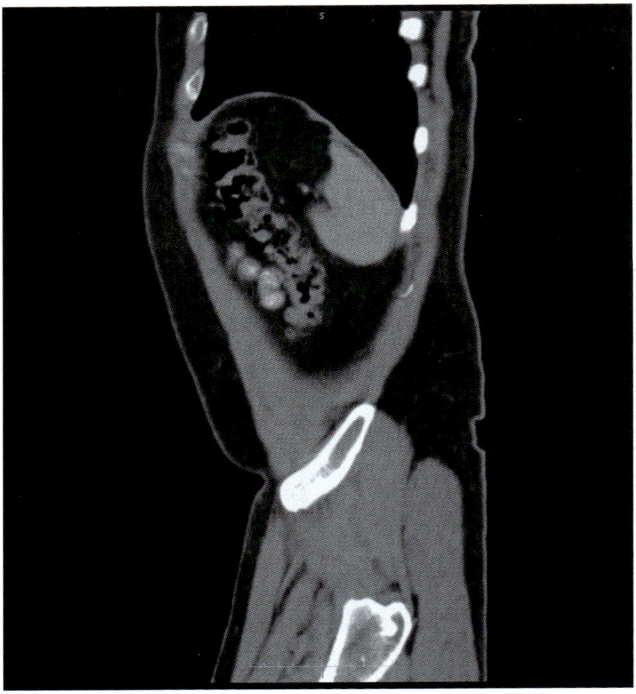

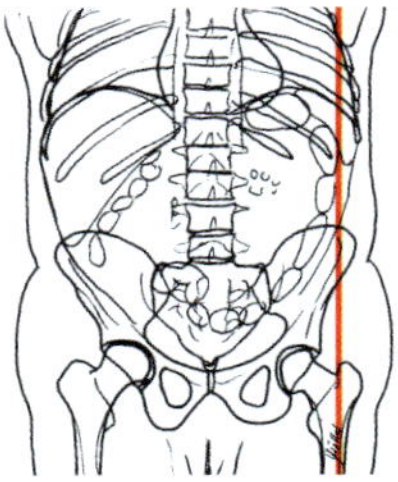

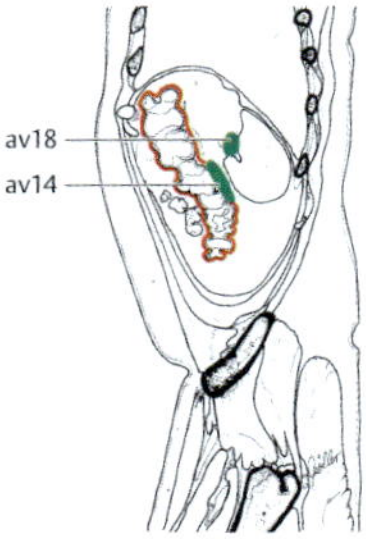

● =淋巴结(见封底内页)

——— =腹膜

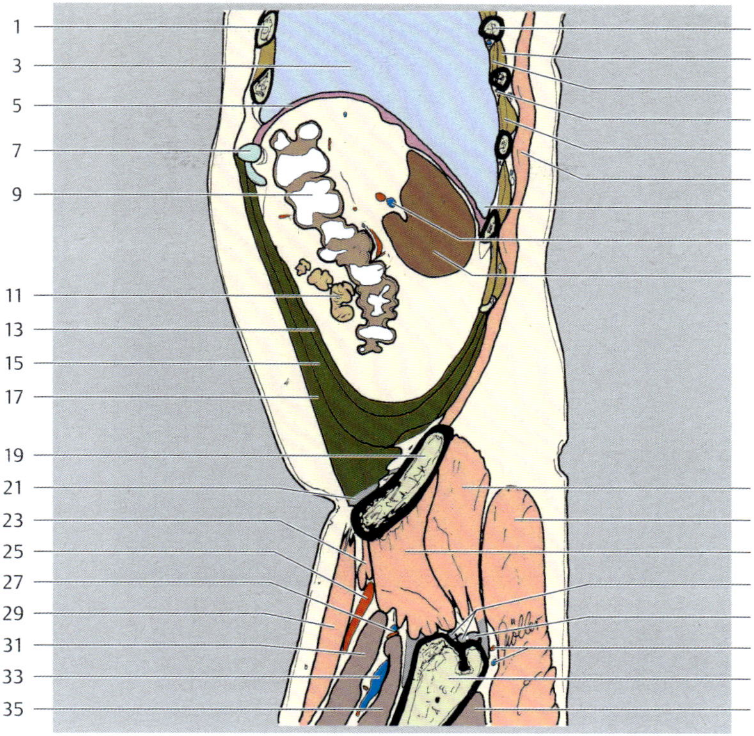

1 第6肋(前部)
2 第8肋(后部)
3 左肺
4 肋间外肌
5 膈肌
6 肋间最内肌
7 第8肋软骨
8 肋间动、静脉与肋神经
9 降结肠
10 肋间内肌
11 空肠
12 背阔肌
13 腹外斜肌
14 肋膈隐窝
15 腹内斜肌
16 脾动、静脉
17 腹外斜肌
18 脾
19 髂骨
20 臀中肌
21 腹股沟韧带
22 臀大肌
23 阔筋膜张肌
24 臀小肌
25 旋股外侧动、静脉降支
26 闭孔内肌与孖肌(肌腱附着点)
27 旋股外侧动、静脉(外侧支)
28 梨状肌
29 缝匠肌
30 旋股内侧动、静脉
31 股直肌
32 大转子
33 穿静脉
34 股外侧肌
35 股内侧肌

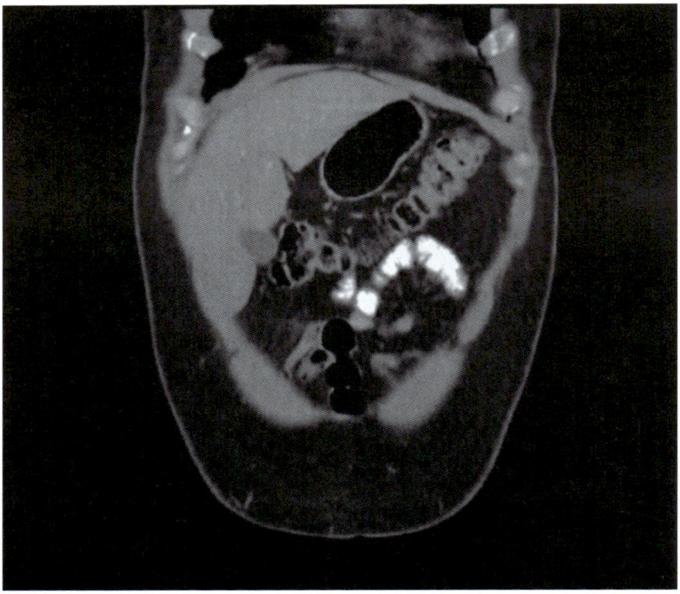

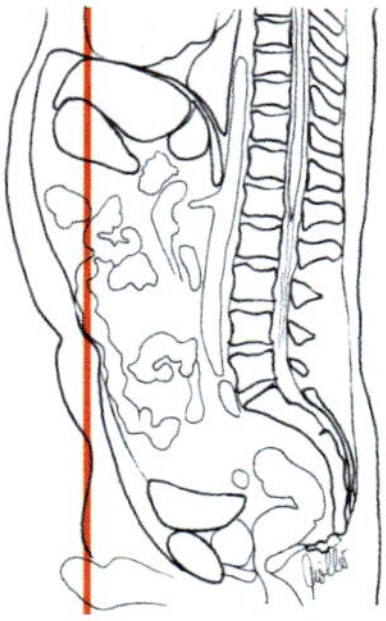

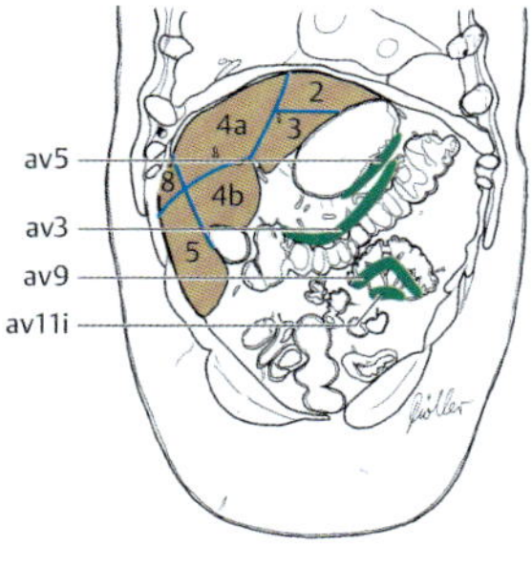

● =淋巴结(见封底内页)

——— =肝段分界

肝脏分段(见封底内页)

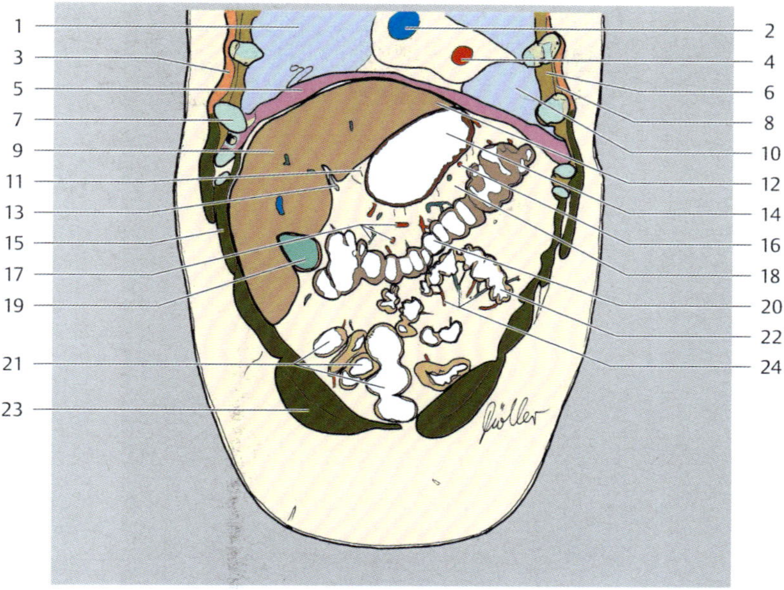

1 右肺
2 右心室
3 前锯肌
4 心尖
5 膈肌
6 肋间内肌、最内肌
7 第7肋软骨
8 肋间外肌
9 肝右叶
10 左肺
11 小网膜
12 肝左叶
13 肝圆韧带裂
14 胃体
15 腹外斜肌
16 胃网膜右动脉
17 结肠中动脉
18 大网膜
19 胆囊
20 横结肠
21 回肠
22 空肠
23 腹直肌
24 空肠动、静脉

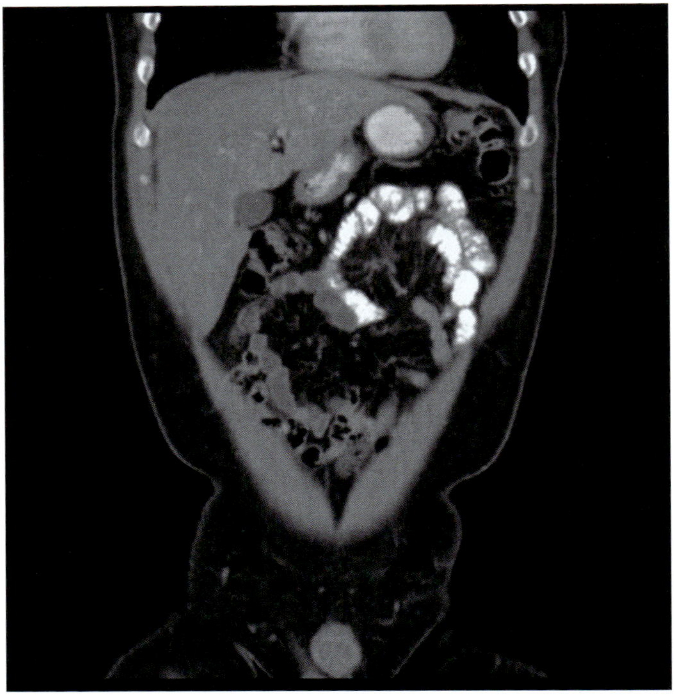

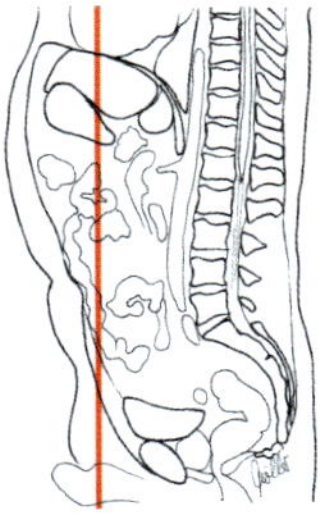

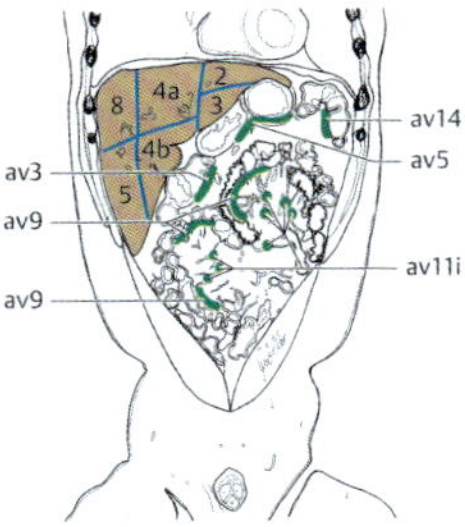

● =淋巴结(见封底内页)

—— =肝段分界

肝脏分段(见封底内页)

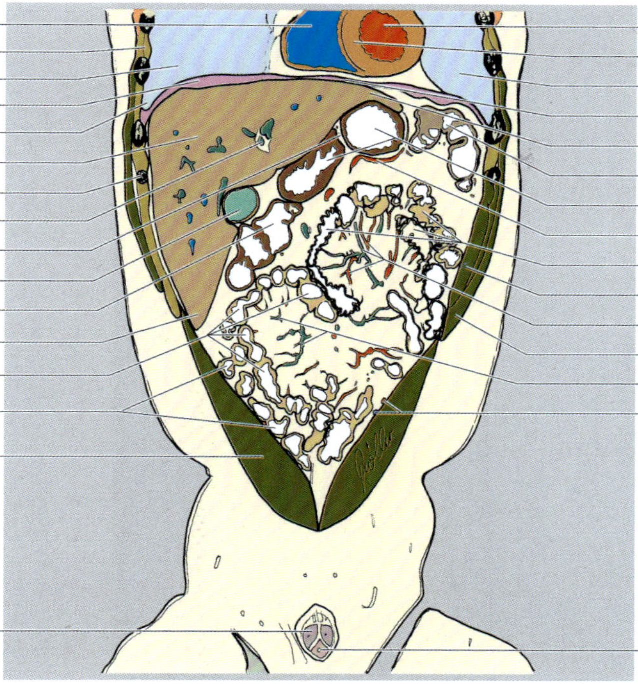

1	右心室	17	网膜囊
2	左心室	18	空肠
3	肋间内、外肌	19	胆囊
4	室间隔	20	腹内斜肌
5	右肺	21	横结肠
6	左肺	22	空肠动、静脉
7	膈肌	23	肝下角
8	膈肌(中心腱)	24	腹外斜肌
9	肋膈隐窝	25	回肠
10	肝左叶	26	回肠动、静脉
11	肝右叶	27	升结肠
12	结肠脾曲	28	腹壁下动、静脉
13	第9肋	29	腹直肌
14	胃体	30	尿道海绵体
15	左肝静脉	31	阴茎海绵体
16	胃网膜右动脉		

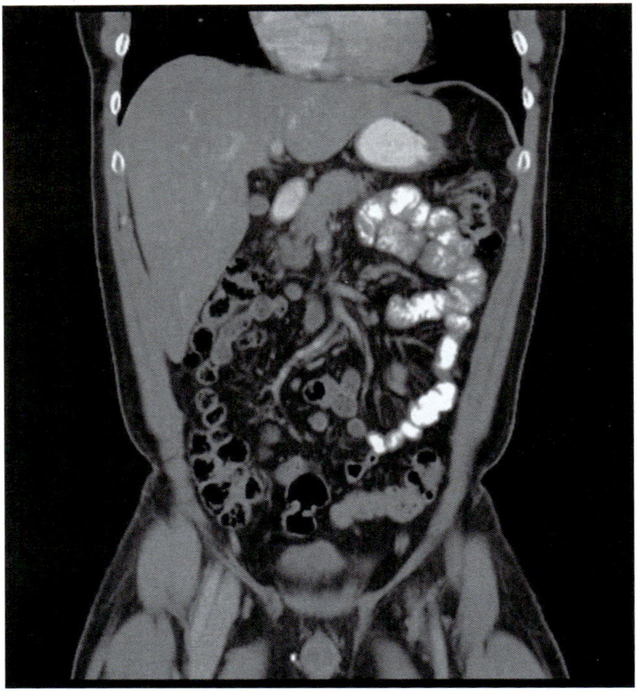

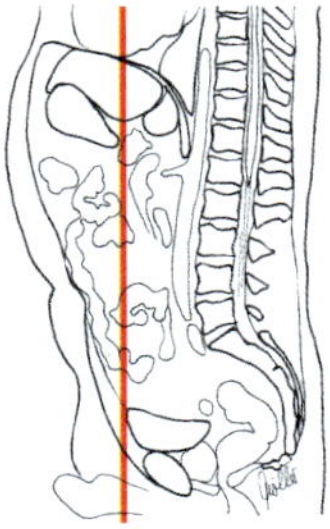

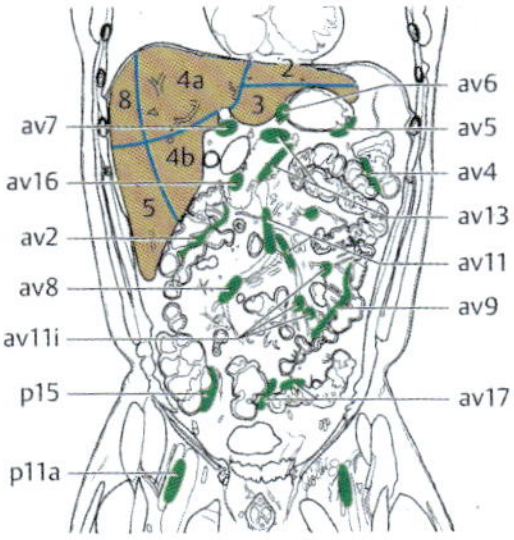

1 右心室
2 左心室
3 第7肋
4 前锯肌
5 膈肌
6 左肺
7 肋膈隐窝 ▶

● =淋巴结（见封底内页）
—— =肝段分界
肝脏分段（见封底内页）

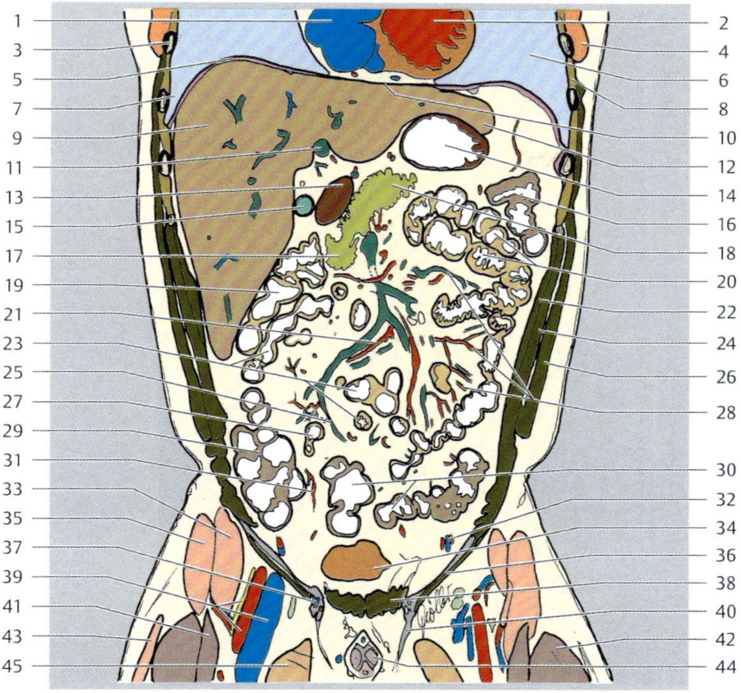

8	肋间内、外肌	22	腹横肌	36	腹股沟韧带
9	肝右叶	23	回肠	37	腹股沟外环与精索
10	膈肌(中心腱)	24	腹内斜肌	38	腹直肌
11	左门静脉	25	回肠动、静脉	39	股动、静脉与神经
12	肝左叶	26	腹外斜肌	40	精索
13	胃窦	27	回肠末端	41	股直肌
14	胃体	28	空回肠动、静脉	42	股外侧肌
15	胆囊	29	盲肠	43	阔筋膜张肌
16	结肠脾曲	30	乙状结肠	44	阴茎海绵体
17	胰头	31	阑尾动脉	45	长收肌
18	胰体	32	腹壁下动、静脉		
19	升结肠	33	髂腰肌		
20	空肠	34	膀胱		
21	回结肠动脉	35	缝匠肌		

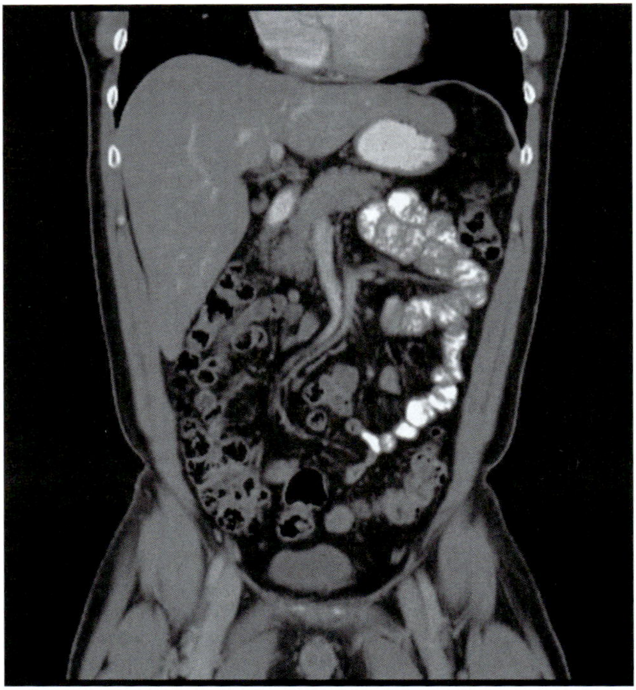

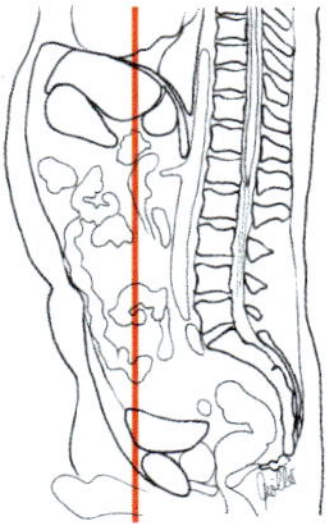

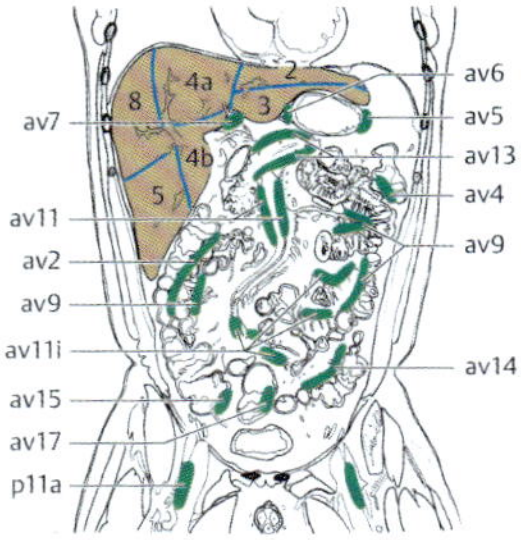

1 右肺
2 前锯肌
3 膈肌
4 左心室
5 膈肌(中心腱)
6 膈纵隔隐窝
7 肝右叶
8 肝左叶
9 左门静脉 ▶

● =淋巴结(见封底内页)

—— =肝段分界

肝脏分段(见封底内页)

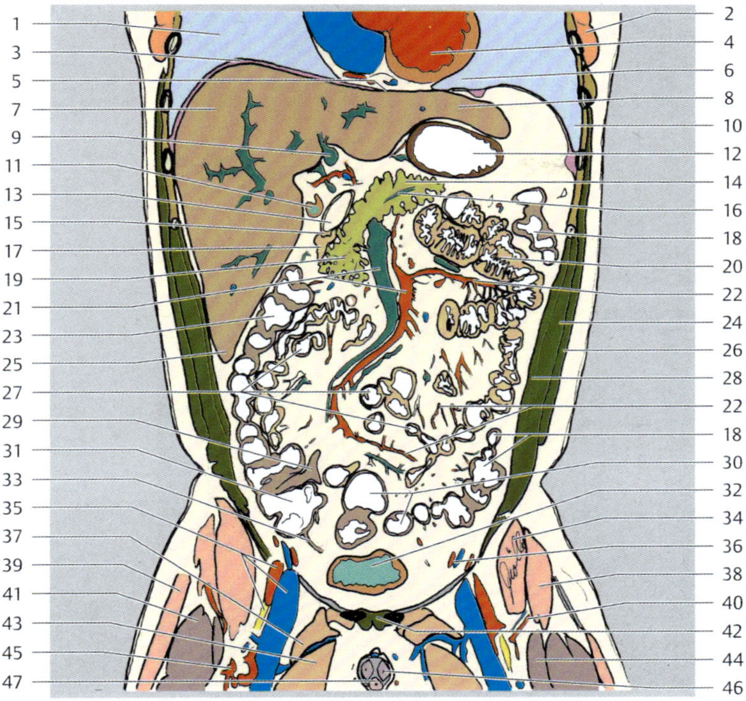

10 肋膈隐窝
11 胆囊
12 胃体
13 胃幽门
14 胰体
15 胃窦
16 胰管
17 十二指肠(球部)
18 降结肠
19 胰头
20 空肠
21 肠系膜上动、静脉
22 空肠与回肠动、静脉
23 升结肠
24 腹内斜肌
25 肝下角
26 腹外斜肌
27 回肠
28 腹横肌
29 回肠末端
30 乙状结肠
31 盲肠
32 膀胱
33 阑尾
34 髂腰肌
35 股动、静脉与神经
36 腹壁下动、静脉
37 耻骨肌
38 缝匠肌
39 阔筋膜张肌
40 旋股外侧动、静脉
41 股外侧肌
42 耻骨与耻骨联合
43 长收肌
44 股直肌
45 股深动脉
46 阴茎海绵体
47 尿道海绵体

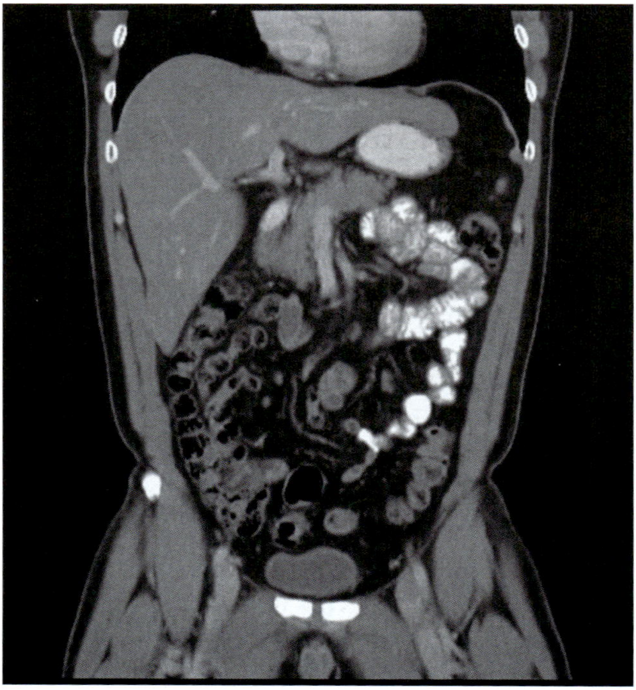

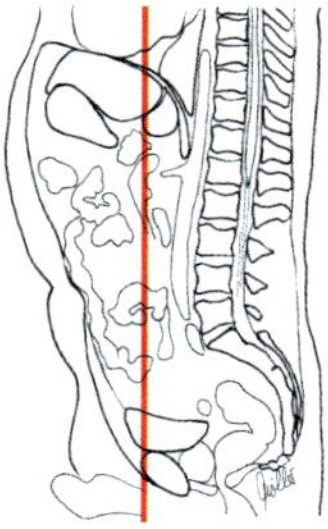

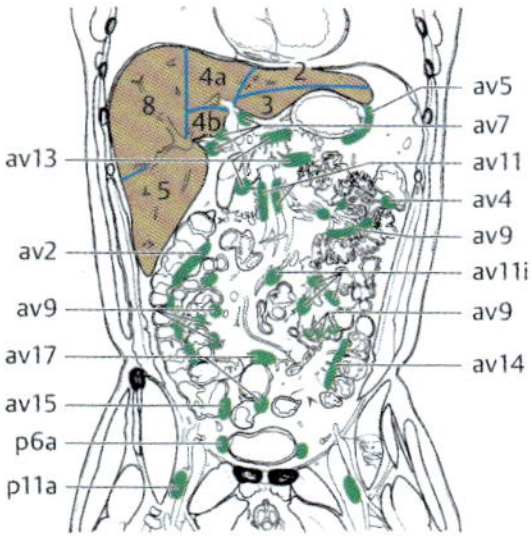

1 心脏(右心室)
2 前锯肌
3 右肺
4 左心室与膈肌中心腱
5 肝右叶
6 膈纵隔隐窝
7 门静脉
8 膈肌
9 肝固有动脉 ▶

● =淋巴结(见封底内页)
—— =肝段分界
肝脏分段(见封底内页)

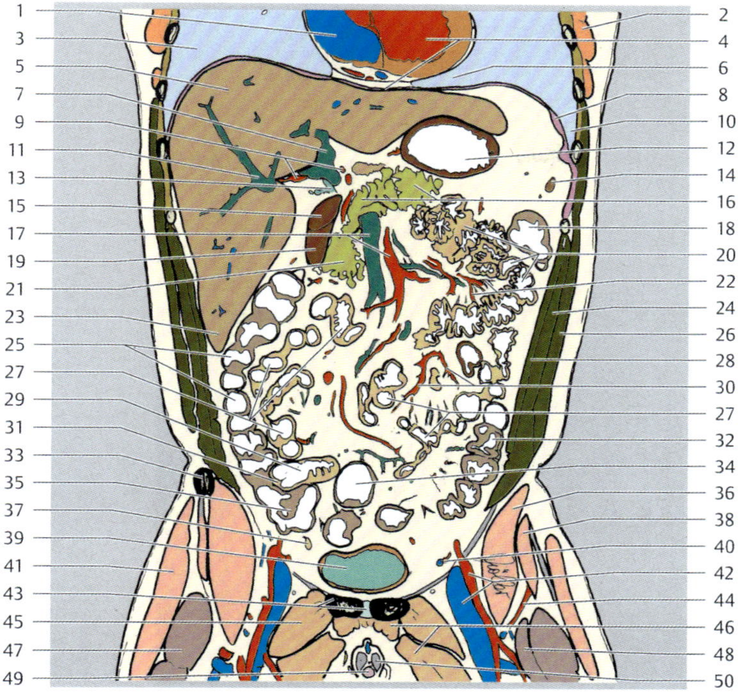

10 肋膈隐窝
11 左门静脉
12 胃体
13 胆总管
14 脾
15 胃幽门
16 胰体与胰管
17 肠系膜上动、静脉
18 降结肠
19 十二指肠(球部)
20 空肠
21 胰头
22 空肠动脉
23 肝下角
24 腹内斜肌
25 升结肠
26 腹外斜肌
27 回肠
28 腹横肌
29 回肠末端
30 回肠动脉
31 回盲瓣
32 降结肠
33 髂前上棘
34 乙状结肠
35 盲肠
36 髂腰肌
37 阑尾
38 缝匠肌
39 膀胱
40 腹壁下动、静脉
41 阔筋膜张肌
42 股动、静脉
43 耻骨与耻骨联合
44 旋股外侧动、静脉
45 耻骨肌
46 长收肌
47 股外侧肌
48 股直肌
49 尿道海绵体
50 阴茎海绵体

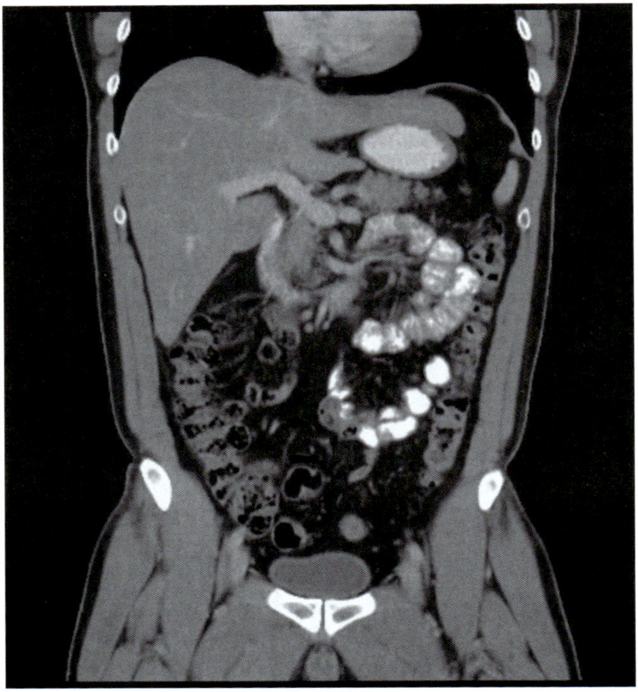

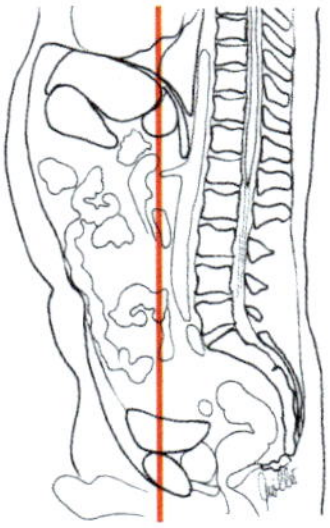

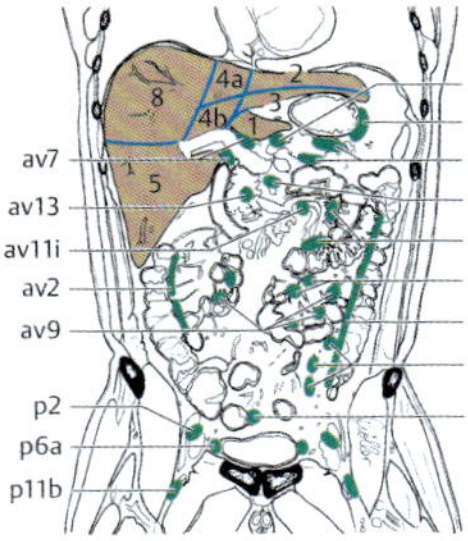

1 前锯肌
2 心脏(左心室)
3 膈肌
4 背阔肌
5 膈肌(中心腱)
6 左肺
7 肋膈隐窝
8 膈纵隔隐窝 ▶

● =淋巴结(见封底内页)
—— =肝段分界
肝脏分段(见封底内页)

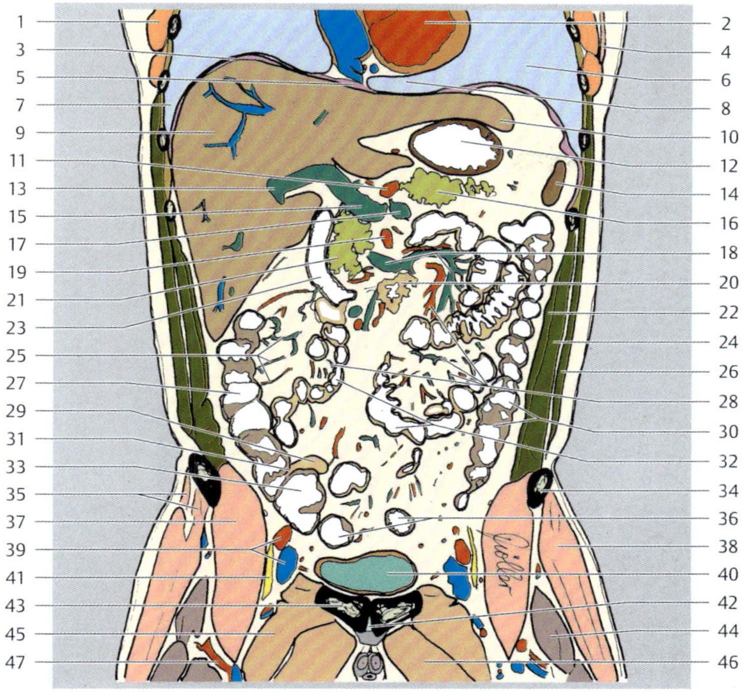

9 肝右叶
10 肝左叶
11 腹腔干
12 胃体
13 右肺静脉
14 脾
15 门静脉
16 胰体
17 脾静脉
18 空肠静脉
19 肠系膜上动、静脉
20 十二指肠水平部
21 胰头
22 腹横肌
23 十二指肠降部与C型环
24 腹内斜肌
25 右结肠动、静脉
26 腹外斜肌
27 升结肠
28 空肠与回肠动、静脉
29 回肠末端
30 降结肠
31 回盲瓣
32 回肠
33 盲肠
34 髂前上棘
35 臀中肌
36 乙状结肠
37 髂腰肌
38 阔筋膜张肌
39 髂外动、静脉
40 膀胱
41 股神经
42 耻骨联合
43 耻骨
44 股外侧肌
45 耻骨肌
46 长收肌
47 股深动脉

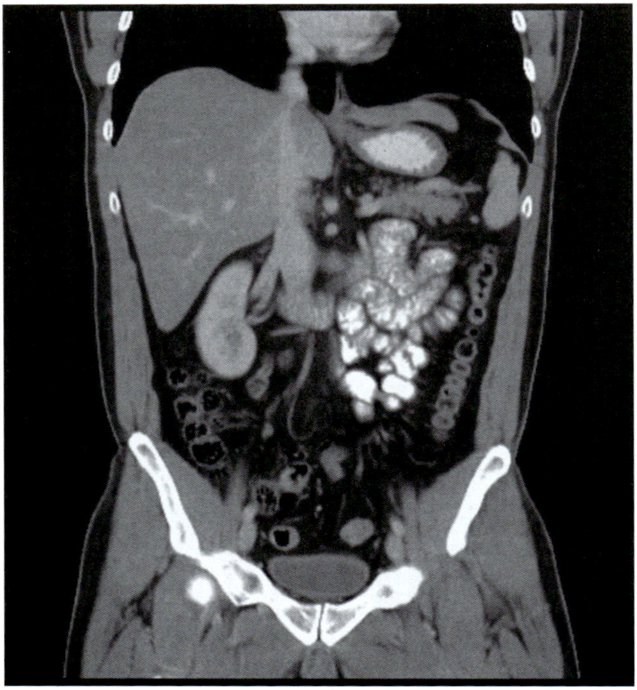

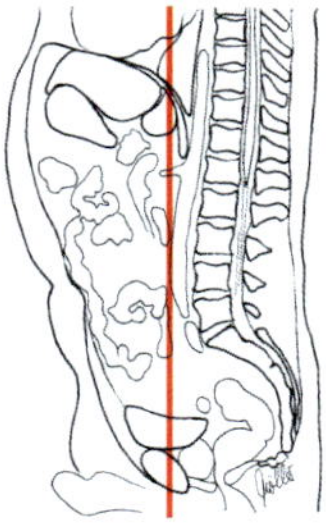

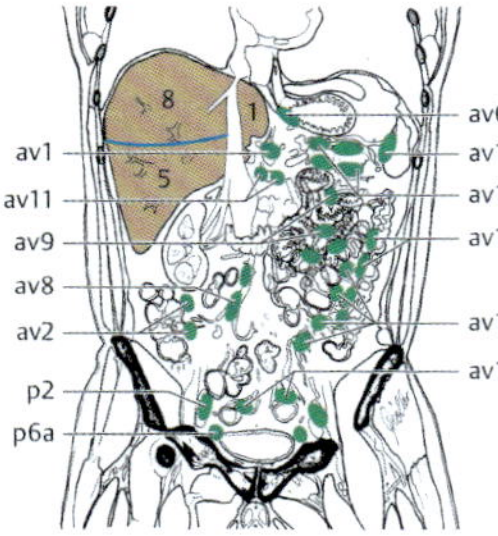

1 右肺
2 前锯肌
3 膈肌
4 膈纵隔隐窝
5 右心房
6 食管
7 肋膈隐窝
8 肝左叶
9 膈肌(腰部)
10 胃食管连接部
11 肝尾叶
12 胃贲门
13 肝右叶
14 脾动、静脉
15 腹腔干
16 脾
17 肠系膜上动、静脉 ▶

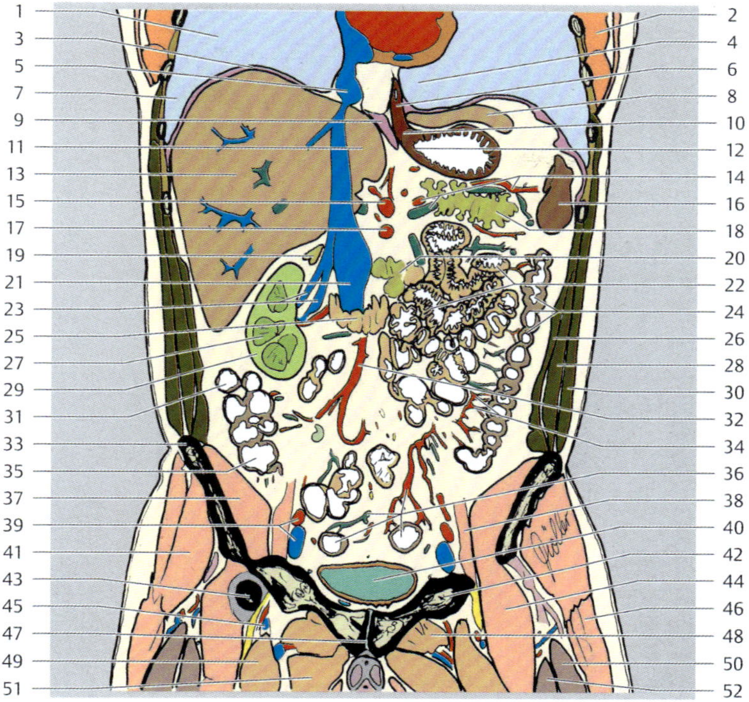

18　胰尾
19　右肾上腺
20　胰腺钩突
21　下腔静脉
22　空肠
23　左肾静脉
24　降结肠
25　十二指肠水平部
26　腹横肌
27　右肾(肾盏)
28　腹内斜肌
29　右肾(肾皮质)
30　腹外斜肌
31　升结肠
32　回结肠动脉
33　髂前上棘
34　左结肠动、静脉
35　盲肠
36　乙状结肠及乙状结肠动、静脉
37　髂肌
38　腰大肌
39　髂外动、静脉
40　膀胱
41　臀中肌
42　耻骨上支
43　股骨头
44　髂腰肌
45　旋股内侧动、静脉
46　阔筋膜张肌
47　耻骨联合
48　闭孔外肌
49　耻骨肌
50　股外侧肌
51　短收肌
52　股中间肌

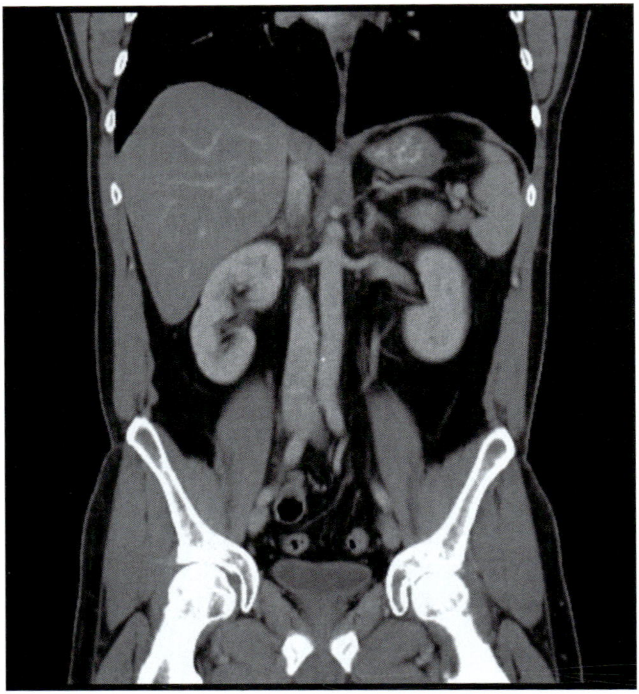

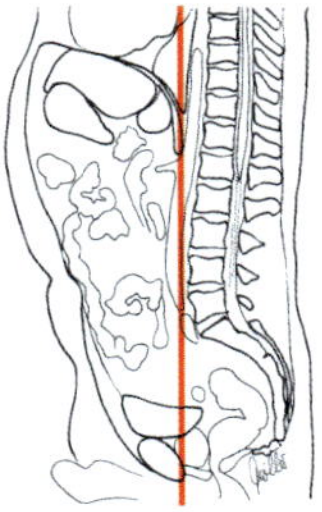

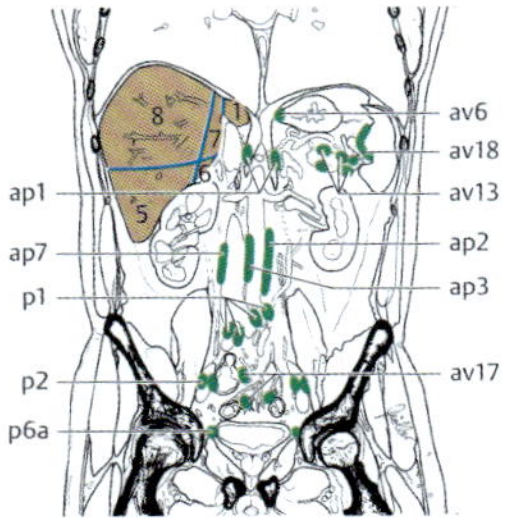

1 前锯肌
2 食管
3 背阔肌
4 左肺
5 膈肌
6 胃底
7 肋膈隐窝
8 脾及脾动、静脉
9 肝右叶
10 左肾上腺
11 膈肌(腰部)
12 胰尾
13 下腔静脉
14 左肾动、静脉
15 腹腔干
16 左肾(肾皮质)
17 右肾上极及右肾动脉
18 腹主动脉与下腔静脉

▶

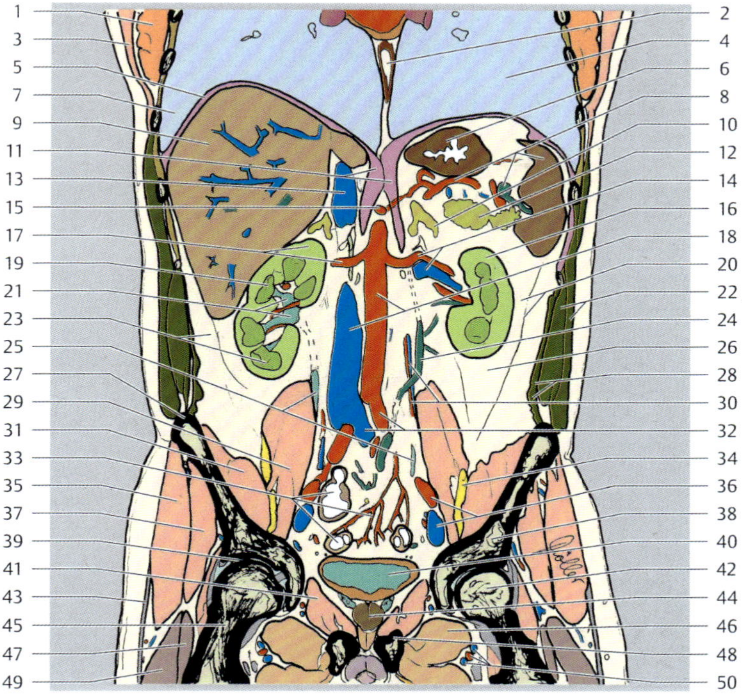

19 右肾(肾盏)
20 肾筋膜与肾周外侧间隙(脂肪囊)
21 肾盂
22 腹内、外斜肌
23 肾下极与肾旁外侧间隙
24 肠系膜下静脉
25 输尿管
26 肾下间隙
27 髂前上棘
28 腹横肌
29 腰大肌
30 左睾丸动、静脉
31 髂肌
32 左髂总动、静脉
33 乙状结肠及乙状结肠动、静脉
34 股神经
35 臀中肌
36 髂外动、静脉(左)
37 臀小肌
38 髋臼盖
39 髋关节
40 膀胱
41 闭孔内肌
42 股骨头
43 髂胫束
44 前列腺
45 股骨颈
46 闭孔外肌
47 股中间肌
48 耻骨支
49 股外侧肌
50 旋股内侧动、静脉

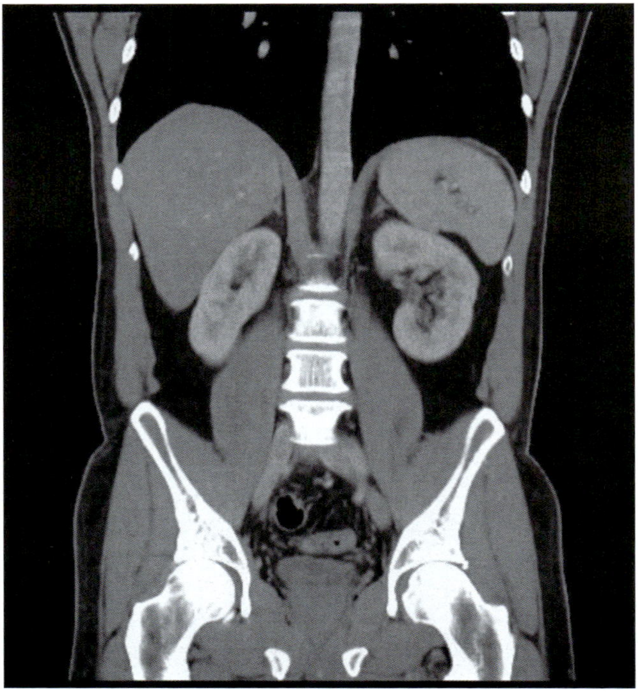

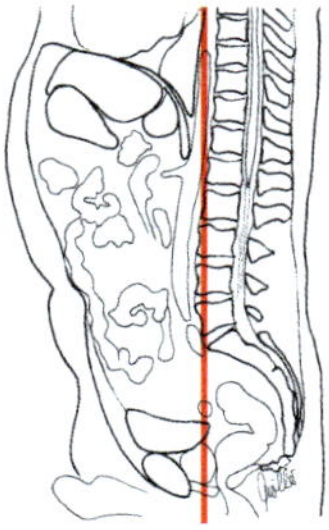

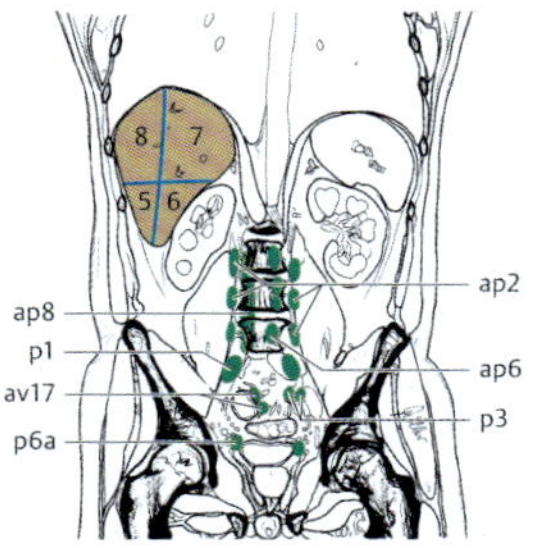

1 背阔肌
2 左肺
3 前锯肌
4 胸主动脉(降部)
5 右肺
6 膈肌
7 肋膈隐窝
8 脾
9 肝右叶
10 左肾上腺
11 右肾上极
12 膈肌(腰部)
13 右肾皮质
14 左肾肾盏
15 乳糜池
16 内侧弓状韧带
17 腹横肌 ►

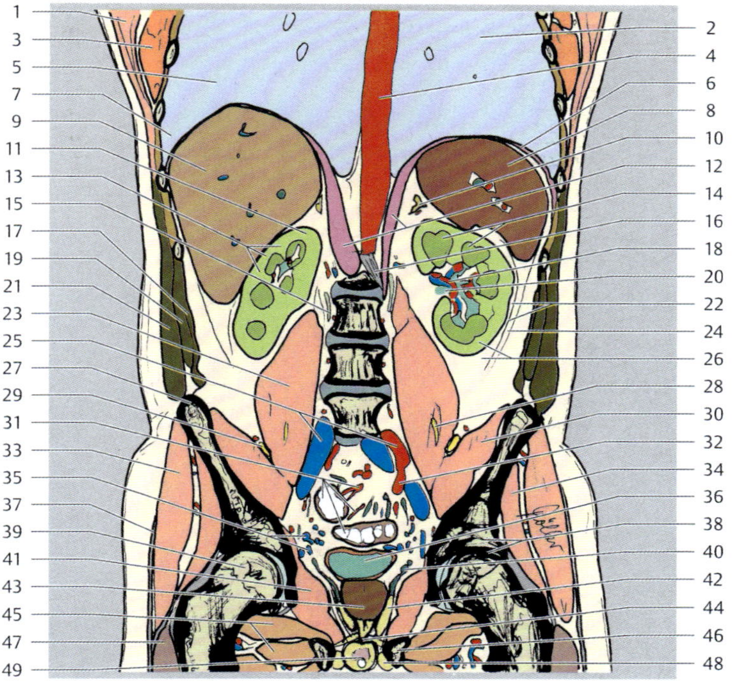

18 左肾动脉
19 腹内斜肌
20 肾盂(肾门)
21 腹外斜肌
22 肾筋膜与肾周外侧间隙(脂肪囊)
23 腰大肌
24 肾旁外侧间隙
25 髂总动、静脉
26 肾下极与肾下间隙
27 髂嵴
28 外侧生殖股神经
29 股神经
30 髂肌
31 乙状结肠及乙状结肠动、静脉
32 左髂内动、静脉
33 臀中肌
34 臀小肌
35 闭孔动、静脉
36 膀胱
37 髂胫束
38 髋关节与髋臼盖
39 股骨头
40 射精管与输精管
41 闭孔内肌
42 肛提肌
43 前列腺
44 会阴深横肌
45 闭孔外肌
46 耻骨支
47 股外侧肌
48 坐骨海绵体肌
49 尿道海绵体(球部)

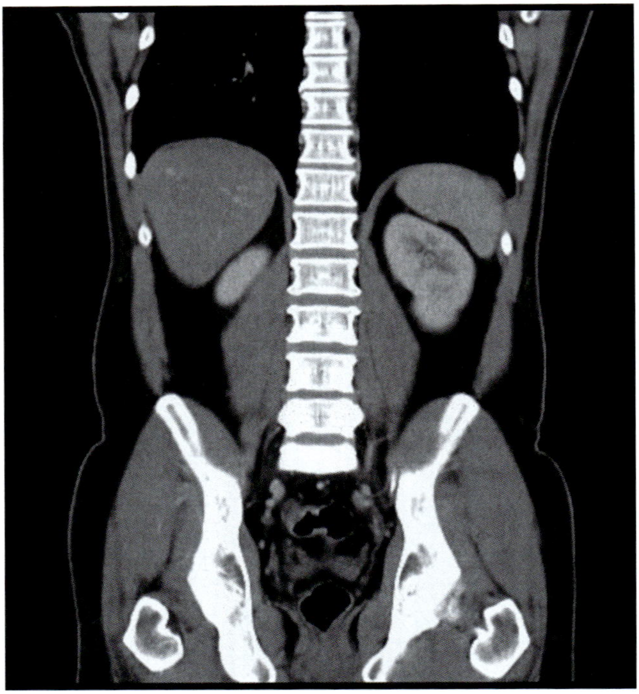

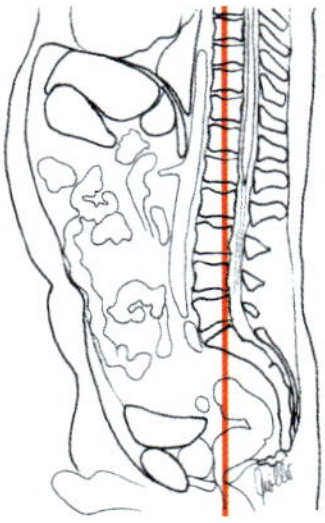

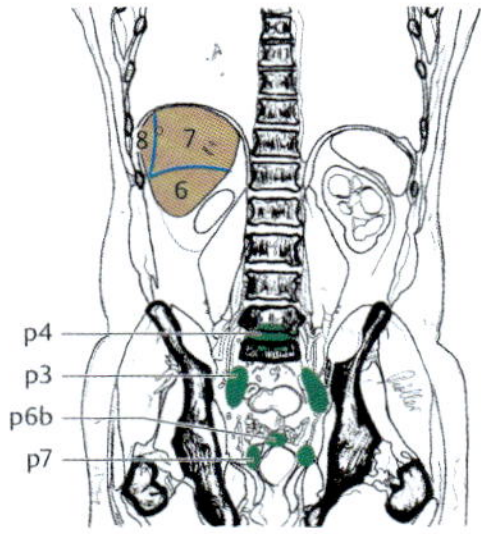

1 前锯肌
2 左肺
3 背阔肌
4 肋间后动、静脉
5 右肺
6 肋膈隐窝
7 膈肌 ►

● =淋巴结(见封底内页)
—— =肝段分界
肝脏分段(见封底内页)

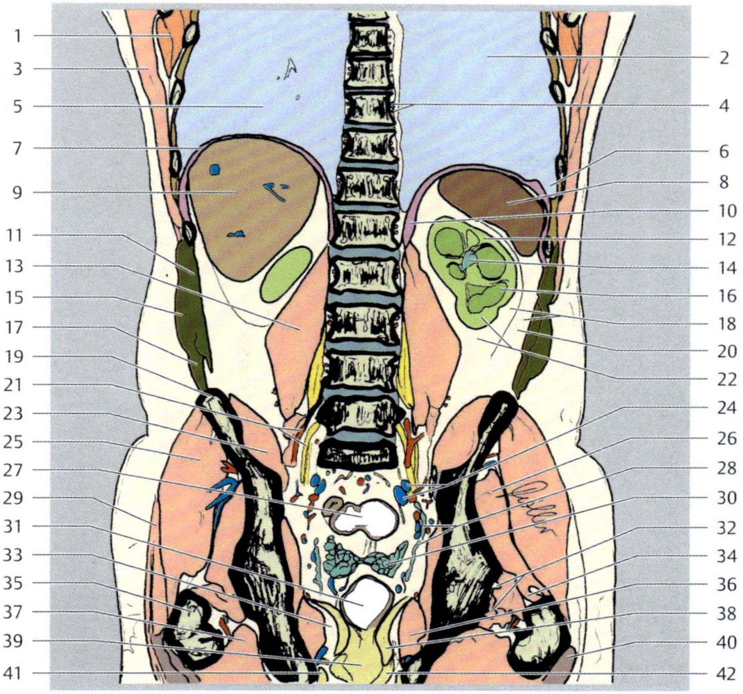

8 脾
9 肝右叶
10 膈肌（腰部，膈脚）
11 腹横肌
12 左肾(肾皮质)
13 腰大肌
14 左肾(肾盂)
15 腹外斜肌
16 左肾(肾盏)
17 腹内斜肌
18 肾筋膜与肾周外侧间隙(脂肪囊)
19 髂嵴
20 肾旁外侧间隙
21 骶丛
22 肾下极与肾下间隙
23 髂肌
24 左髂内动、静脉
25 臀中肌
26 臀小肌
27 直肠乙状结肠连接部
28 输尿管
29 臀大肌
30 精囊腺
31 直肠
32 上、下孖肌
33 坐骨直肠窝
34 梨状肌(腱)
35 大转子
36 闭孔内肌
37 股方肌
38 肛提肌
39 尿道海绵体（球部）
40 股外侧肌与股中间肌
41 坐骨海绵体肌
42 肛门外括约肌

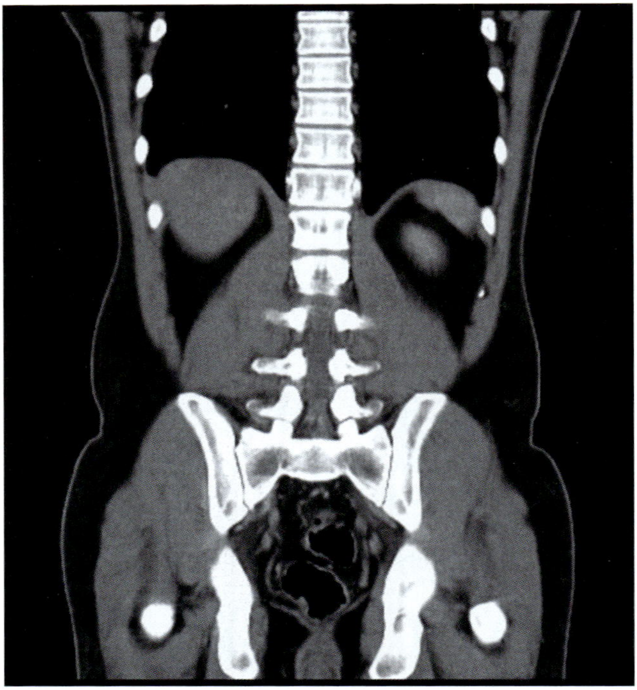

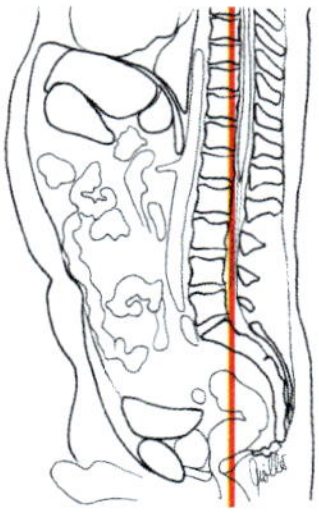

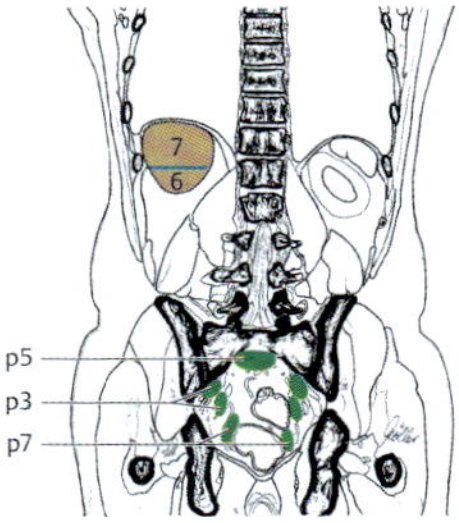

1 背阔肌
2 前锯肌
3 右肺
4 左肺
5 膈肌
6 肋膈隐窝
7 肝右叶 ▶

● =淋巴结(见封底内页)
—— =肝段分界
肝脏分段(见封底内页)

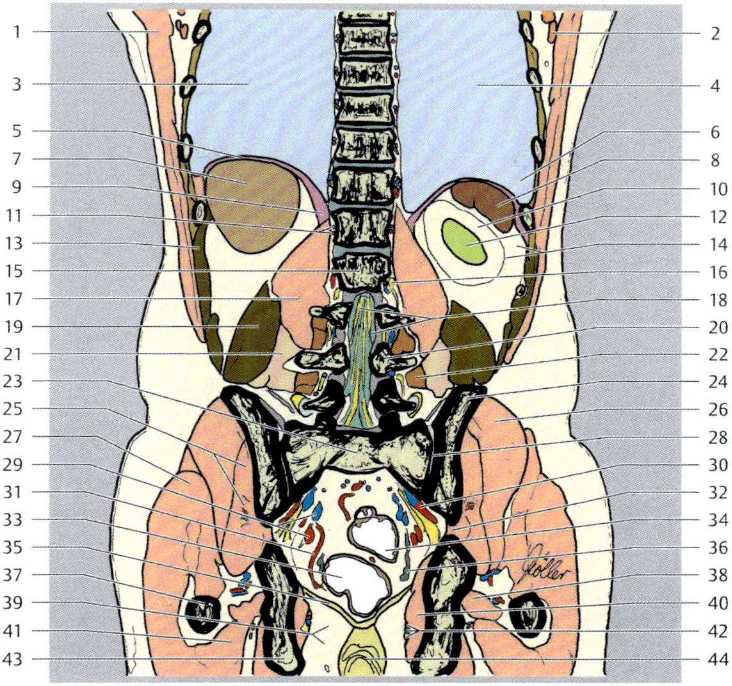

8 脾

9 膈肌(腰部)

10 肾周外侧间隙(脂肪囊)

11 腰动、静脉

12 左肾

13 腹横肌

14 肾后筋膜与肾旁外侧间隙

15 第1腰椎体

16 脊神经节

17 腰小肌

18 脊髓马尾

19 腰方肌

20 横突

21 竖脊肌外侧束

22 竖脊肌内侧束

23 骶骨

24 髂骨

25 臀小肌

26 臀中肌

27 臀大肌

28 骶髂关节

29 右髂内动、静脉(前支)

30 左髂内动、静脉(后支)

31 右直肠中动脉

32 坐骨大孔

33 直肠

34 直肠乙状结肠连接部

35 肛提肌

36 左直肠中静脉

37 大转子

38 上、下孖肌

39 坐骨肛门窝

40 闭孔内肌

41 股方肌

42 阴部神经与阴部内动、静脉

43 坐骨

44 肛门外括约肌

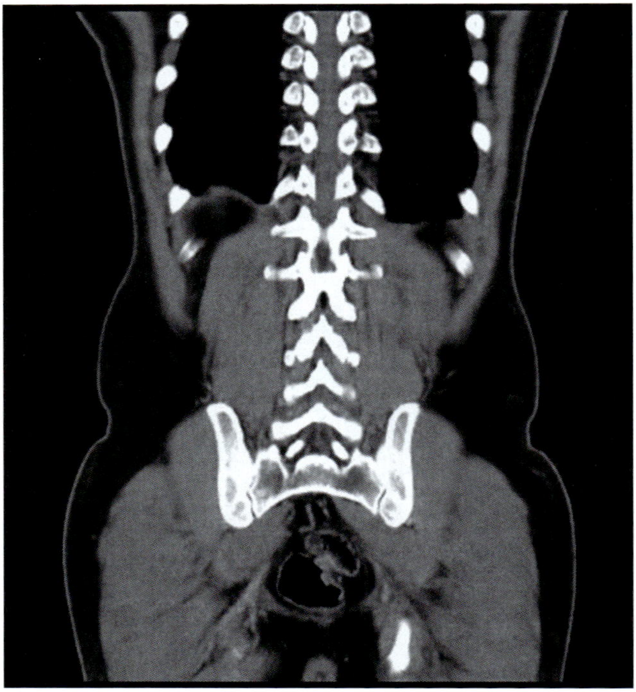

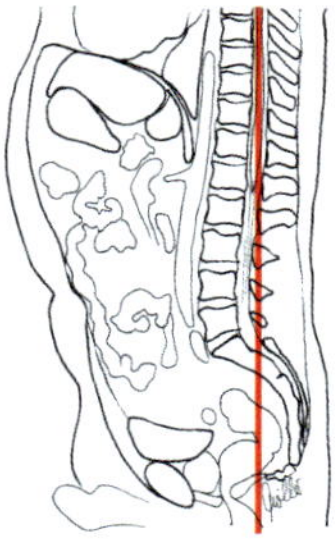

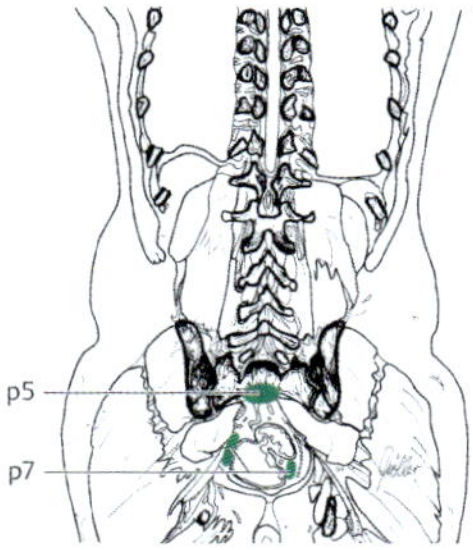

● =淋巴结(见封底内页)
—— =肝段分界
肝脏分段(见封底内页)

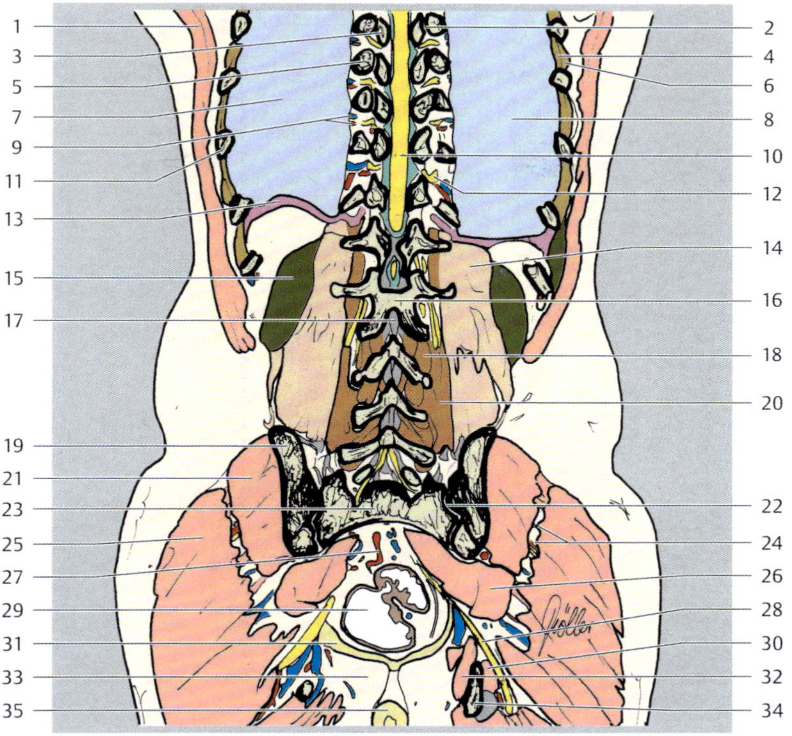

1 背阔肌
2 肋骨头关节(T8)
3 第8胸椎(椎弓并下肋关节面)
4 肋间内肌
5 第9肋骨(头)
6 肋间外肌
7 右肺
8 左肺
9 肋间后动、静脉
10 脊髓
11 第10肋
12 脊神经节
13 膈肌
14 胸最长肌与髂肋肌（竖脊肌外侧束）
15 腰方肌
16 第2腰椎(椎弓)
17 棘间韧带
18 横突棘肌（竖脊肌内侧束）
19 髂骨
20 棘肌（竖脊肌内侧束）
21 臀中肌
22 骶髂关节
23 骶骨
24 臀下神经与动、静脉
25 臀大肌
26 梨状肌
27 直肠上动脉
28 坐骨神经
29 直肠
30 股方肌
31 肛提肌
32 闭孔内肌
33 坐骨肛门窝
34 坐骨
35 肛门外括约肌

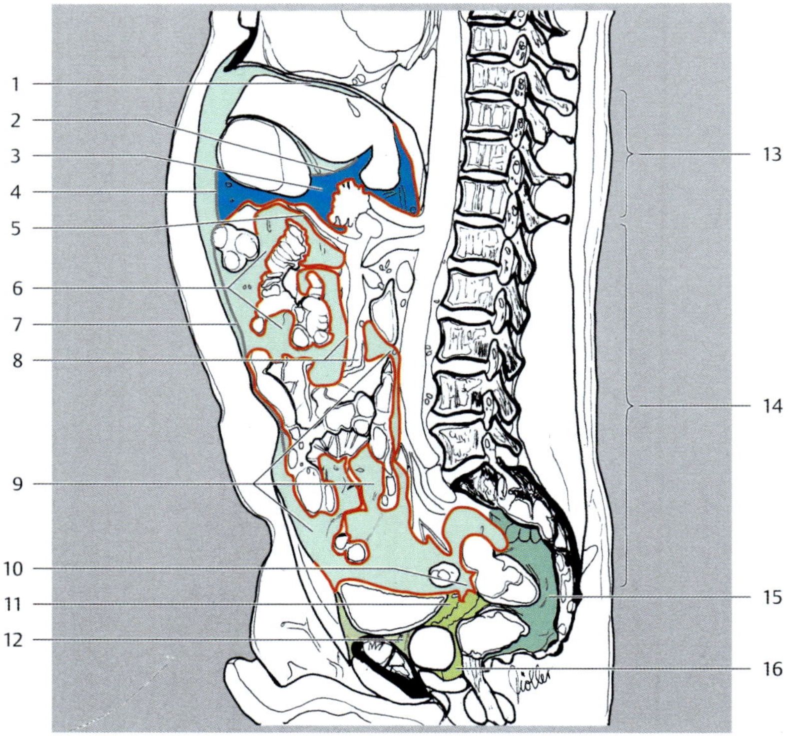

1	膈下间隙	9	肠系膜下腹膜间隙
2	肝胃韧带(小网膜)	10	直肠膀胱窝
3	网膜囊	11	膀胱后间隙
4	胃结肠韧带	12	耻骨后间隙
5	横结肠系膜	13	结肠系膜上腹膜间隙
6	肠系膜上腹膜间隙	14	结肠系膜下腹膜间隙
7	大网膜	15	腹膜后间隙
8	肠系膜	16	会阴体

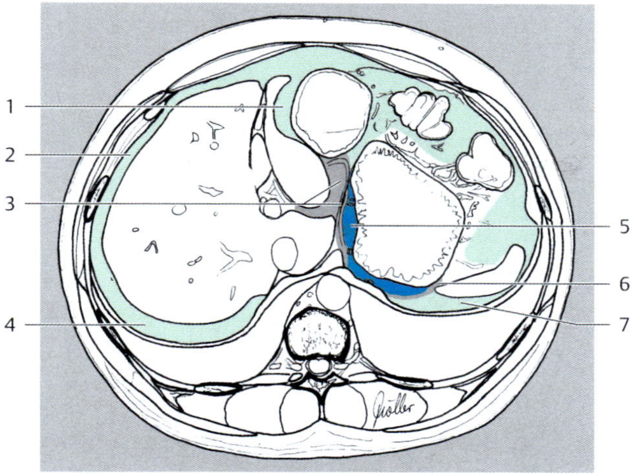

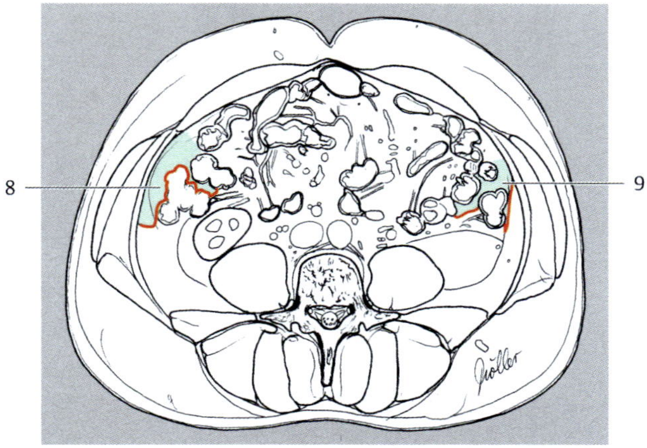

1 左肝下间隙
2 肝周间隙与右膈下间隙
3 肝胃韧带
4 右后膈下间隙
5 网膜囊
6 胃脾韧带
7 左膈下间隙
8 右结肠旁沟
9 左结肠旁沟

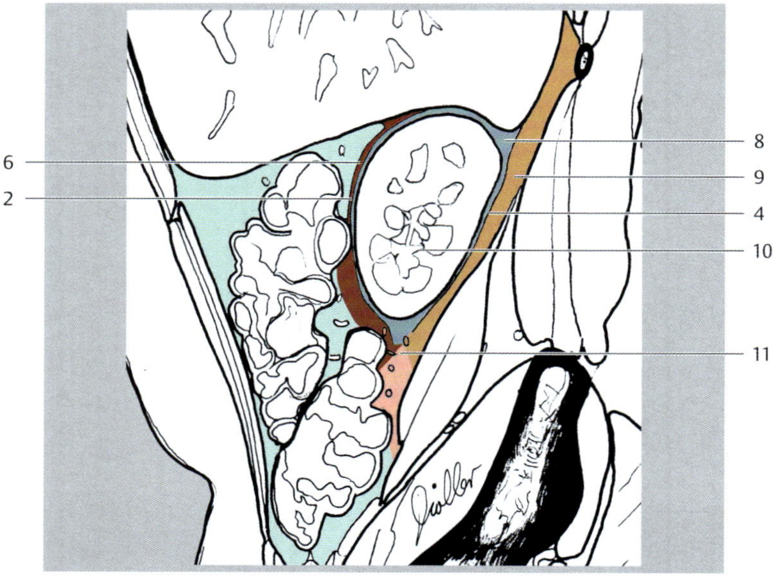

1	腹膜腔	7	左侧锥筋膜
2	肾前筋膜	8	肾周间隙
3	右侧锥筋膜	9	肾旁后间隙
4	肾后筋膜	10	右肾
5	肠系膜根部	11	肾下腹膜后间隙
6	肾旁前间隙		

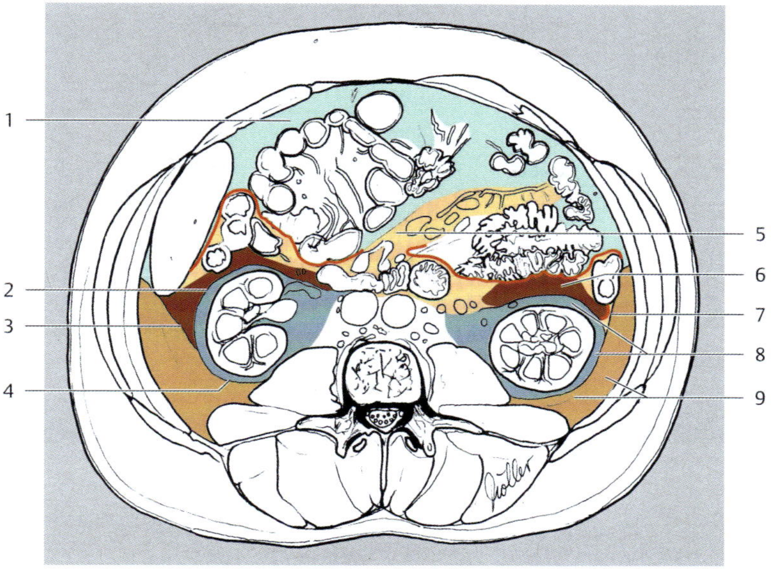

1	腹膜腔	7	左侧锥筋膜
2	肾前筋膜	8	肾周间隙
3	右侧锥筋膜	9	肾旁后间隙
4	肾后筋膜	10	右肾
5	肠系膜根部	11	肾下腹膜后间隙
6	肾旁前间隙		

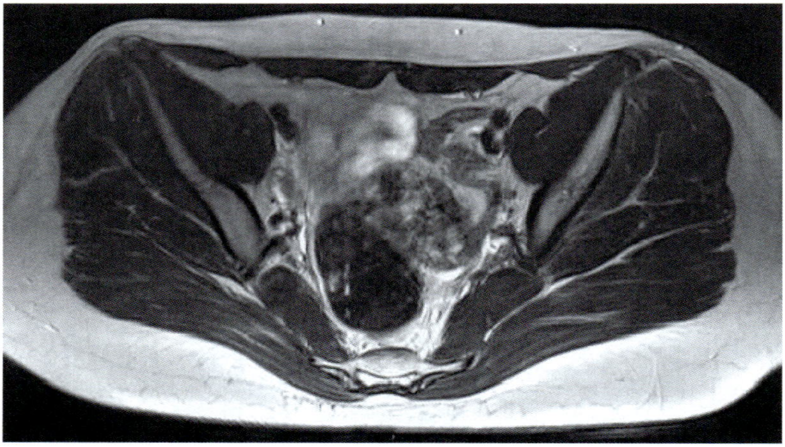

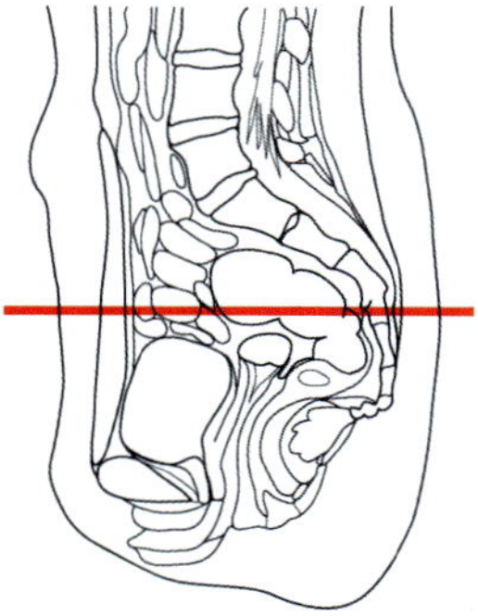

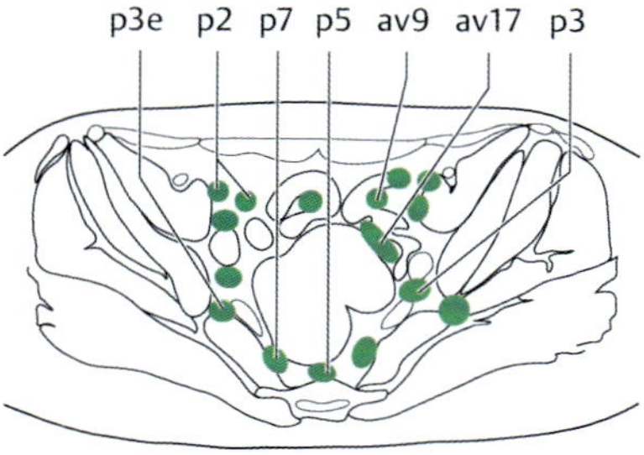

● =淋巴结(见封底内页)

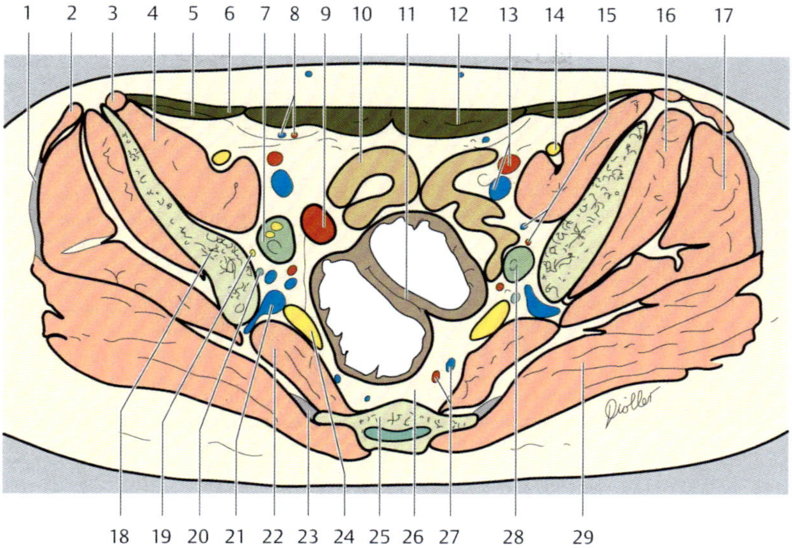

1 臀肌腱膜
2 阔筋膜张肌
3 缝匠肌
4 髂肌
5 腹横肌
6 腹内斜肌
7 右侧卵巢
8 腹壁下动、静脉
9 子宫
10 回肠
11 乙状结肠远端
12 腹直肌
13 髂外动、静脉
14 股神经
15 卵巢动、静脉
16 臀小肌
17 臀中肌
18 髂骨
19 闭孔内神经
20 输尿管
21 臀上静脉与髂内动脉
22 梨状肌
23 骶结节韧带
24 坐骨神经
25 骶骨
26 骶前间隙
27 直肠上动、静脉
28 左侧卵巢
29 臀大肌

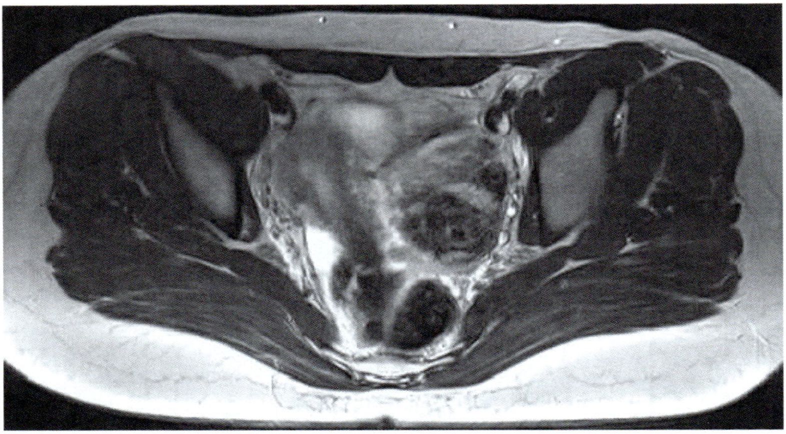

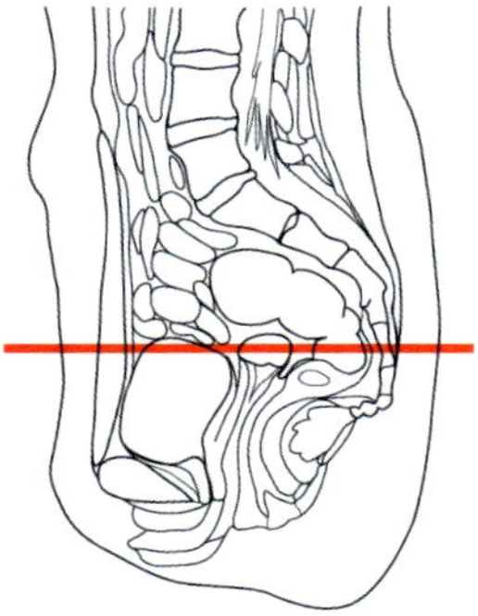

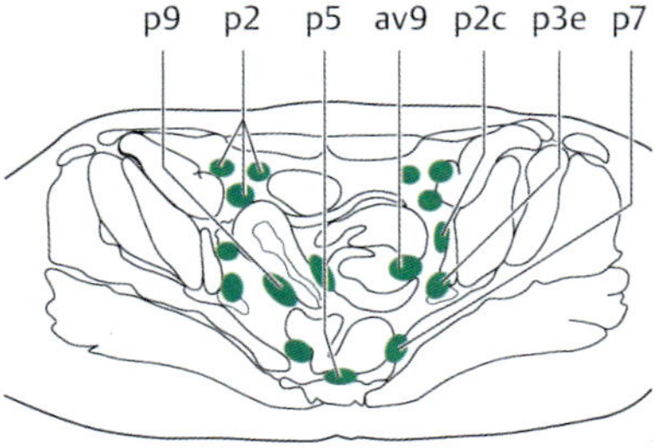

● =淋巴结(见封底内页)

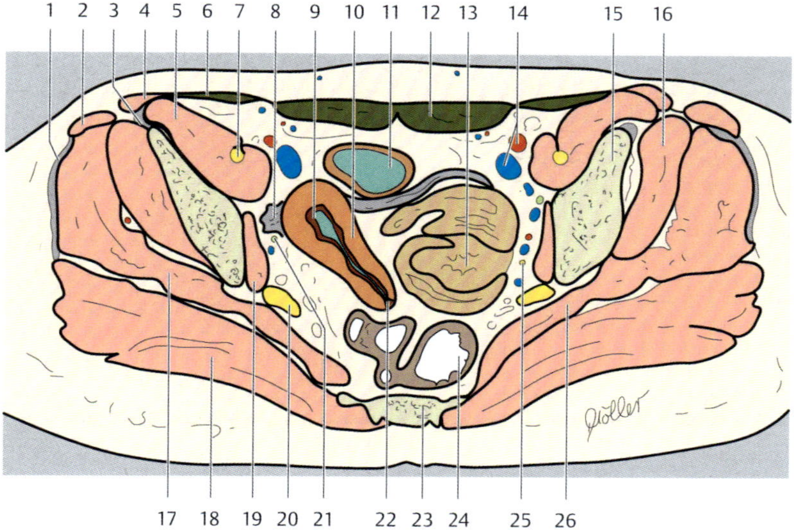

1 臀肌腱膜
2 阔筋膜张肌
3 股直肌
4 缝匠肌
5 髂腰肌
6 腹内斜肌与腹横肌
7 股神经
8 子宫圆韧带
9 子宫腔
10 子宫底
11 膀胱
12 腹直肌
13 小肠
14 髂外动、静脉
15 髂骨
16 臀小肌
17 臀中肌
18 臀大肌
19 闭孔内肌
20 坐骨神经
21 输尿管
22 子宫颈
23 骶骨
24 直肠
25 闭孔神经
26 梨状肌

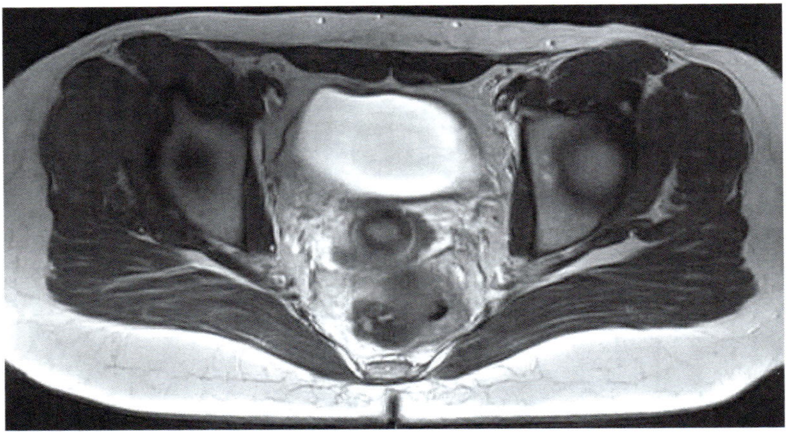

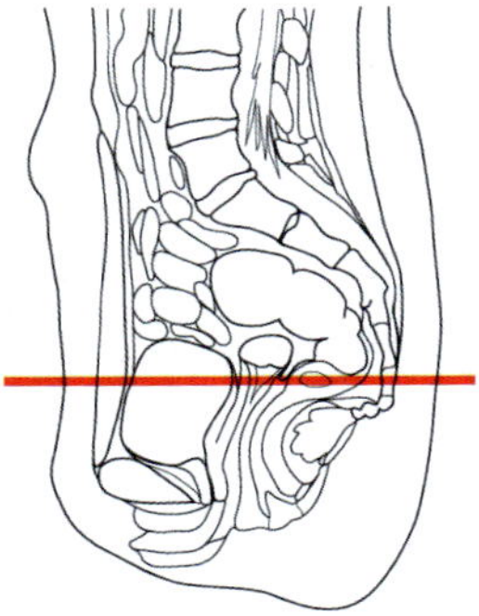

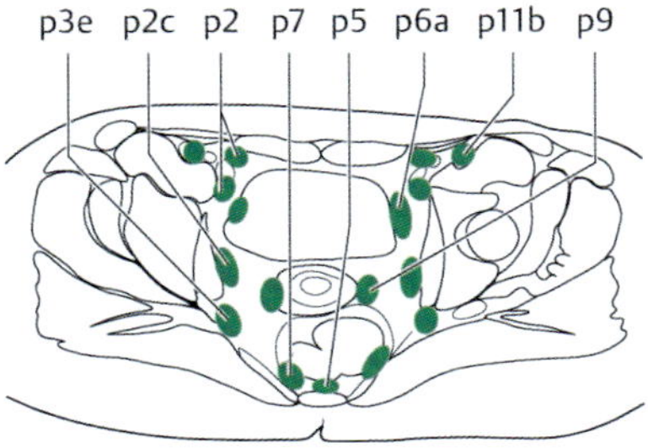

● =淋巴结(见封底内页)

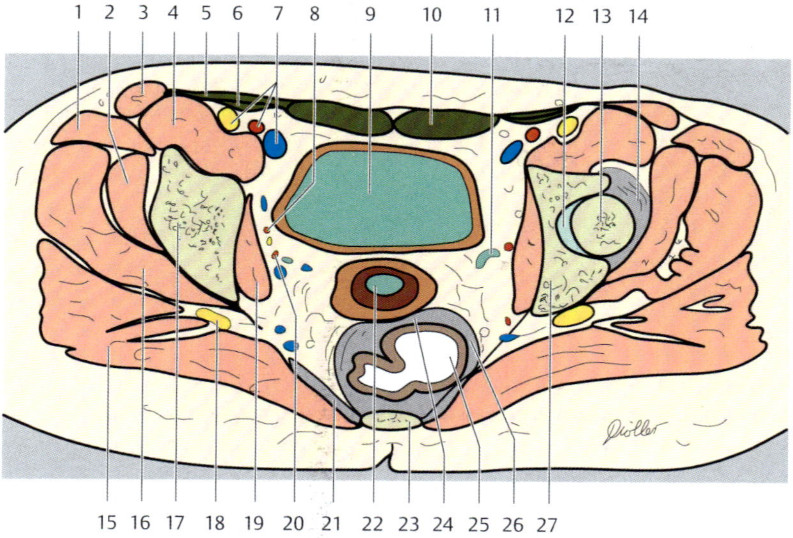

1 阔筋膜张肌与股直肌
2 臀小肌
3 缝匠肌
4 髂腰肌
5 腹内斜肌
6 腹横肌
7 股神经与髂外动、静脉
8 闭孔动脉
9 膀胱
10 腹直肌
11 输尿管
12 髋关节
13 股骨头
14 关节囊
15 臀大肌
16 臀中肌
17 髋臼顶
18 坐骨神经
19 闭孔内肌
20 髂内动、静脉
21 骶棘韧带
22 子宫(阴道部)
23 骶骨
24 直肠子宫陷凹
25 直肠
26 子宫骶韧带
27 髂骨(后柱)

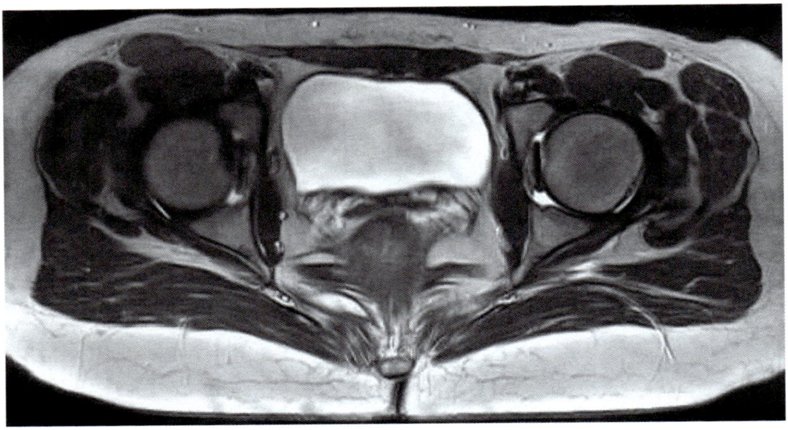

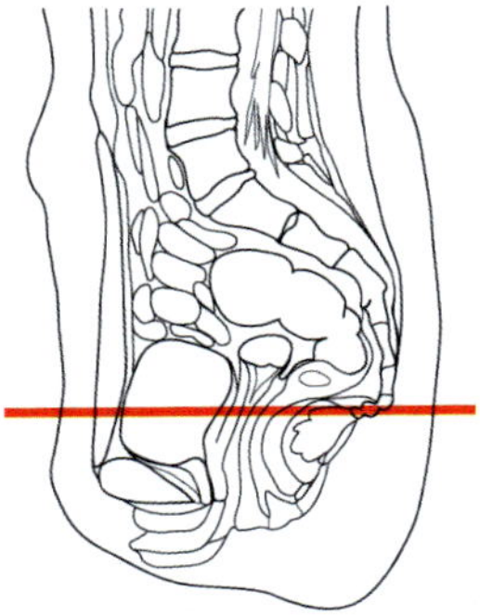

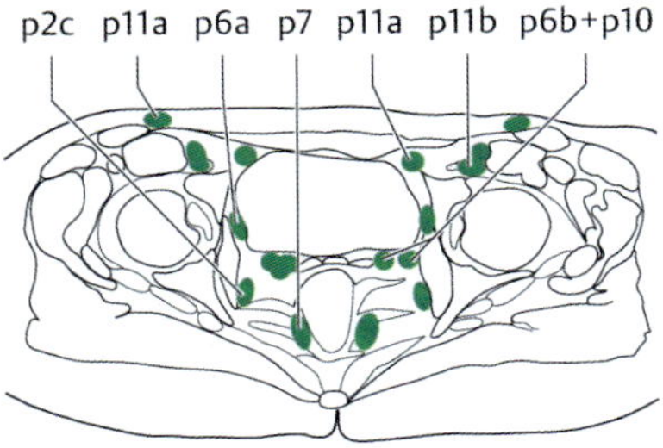

● =淋巴结(见封底内页)

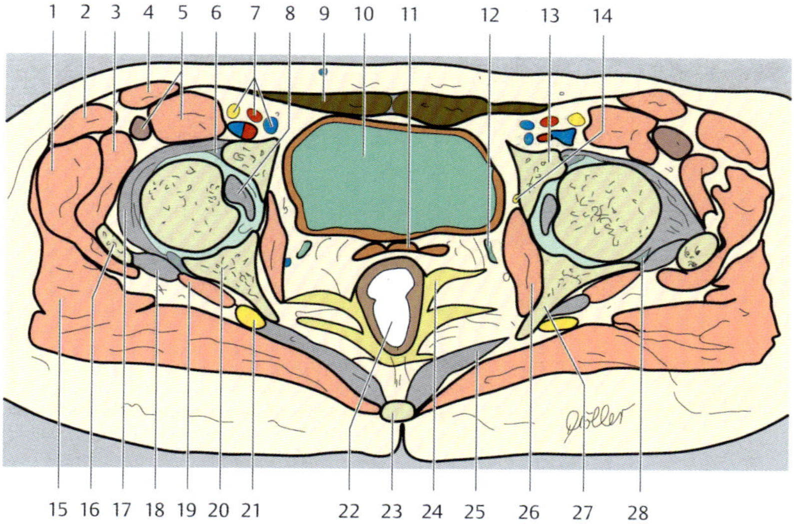

1 臀中肌
2 阔筋膜张肌
3 臀小肌
4 缝匠肌
5 髂腰肌与股直肌
6 髋臼唇(前部)
7 股动脉、静脉与神经
8 股骨头韧带
9 腹直肌
10 膀胱
11 阴道
12 输尿管
13 髂骨
14 闭孔神经
15 臀大肌
16 大转子
17 关节囊
18 梨状肌(肌腱)
19 上孖肌
20 髂骨
21 坐骨神经
22 直肠
23 尾骨
24 肛提肌
25 骶棘韧带
26 闭孔内肌
27 坐骨棘
28 髋臼唇(后部)

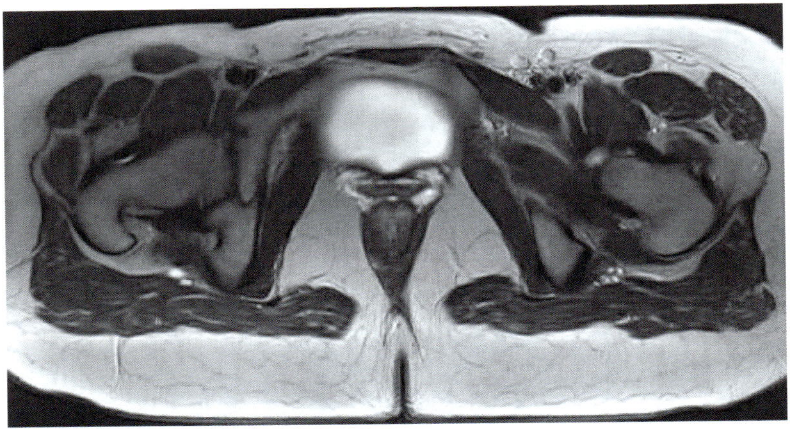

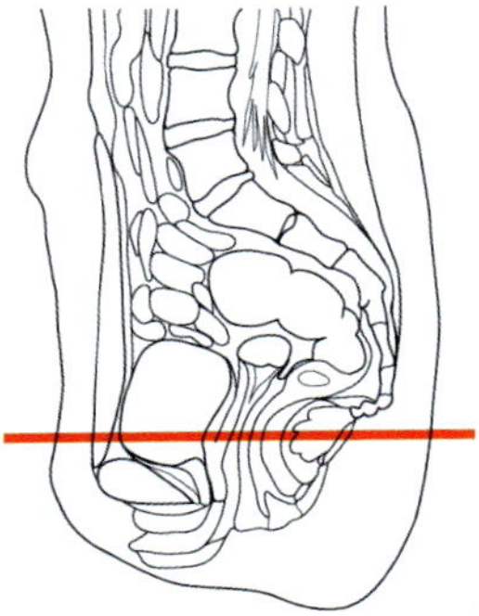

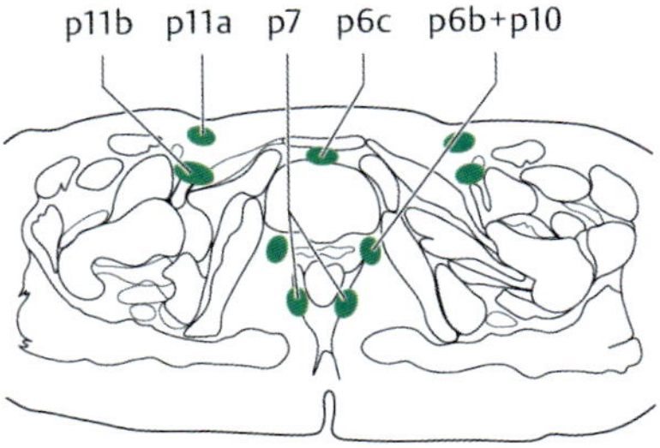

● =淋巴结(见封底内页)

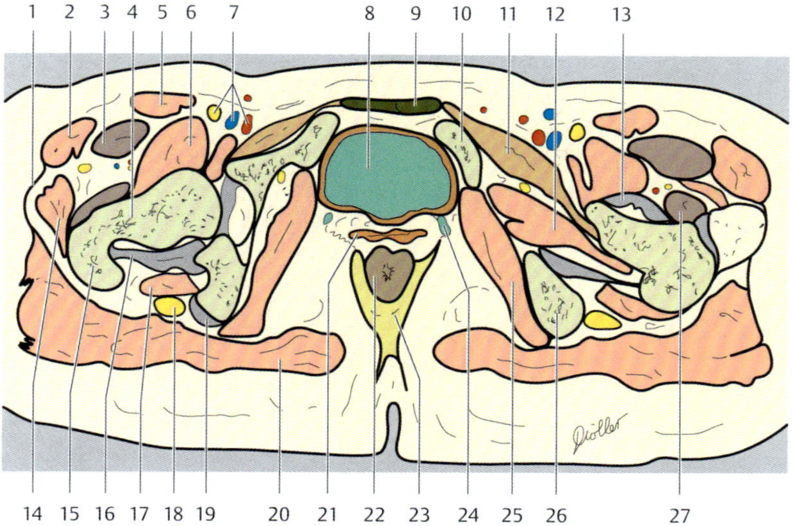

1 髂胫束
2 阔筋膜张肌
3 股直肌
4 股骨头
5 缝匠肌
6 髂腰肌
7 股动脉、静脉与神经
8 膀胱
9 腹直肌
10 耻骨上支
11 耻骨肌
12 闭孔外肌
13 髂股韧带
14 臀中肌
15 大转子
16 闭孔外肌(肌腱)
17 股方肌与下孖肌
18 坐骨神经
19 闭孔内肌(肌腱)
20 臀大肌
21 阴道
22 直肠
23 肛提肌
24 输尿管
25 闭孔内肌
26 坐骨结节
27 股外侧肌

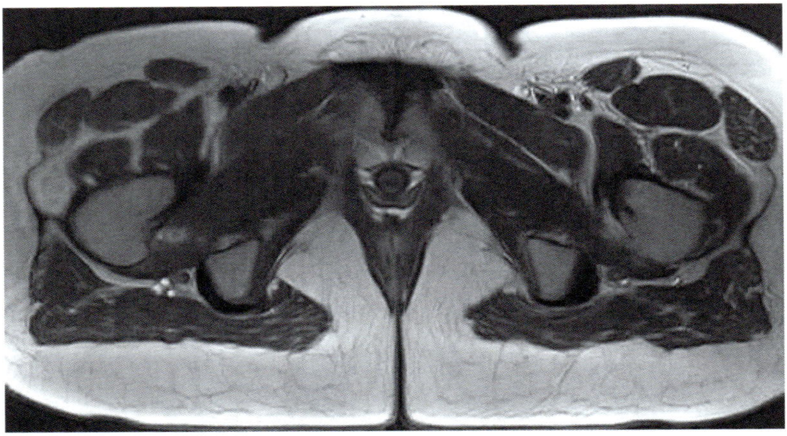

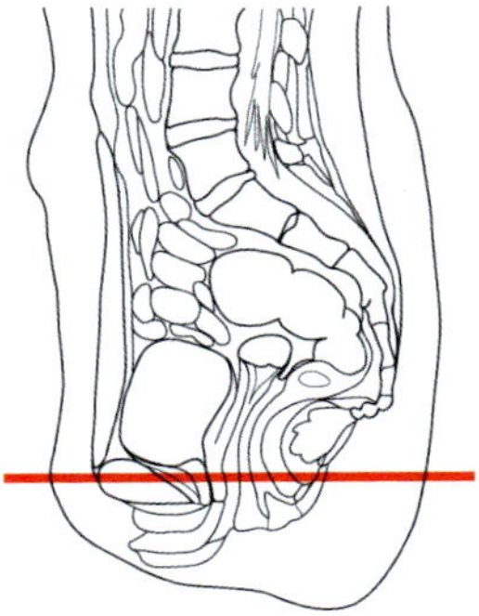

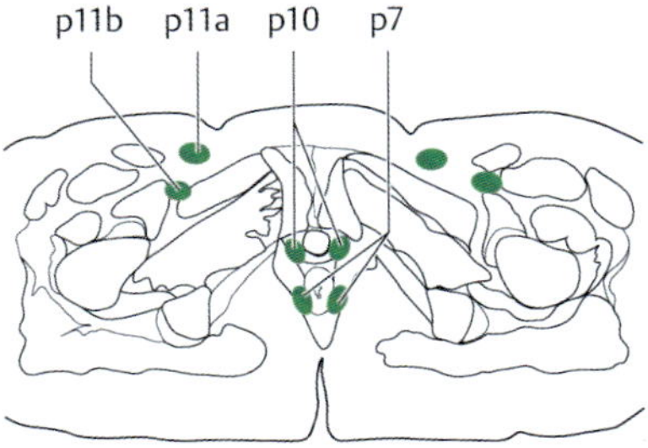

● =淋巴结(见封底内页)

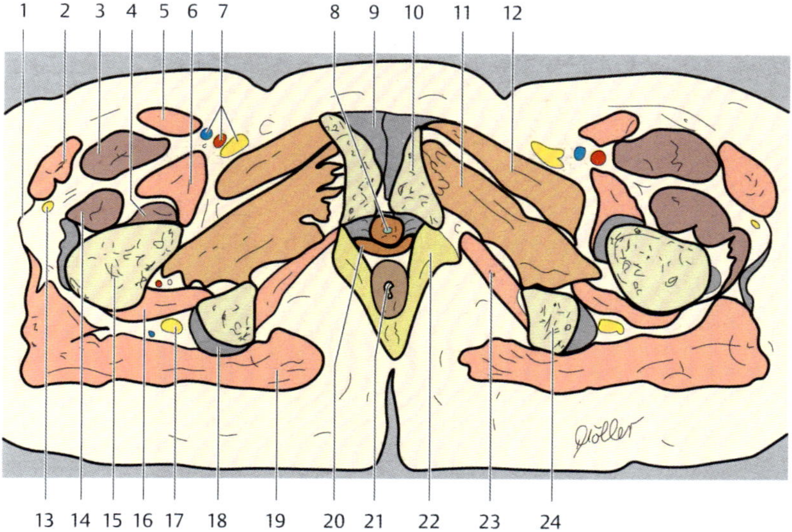

1	髂胫束	14	股外侧肌
2	阔筋膜张肌	15	股骨
3	股直肌	16	股方肌
4	股中间肌	17	坐骨神经
5	缝匠肌	18	股二头肌、半腱肌与半膜肌总腱
6	髂腰肌	19	臀大肌
7	股动脉、静脉与神经	20	阴道
8	尿道	21	直肠
9	耻骨联合	22	肛提肌
10	耻骨	23	闭孔内肌
11	闭孔外肌	24	坐骨结节
12	耻骨肌		
13	股外侧皮神经		

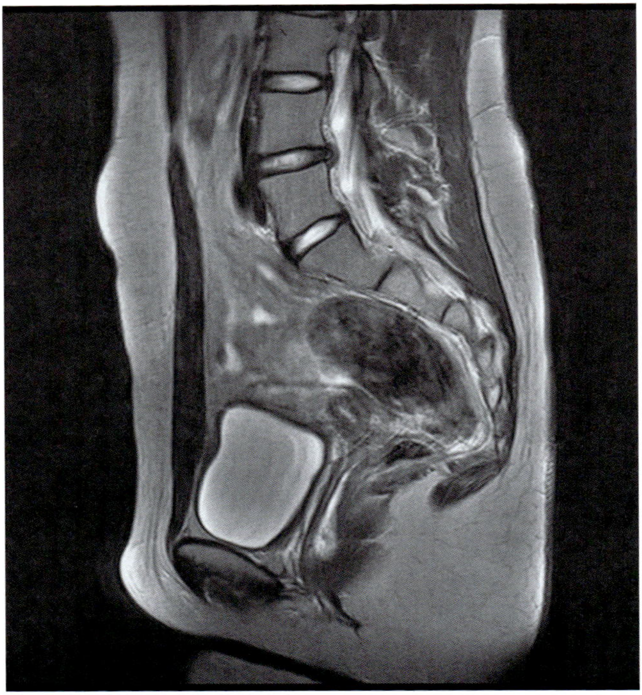

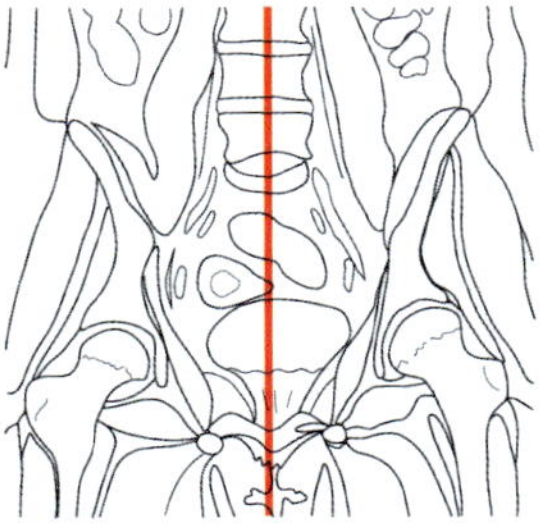

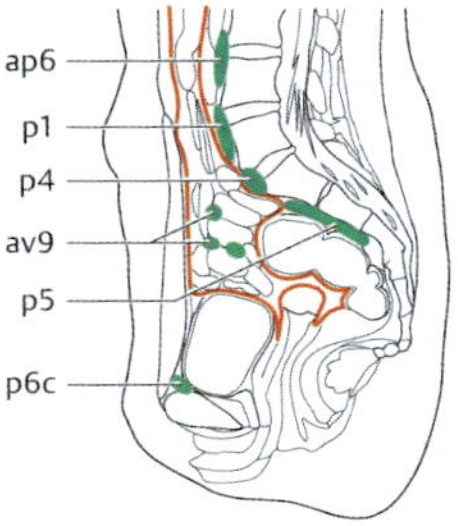

1 下腔静脉
2 主动脉
3 第4腰椎
4 L4与L5之间椎间盘
5 空肠静脉
6 髂总静脉
7 小肠 ▶

● =淋巴结(见封底内页)
—— =腹膜

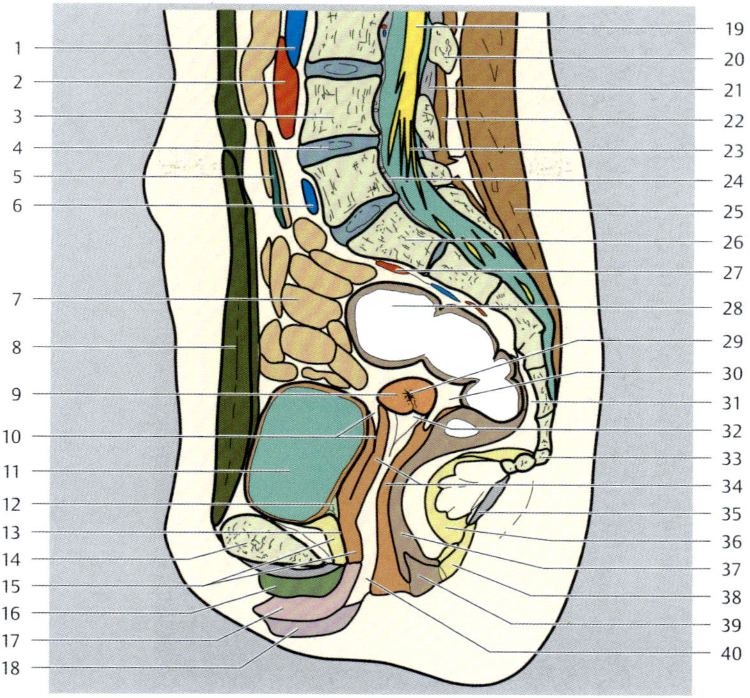

8 腹直肌
9 子宫
10 膀胱子宫陷凹
11 膀胱
12 尿道内口
13 尿道
14 耻骨
15 尿道括约肌与会阴深横肌
16 阴蒂(体部)
17 小阴唇
18 大阴唇
19 脊髓
20 棘突
21 黄韧带
22 腰棘间肌
23 脊髓马尾
24 后纵韧带
25 竖脊肌内侧束
26 骶椎(S1)
27 直肠上动脉
28 直肠
29 宫颈管
30 直肠子宫陷凹
31 骶前间隙
32 宫颈外口
33 尾骨
34 阴道前后壁
35 肛尾韧带(肛门外括约肌的后延)
36 肛提肌
37 肛管
38 肛门外括约肌
39 肛门
40 阴道

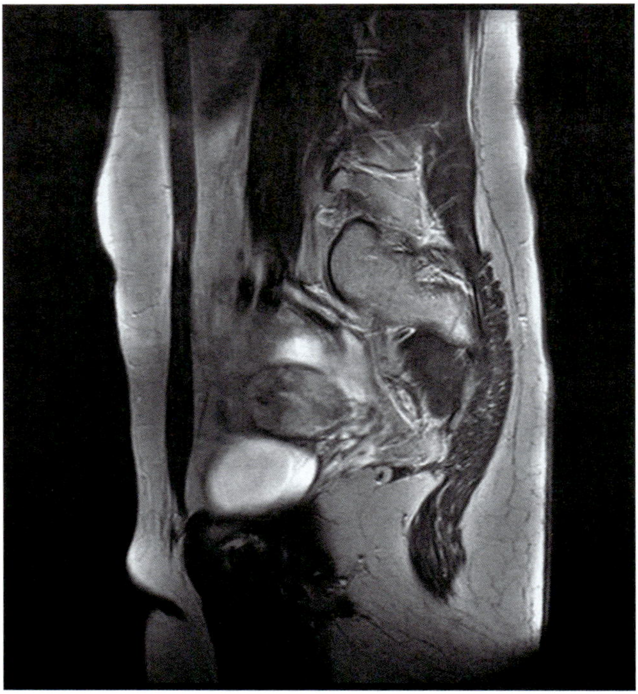

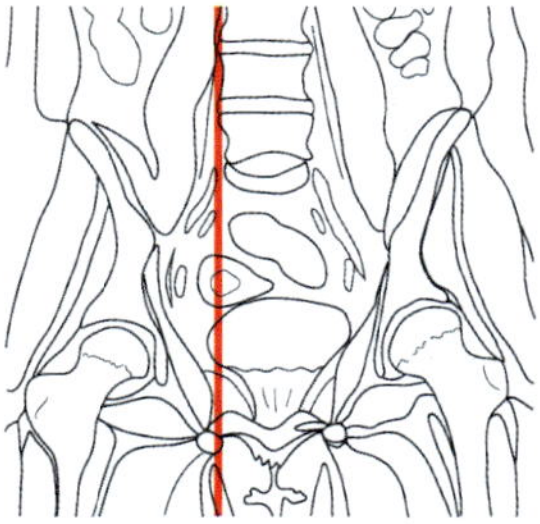

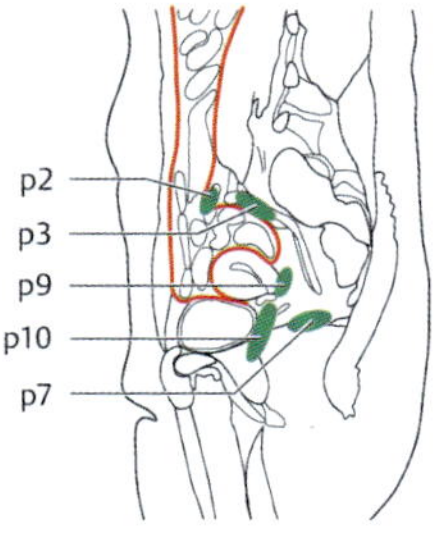

● =淋巴结(见封底内页)
—— =腹膜

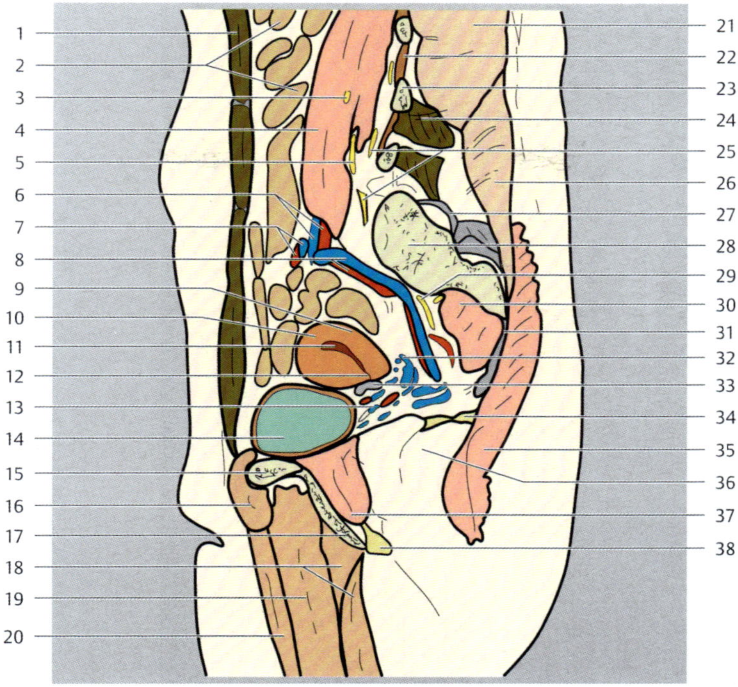

1 腹直肌
2 小肠
3 股外侧皮神经
4 腰大肌
5 股神经
6 髂总动、静脉
7 卵巢动、静脉
8 髂内动、静脉
9 子宫体
10 子宫底
11 子宫腔
12 子宫峡部
13 膀胱静脉丛
14 膀胱
15 耻骨
16 耻骨肌
17 坐骨
18 大收肌
19 短收肌
20 长收肌
21 竖脊肌外侧束
22 腰棘间肌(竖脊肌内侧束)
23 横突
24 腰方肌
25 腰丛
26 腰髂肋肌
27 骶髂背侧韧带
28 骶骨
29 骶神经
30 梨状肌
31 骶结节韧带
32 子宫静脉丛
33 子宫圆韧带
34 肛提肌
35 臀大肌
36 坐骨直肠窝
37 闭孔内肌
38 会阴深横肌

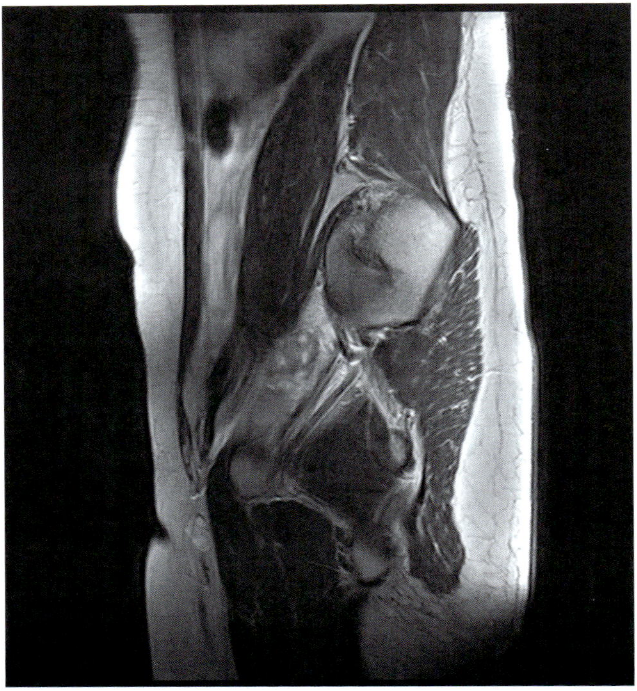

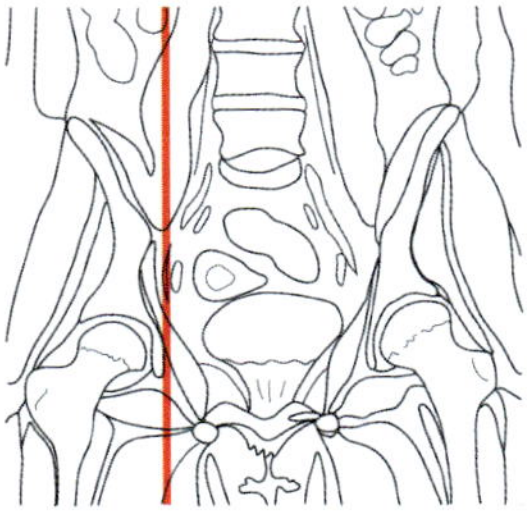

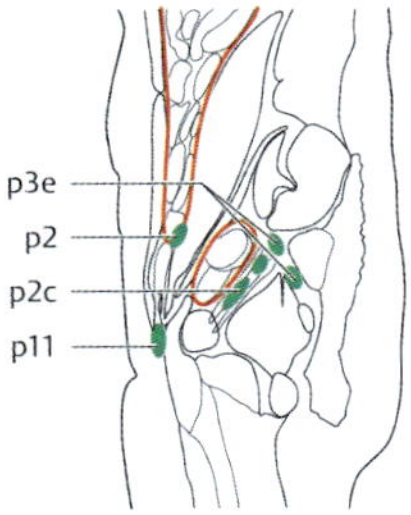

● =淋巴结(见封底内页)

—— =腹膜

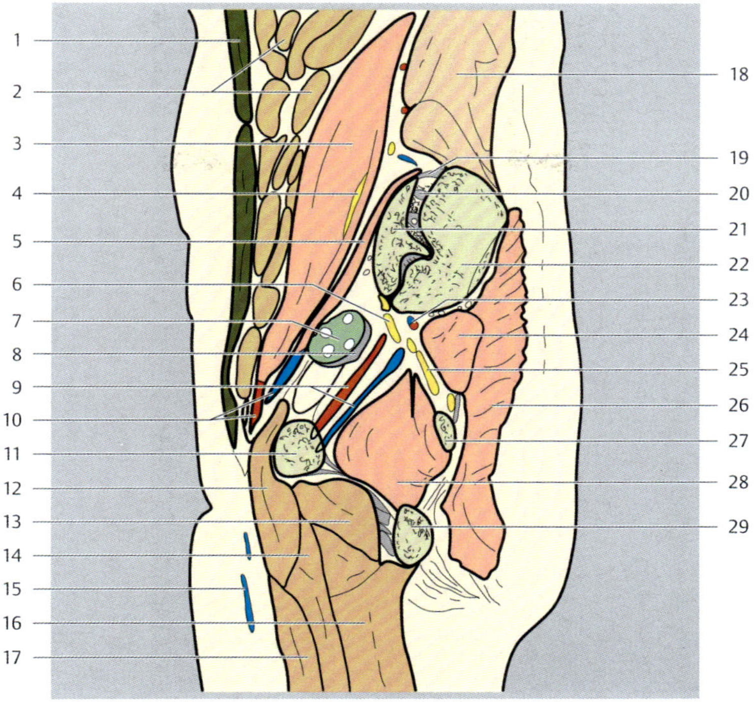

1	腹直肌	16	大收肌
2	小肠	17	长收肌
3	腰大肌	18	髂肋肌
4	股神经	19	骶髂背侧韧带
5	髂肌	20	骶髂关节
6	腰丛	21	骶骨
7	卵巢	22	髂骨
8	子宫圆韧带	23	臀上动、静脉
9	闭孔动、静脉	24	梨状肌
10	髂外动、静脉	25	骶神经
11	耻骨上支	26	臀大肌
12	耻骨肌	27	坐骨棘
13	闭孔外肌	28	闭孔内肌
14	短收肌	29	坐骨支
15	大隐静脉		

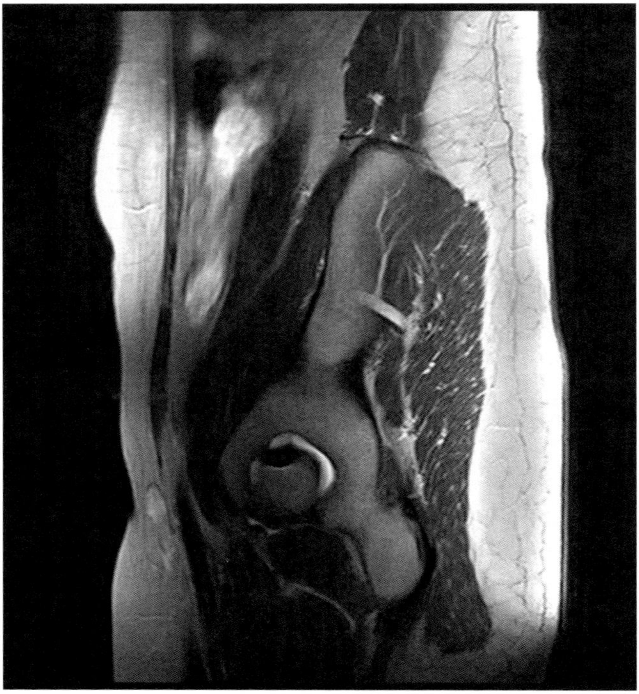

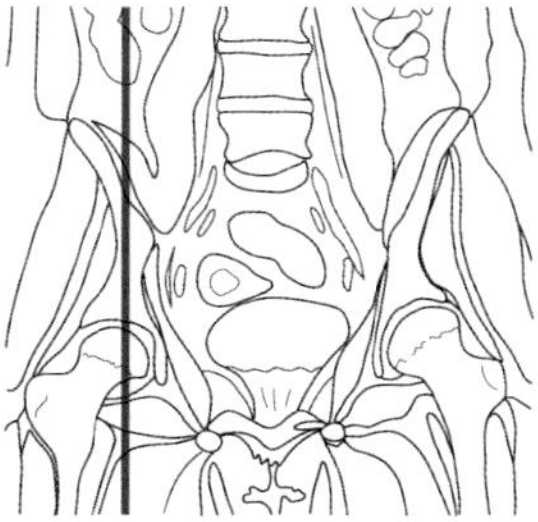

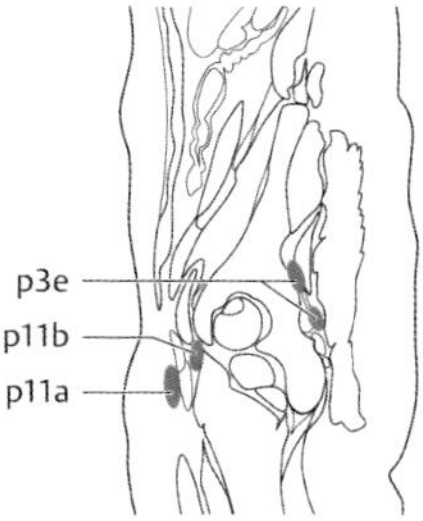

● =淋巴结(见封底内页)

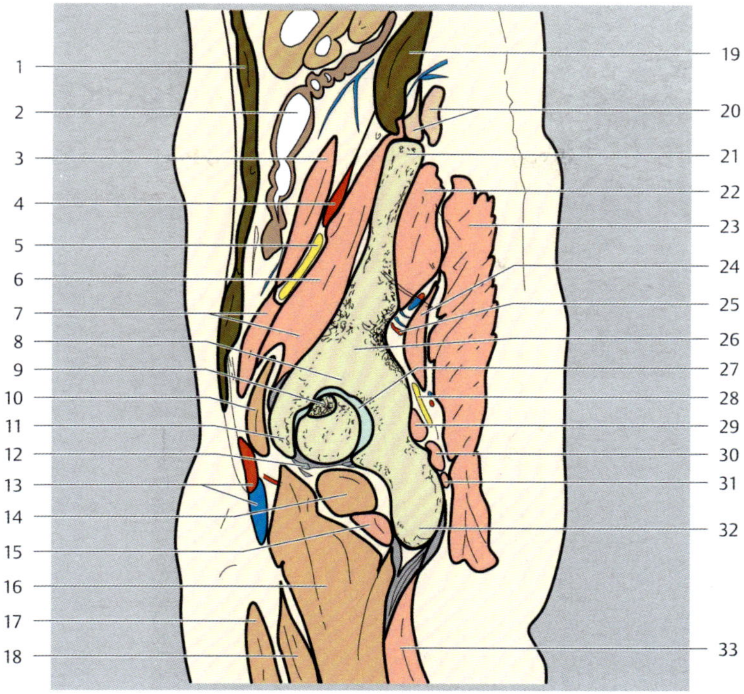

1 腹直肌
2 结肠
3 腰大肌
4 髂腰动脉
5 股神经
6 髂肌
7 髂腰肌
8 髋臼盖
9 股骨头凹
10 耻骨肌
11 耻骨体
12 髋臼唇
13 股动、静脉
14 闭孔外肌
15 股方肌
16 大收肌
17 长收肌
18 短收肌
19 腰方肌
20 髂肋肌
21 髂骨上棘
22 臀中肌
23 臀大肌
24 臀小肌
25 臀上动、静脉
26 髂骨体
27 髋臼窝
28 坐骨神经
29 上孖肌
30 闭孔内肌
31 下孖肌
32 坐骨结节
33 半膜肌

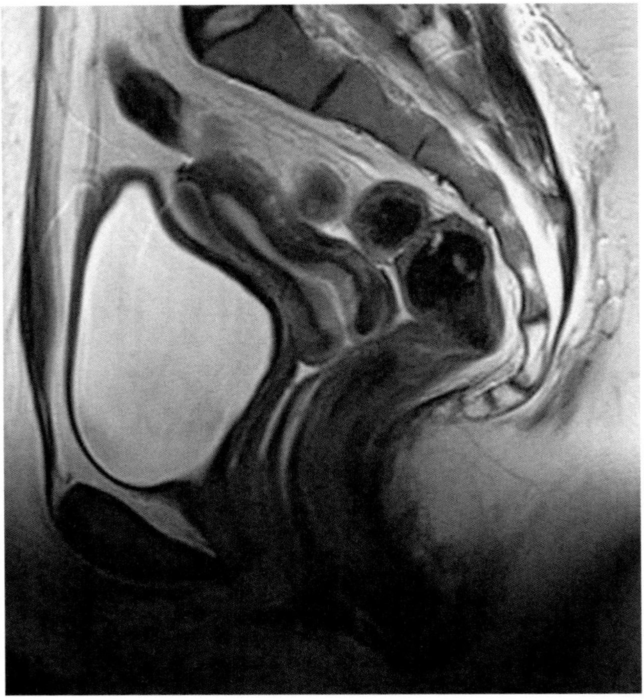

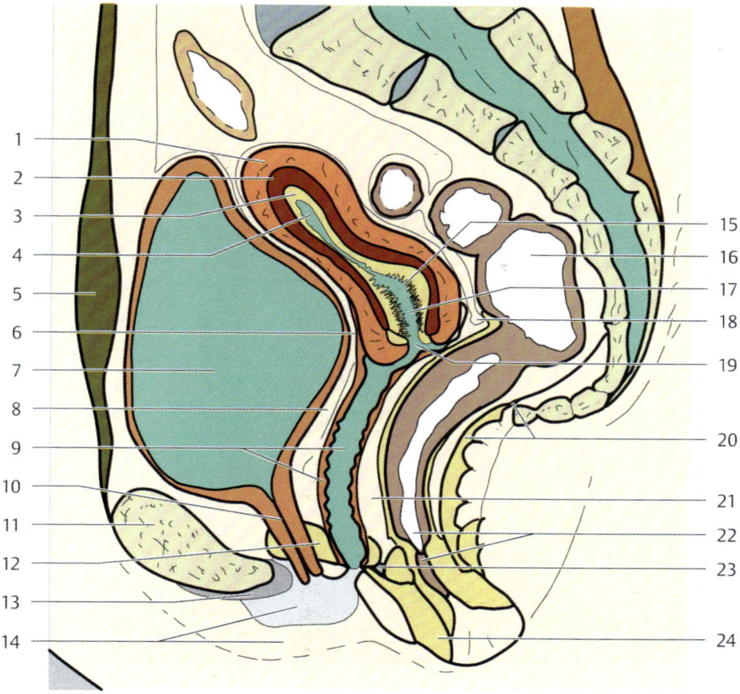

1 子宫体(肌层)
2 子宫(结合带)
3 子宫内膜
4 子宫腔
5 腹直肌
6 膀胱子宫陷凹
7 膀胱
8 膀胱、尿道及阴道间的脂肪层
9 阴道壁
10 尿道
11 耻骨
12 会阴深横肌
13 耻骨弓状韧带
14 大、小阴唇
15 宫颈内壁皱褶
16 直肠
17 宫颈管
18 直肠子宫陷凹
19 宫颈外口
20 肛尾韧带与肛提肌
21 阴道与直肠间的脂肪层
22 肛管与肛门
23 会阴中心腱
24 肛门外括约肌

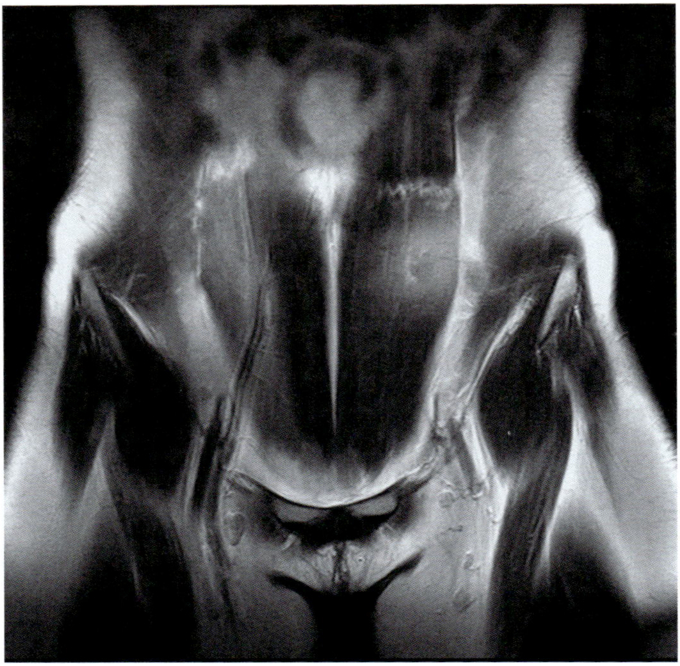

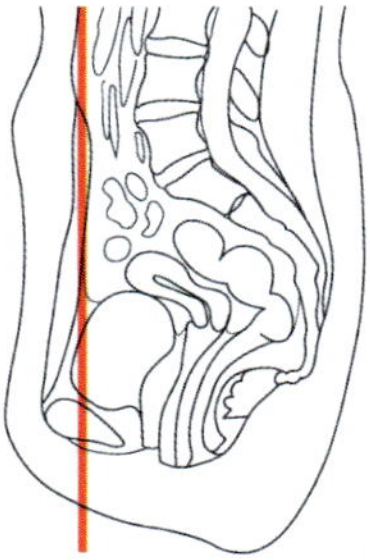

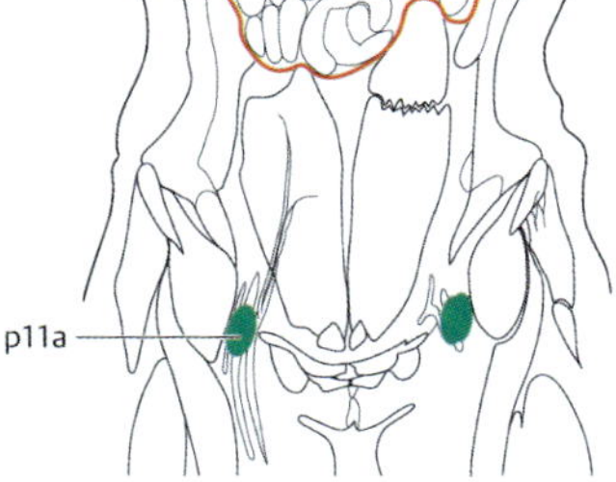

● =淋巴结(见封底内页)

—— =腹膜

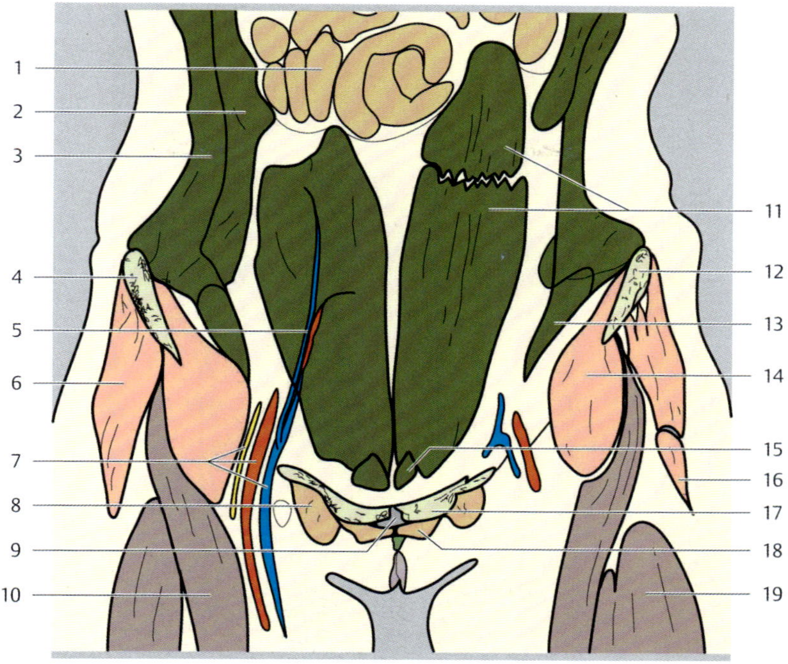

1	小肠	11	腹直肌
2	腹内斜肌	12	髂骨
3	腹外斜肌	13	腹横肌
4	髂前上棘	14	髂腰肌
5	腹壁浅动脉	15	锥状肌
6	臀中肌	16	阔筋膜张肌
7	肝动脉、静脉与神经	17	耻骨
8	耻骨肌	18	长收肌
9	耻骨联合	19	股外侧肌
10	股直肌		

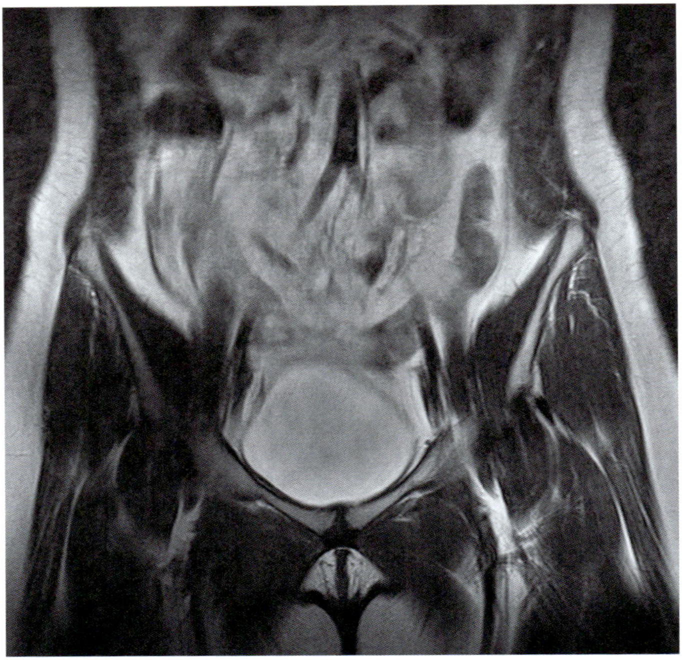

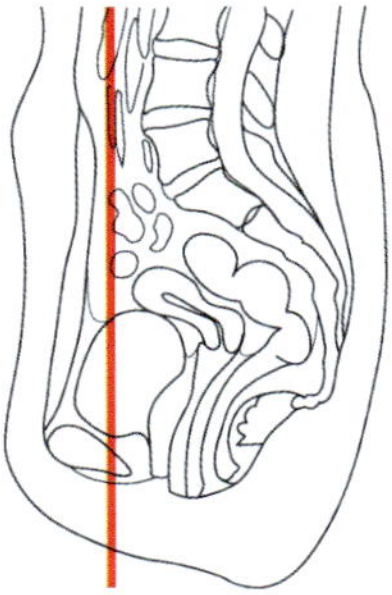

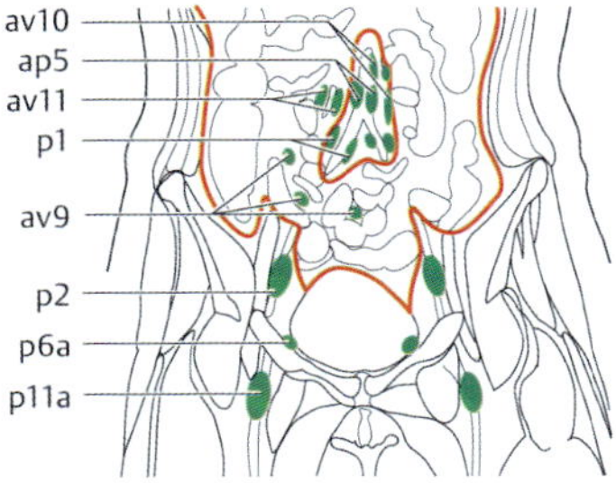

● =淋巴结(见封底内页)

—— =腹膜

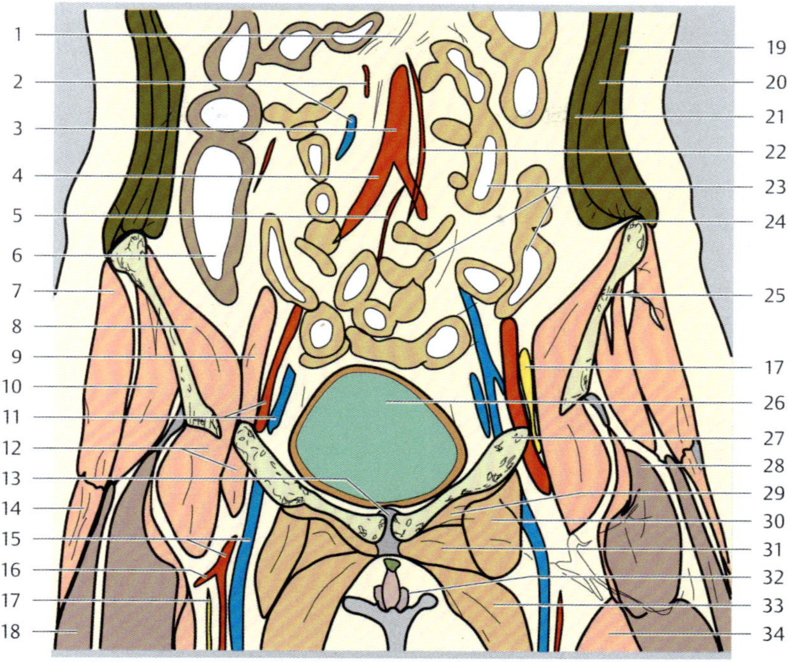

1 肠系膜
2 肠系膜上动、静脉
3 腹主动脉
4 右髂总动脉
5 乙状结肠动脉
6 升结肠
7 臀中肌
8 髂肌
9 腰大肌
10 臀小肌
11 髂外动、静脉
12 髂腰肌
13 耻骨联合
14 阔筋膜张肌
15 股动、静脉
16 股深动脉
17 股神经
18 股外侧肌
19 腹外斜肌
20 腹内斜肌
21 腹横肌
22 肠系膜下动脉
23 空肠
24 髂嵴
25 髂骨翼
26 膀胱
27 耻骨
28 股直肌
29 闭孔外肌
30 耻骨肌
31 短收肌
32 大阴唇
33 长收肌
34 缝匠肌

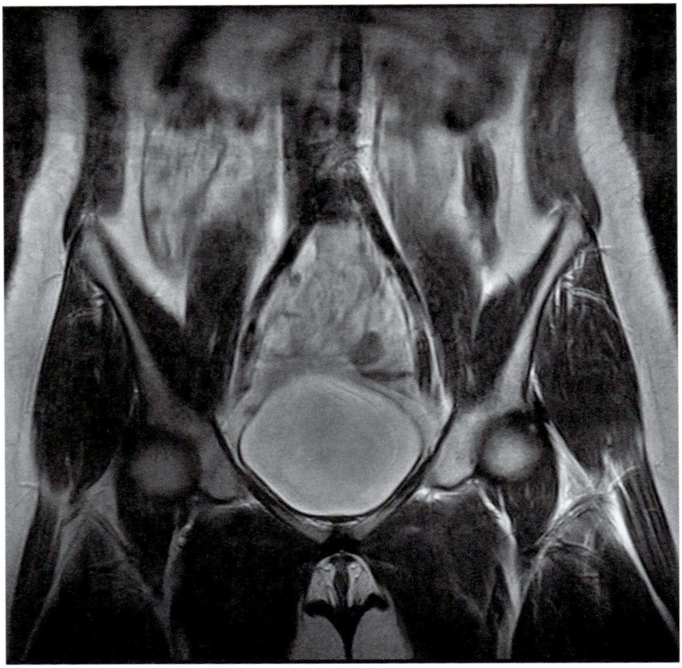

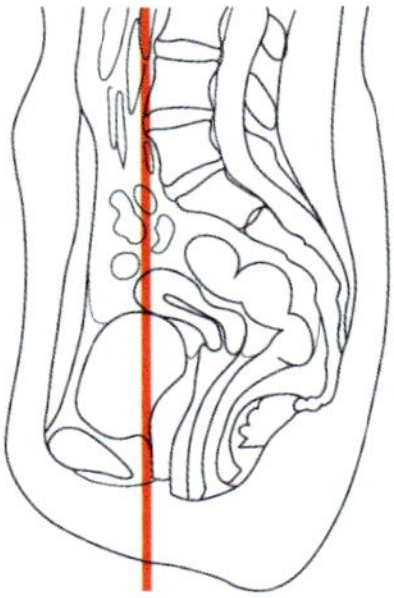

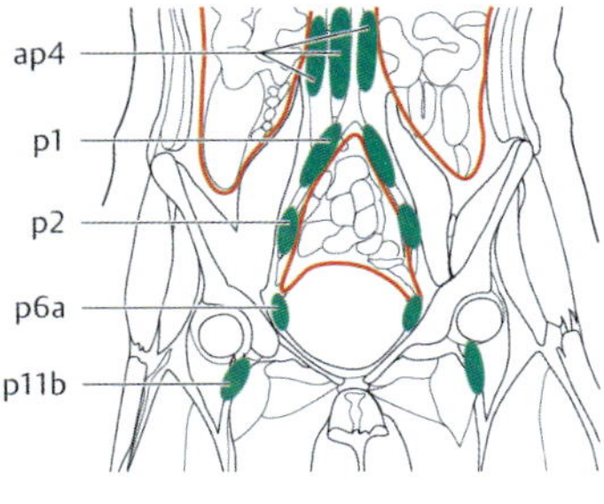

● =淋巴结(见封底内页)

—— =腹膜

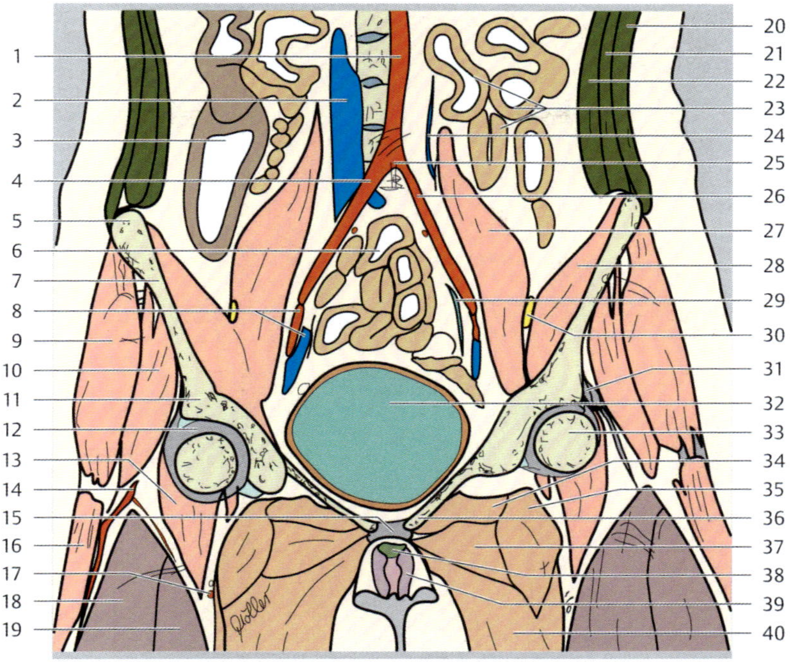

1 腹主动脉
2 下腔静脉
3 升结肠
4 右髂总动脉
5 髂嵴
6 回肠
7 髂骨翼
8 髂外动、静脉
9 臀中肌
10 臀小肌
11 髋臼盖(髂骨体)
12 髂股韧带与关节囊
13 髂腰肌
14 旋股动脉
15 会阴横韧带
16 阔筋膜张肌
17 股深动脉
18 股外侧肌
19 股直肌
20 腹外斜肌
21 腹内斜肌
22 腹横肌
23 空肠
24 肠系膜下静脉
25 腹主动脉分叉
26 左髂总动脉
27 腰大肌
28 髂肌
29 输尿管
30 股神经
31 股直肌与股外侧肌总腱
32 膀胱
33 股骨头
34 闭孔外肌
35 耻骨肌
36 耻骨
37 短收肌
38 阴蒂(脚)
39 大阴唇
40 长收肌

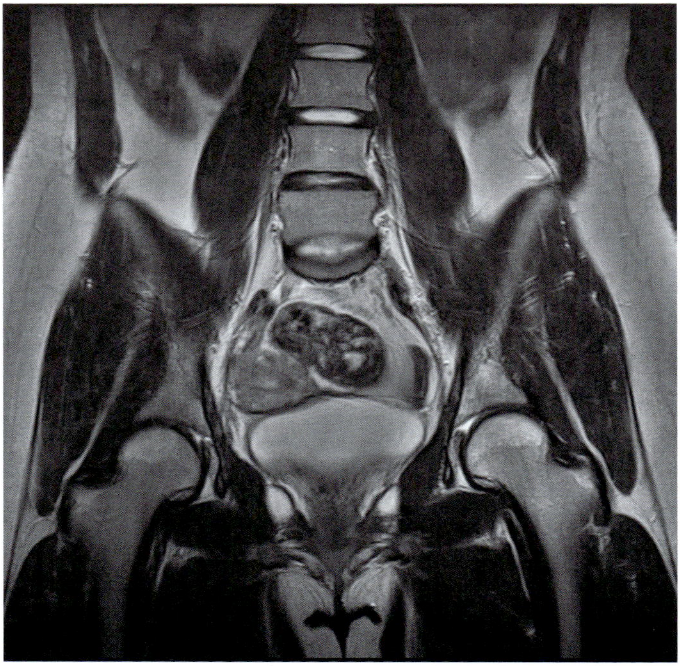

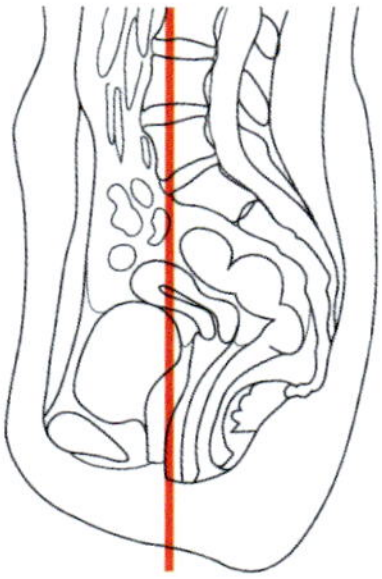

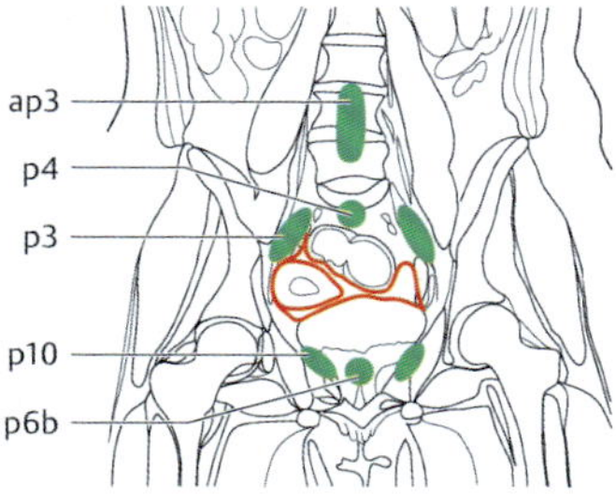

● =淋巴结(见封底内页)

—— =腹膜

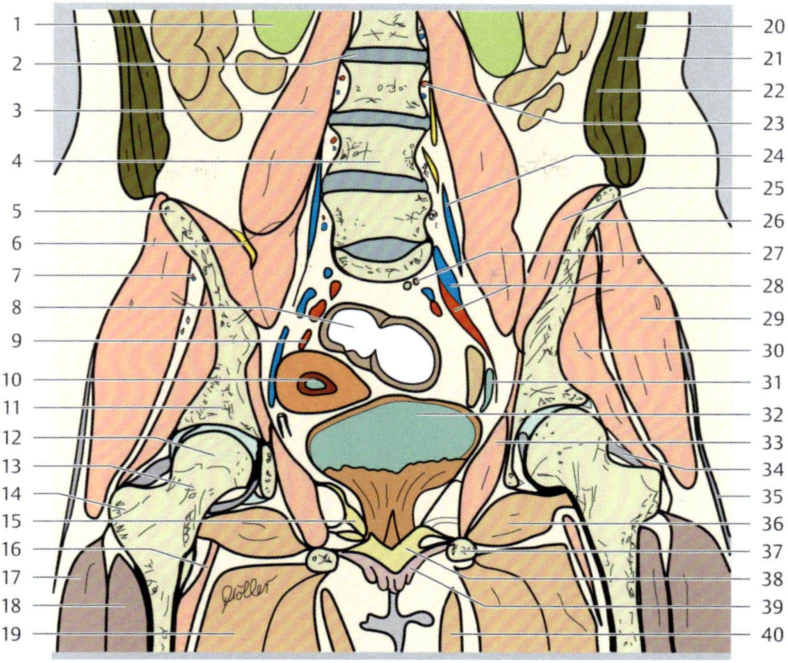

1	右肾	21	腹内斜肌
2	L2与L3之间椎间盘	22	腹横肌
3	腰大肌	23	腰动、静脉
4	第4腰椎	24	髂腰动、静脉
5	髂嵴	25	髂肌
6	股神经	26	髂骨翼
7	臀上动、静脉	27	直肠上动脉
8	乙状结肠	28	髂内动、静脉
9	子宫动脉	29	臀中肌
10	子宫腔	30	臀小肌
11	髋臼盖(髂骨体)	31	输尿管
12	股骨头	32	膀胱
13	股骨颈	33	闭孔内肌
14	大转子	34	髂股韧带
15	肛提肌	35	髂胫束
16	髂腰肌	36	闭孔外肌
17	股外侧肌	37	坐骨支
18	股中间肌	38	会阴深横肌
19	大收肌	39	小阴唇
20	腹外斜肌	40	股薄肌

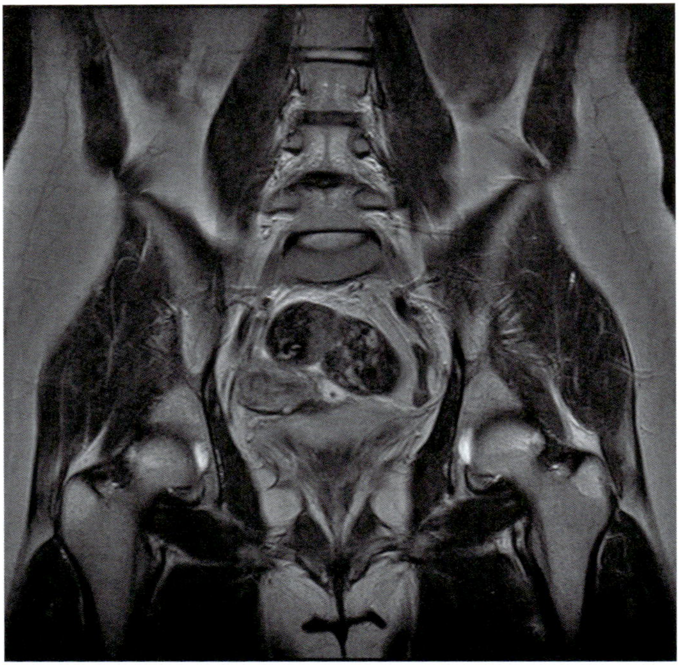

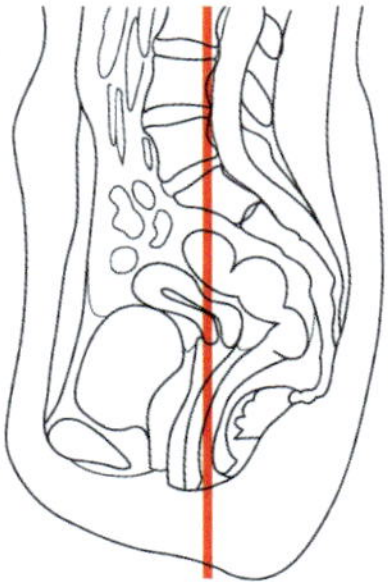

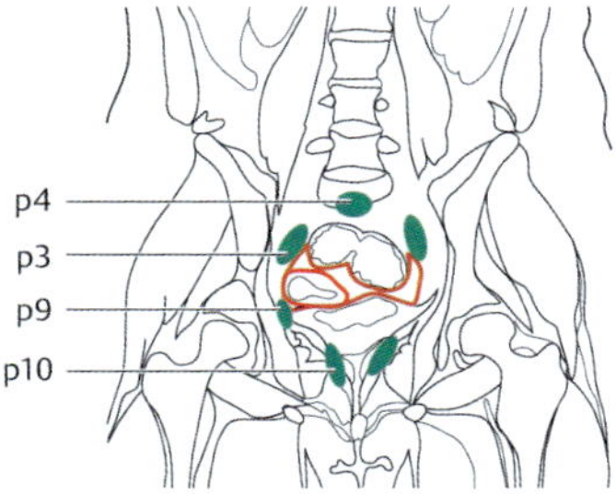

● =淋巴结(见封底内页)

—— =腹膜

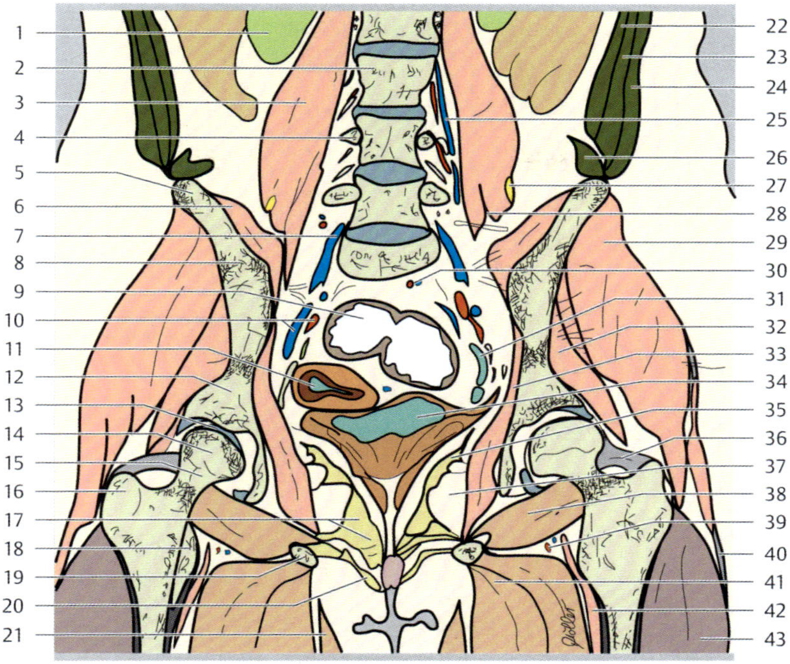

1 右肾
2 第3腰椎
3 腰大肌
4 L4横突
5 髂嵴
6 髂肌
7 腰升静脉
8 髂骨翼
9 乙状结肠
10 髂内动、静脉
11 子宫腔
12 髋臼盖(髂骨体)
13 髋关节
14 股骨头
15 股骨颈
16 大转子
17 会阴深横肌
18 小转子
19 坐骨支
20 球海绵体肌
21 股薄肌
22 腹横肌
23 腹内斜肌
24 腹外斜肌
25 腰动、静脉
26 腰方肌
27 股神经
28 闭孔神经
29 臀中肌
30 直肠上动脉
31 输尿管
32 臀小肌
33 闭孔内肌
34 膀胱
35 肛提肌
36 髂股韧带
37 坐骨直肠窝
38 闭孔外肌
39 旋股内动脉
40 髂胫束
41 大收肌
42 髂腰肌
43 股外侧肌

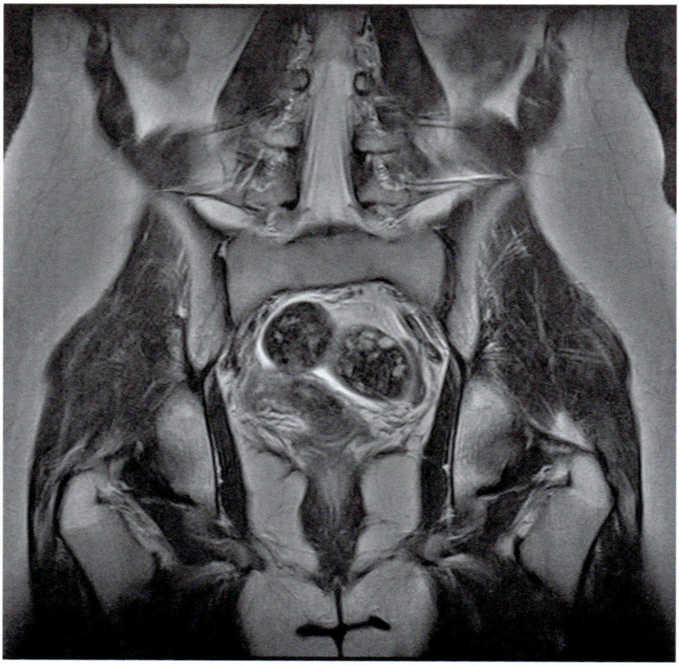

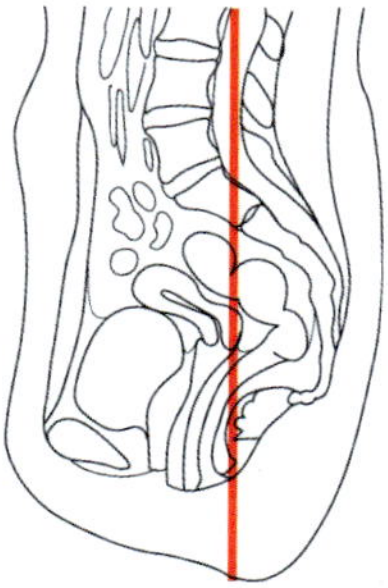

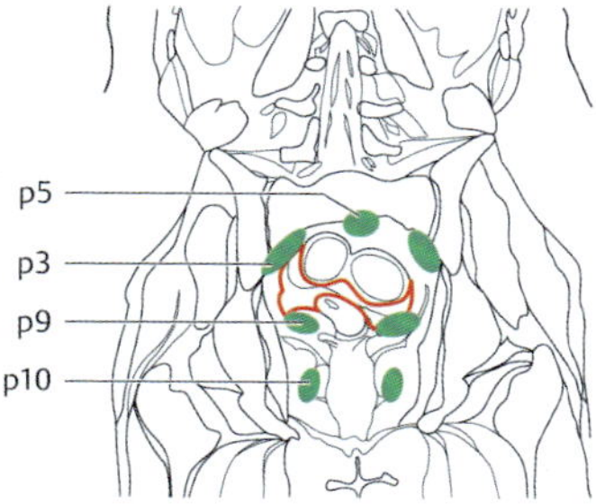

1 右肾
2 第11肋
3 硬脊膜
4 腰大肌
5 脊髓
6 马尾
7 髂嵴 ▶

● =淋巴结(见封底内页)
—— =腹膜

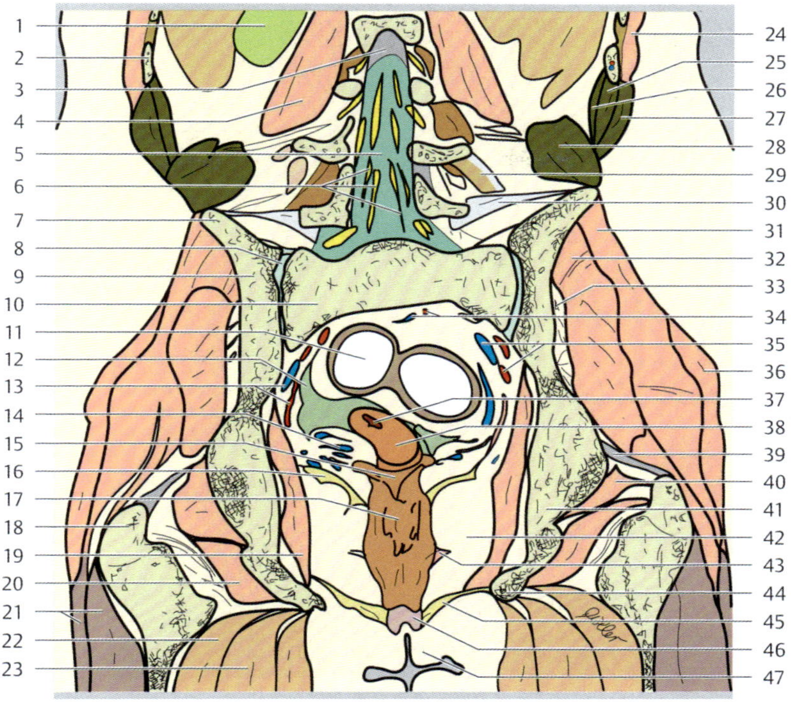

8 骶髂关节
9 髂骨翼
10 骶骨
11 乙状结肠
12 输卵管漏斗部
13 子宫动、静脉
14 子宫静脉丛
15 阴道穹隆
16 肛提肌
17 阴道
18 大转子
19 闭孔内肌
20 股方肌
21 股外侧肌
22 半腱肌
23 大收肌
24 背阔肌
25 腹内斜肌
26 腹横肌
27 腹外斜肌
28 腰方肌
29 多裂肌与腰横突间肌
30 髂腰韧带与髂肋肌(竖脊肌,外侧束)
31 臀中肌
32 臀小肌
33 臀上动、静脉
34 乙状结肠动、静脉
35 髂内动、静脉
36 臀大肌
37 子宫颈管
38 子宫颈
39 髂股韧带
40 闭孔外肌
41 坐骨
42 坐骨直肠窝
43 耻骨阴道肌
44 坐骨支
45 会阴深横肌(泌尿生殖膈)
46 球海绵体肌
47 小阴唇

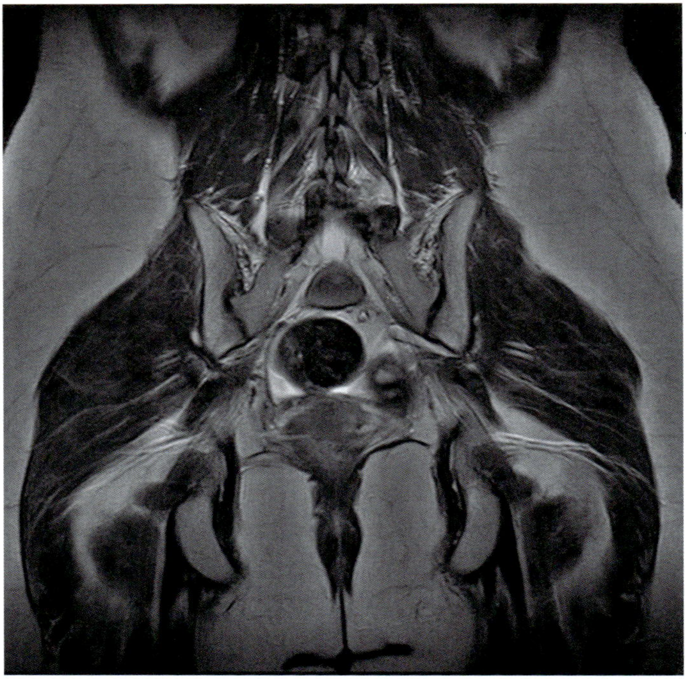

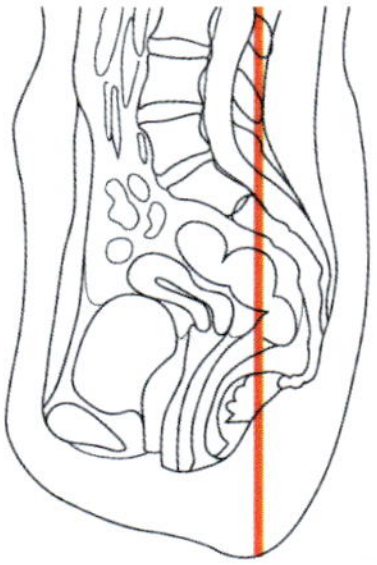

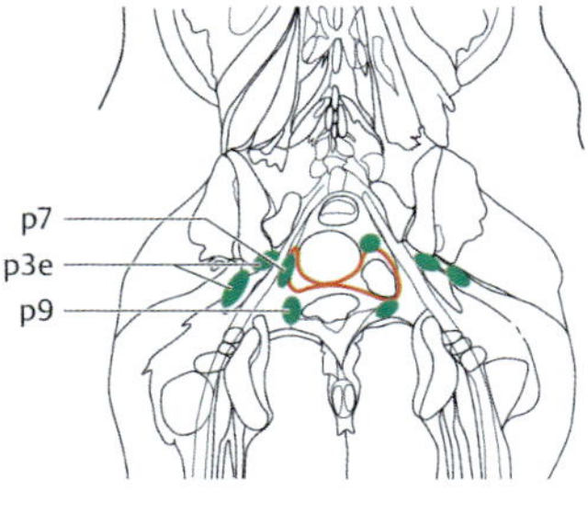

1 肾脂肪囊
2 下后锯肌
3 背阔肌
4 腰方肌
5 髂肋肌(竖脊肌外侧束)
6 最长肌(竖脊肌外侧束) ▶

● =淋巴结(见封底内页)
—— =腹膜

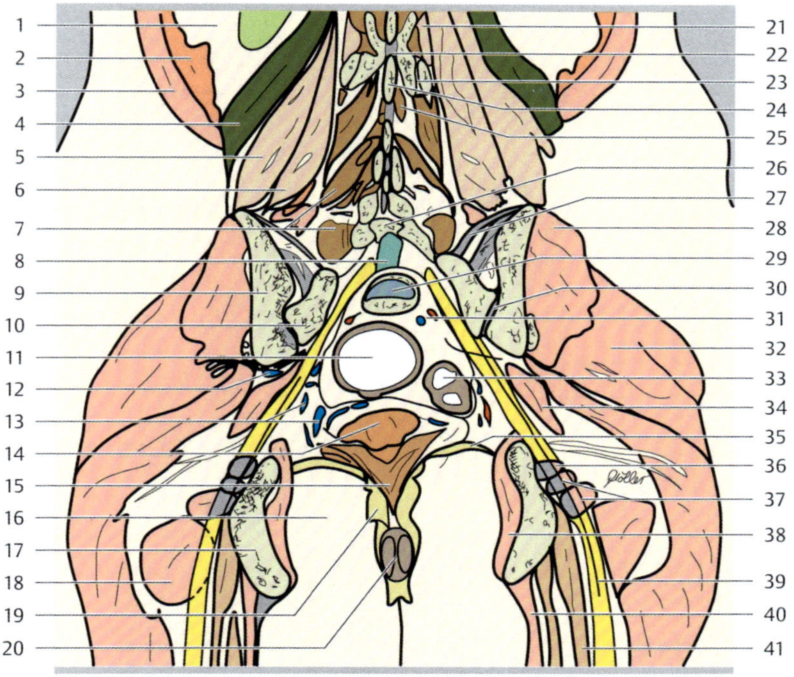

7 多裂肌(横突棘肌部分)
8 椎管
9 髂骨翼
10 骶骨
11 直肠
12 臀上静脉
13 子宫及直肠静脉丛
14 子宫阴道部
15 阴道后壁
16 坐骨直肠窝
17 坐骨
18 股方肌
19 肛门外括约肌
20 肛门
21 横突间肌(竖脊肌内侧束)
22 棘间韧带
23 关节突关节
24 棘突
25 棘间肌(竖脊肌内侧束)
26 L5椎弓
27 骶髂韧带
28 臀中肌
29 S1与S2之间椎间盘
30 骶髂关节
31 乙状结肠动、静脉
32 臀大肌
33 乙状结肠
34 梨状肌
35 肛提肌
36 上孖肌
37 下孖肌
38 闭孔内肌
39 坐骨神经
40 半腱肌
41 大收肌

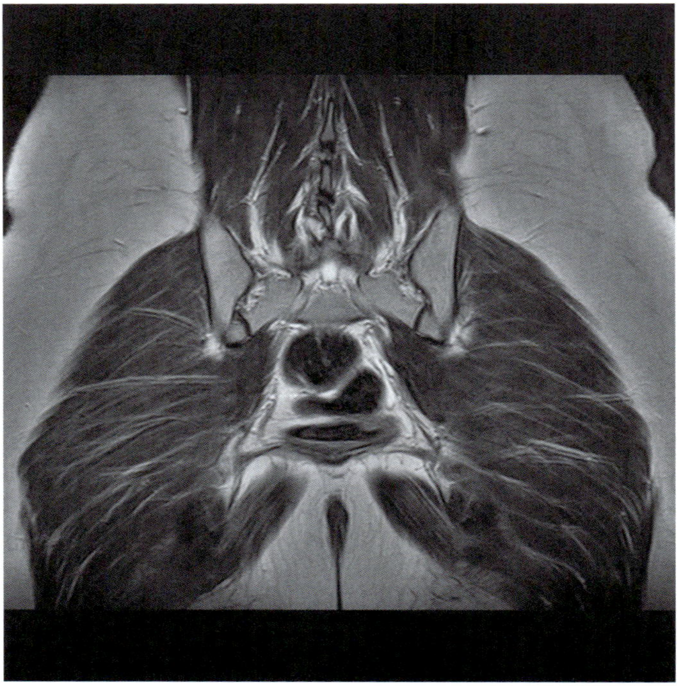

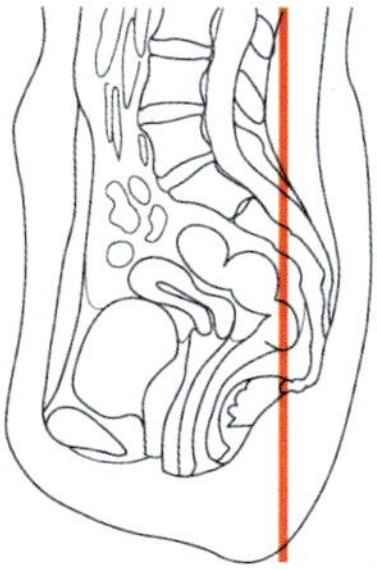

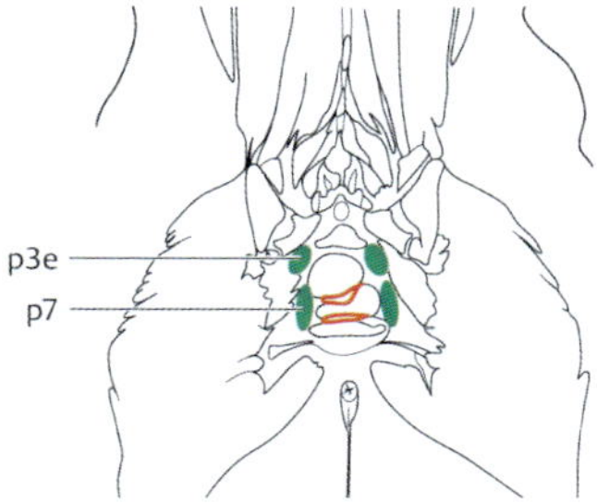

● =淋巴结(见封底内页)

—— =腹膜

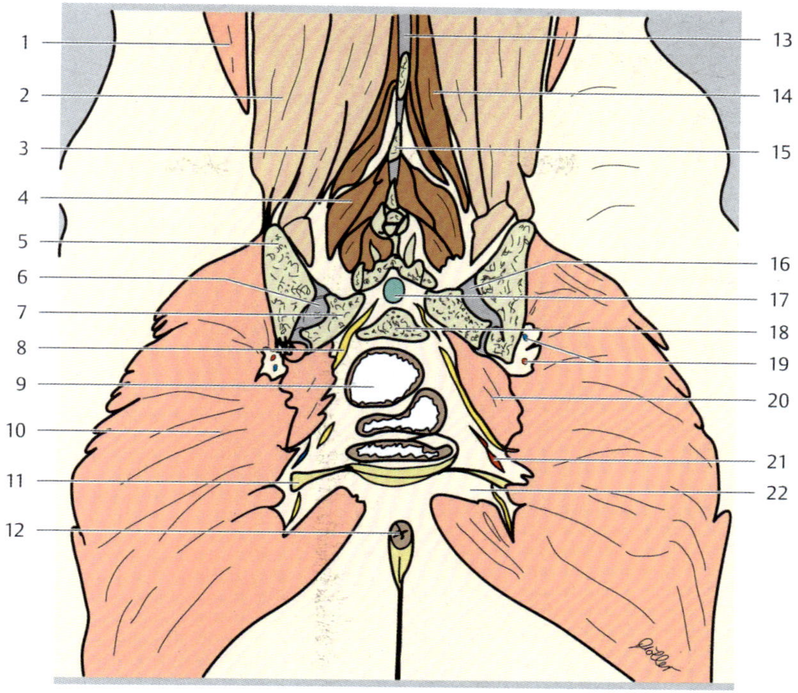

1 背阔肌
2 髂肋肌(竖脊肌外侧束)
3 最长肌(竖脊肌外侧束)
4 横突棘肌(竖脊肌内侧束)
5 髂骨
6 骶髂关节
7 骶骨(骶骨外侧部)
8 骶神经
9 直肠(壶腹)
10 臀大肌
11 肛提肌
12 肛门外括约肌
13 棘间韧带
14 棘肌(竖脊肌内侧束)
15 棘突
16 骶髂背侧韧带
17 椎管
18 骶骨(S2)
19 臀上动、静脉
20 梨状肌
21 臀下动、静脉
22 坐骨肛门窝

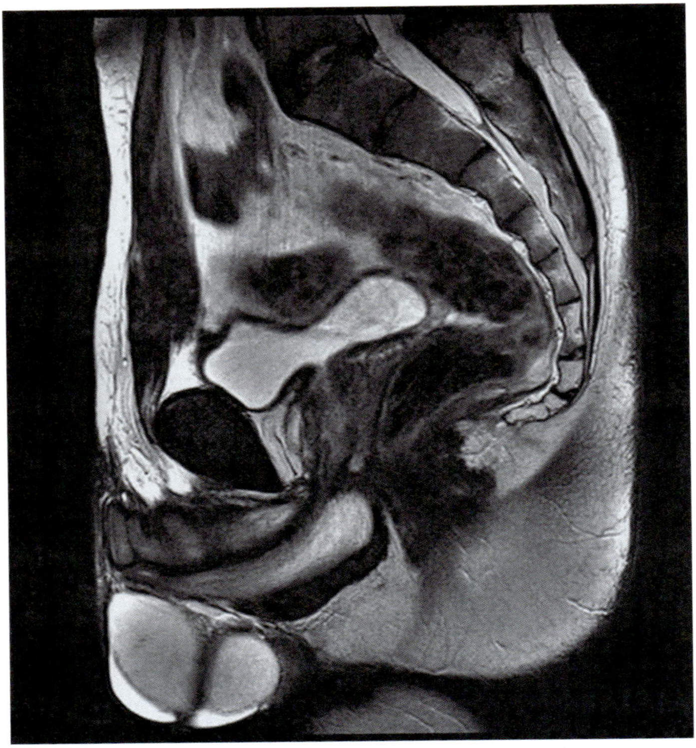

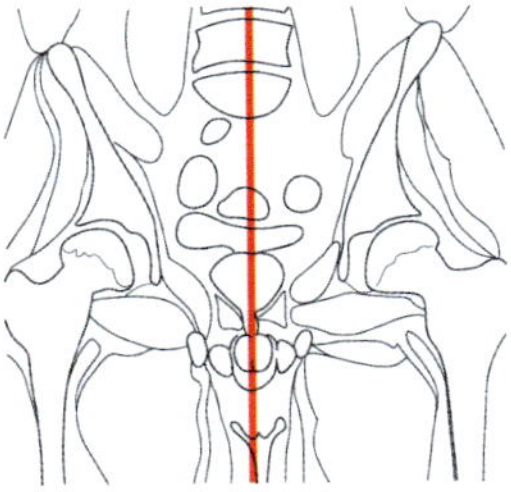

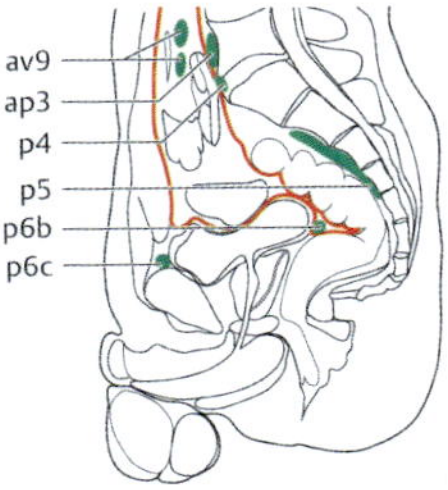

1 腹直肌
2 第5腰椎
3 肠系膜
4 骶骨岬
5 小肠
6 膀胱(尿道内口) ►

● =淋巴结(见封底内页)
—— =腹膜

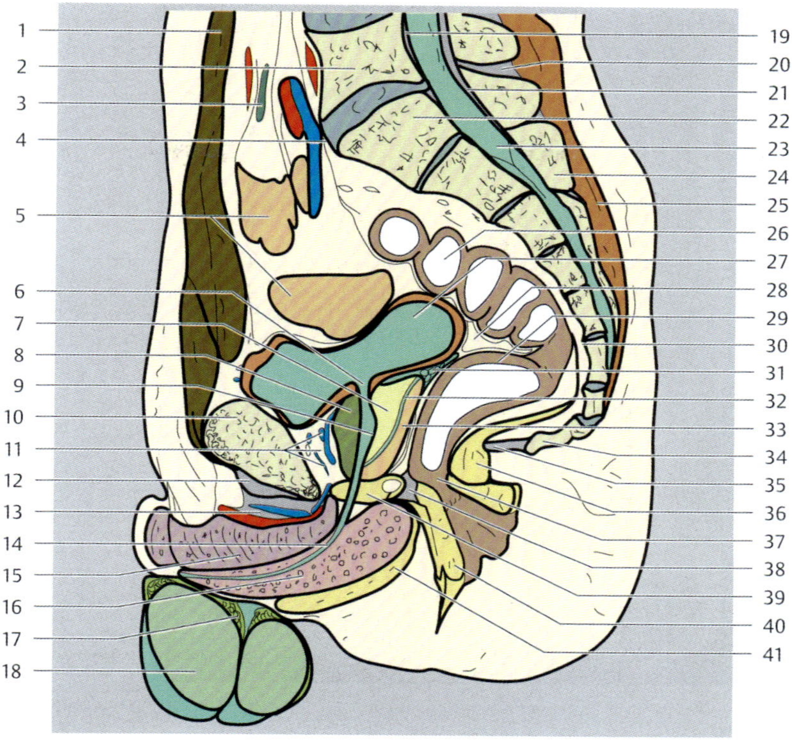

7 前列腺(中央带)
8 前列腺（前纤维肌质）
9 精阜
10 耻骨
11 耻骨后间隙与膀胱前列腺静脉丛
12 耻骨弓状韧带
13 阴茎悬韧带
14 尿道
15 阴茎海绵体
16 尿道海绵体
17 附睾
18 睾丸
19 后纵韧带
20 棘间韧带
21 黄韧带
22 骶骨(S1)
23 椎管
24 棘突
25 竖脊肌,内侧束
26 乙状结肠
27 膀胱
28 直肠膀胱陷凹
29 直肠
30 骶前间隙
31 精囊腺
32 射精管
33 前列腺外周带
34 尾骨
35 肛尾韧带
36 肛提肌
37 肛门
38 会阴中心腱
39 泌尿生殖膈与尿道球腺
40 肛门外括约肌
41 球海绵体肌

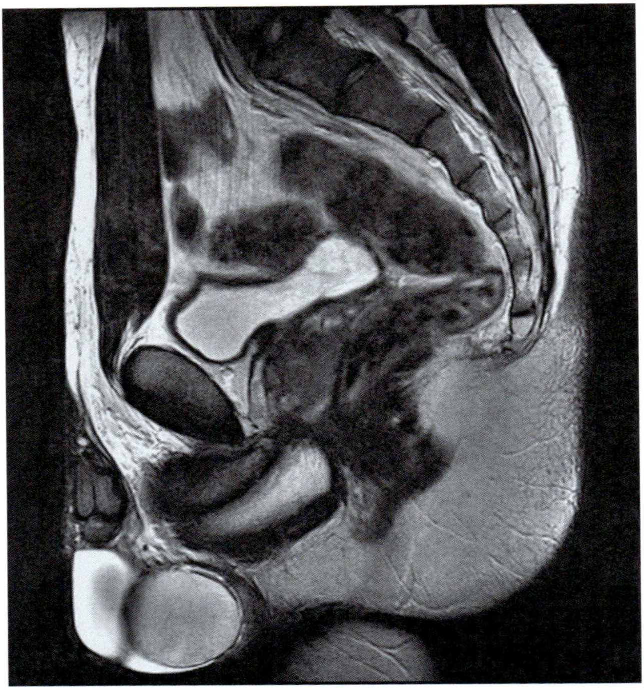

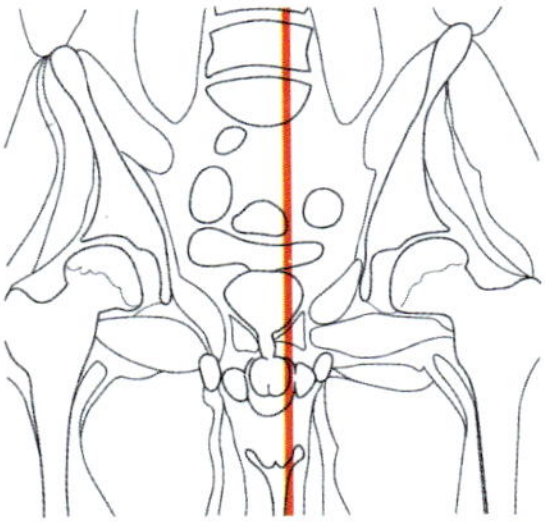

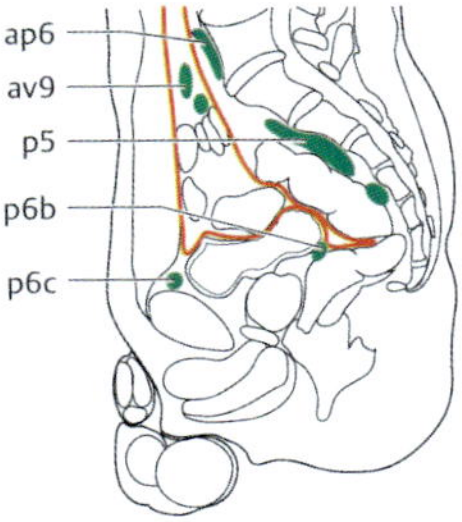

1 髂总动、静脉
2 第5腰椎
3 髂内动、静脉
4 L5与S1之间椎间盘
5 肠系膜
6 小肠
7 腹直肌 ▶

● =淋巴结(见封底内页)
—— =腹膜

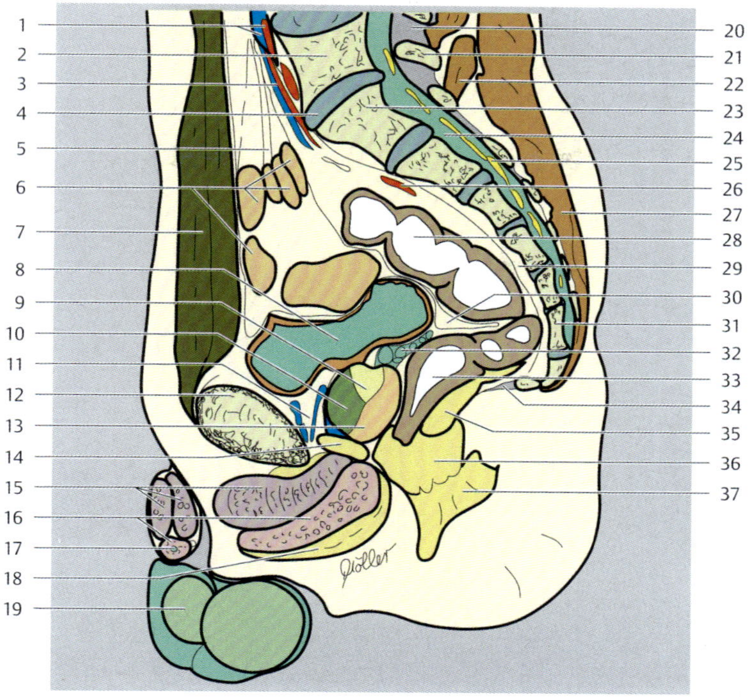

8 膀胱
9 前列腺(中央带)
10 前列腺(前纤维肌质)
11 耻骨后间隙与膀胱前列腺静脉丛
12 耻骨
13 前列腺(外周带)
14 泌尿生殖隔
15 阴茎海绵体
16 尿道海绵体
17 尿道
18 球海绵体肌
19 睾丸
20 黄韧带
21 棘突
22 多裂肌(竖脊肌内侧束)
23 骶椎(S1)
24 椎管
25 脊神经(马尾)
26 骶外侧动脉
27 多裂肌(竖脊肌内侧束)
28 乙状结肠
29 骶前间隙
30 直肠膀胱陷凹
31 尾骨
32 精囊腺
33 直肠
34 肛尾韧带
35 肛提肌
36 肛门外括约肌（浅部与深部）
37 肛门外括约肌(皮下部)

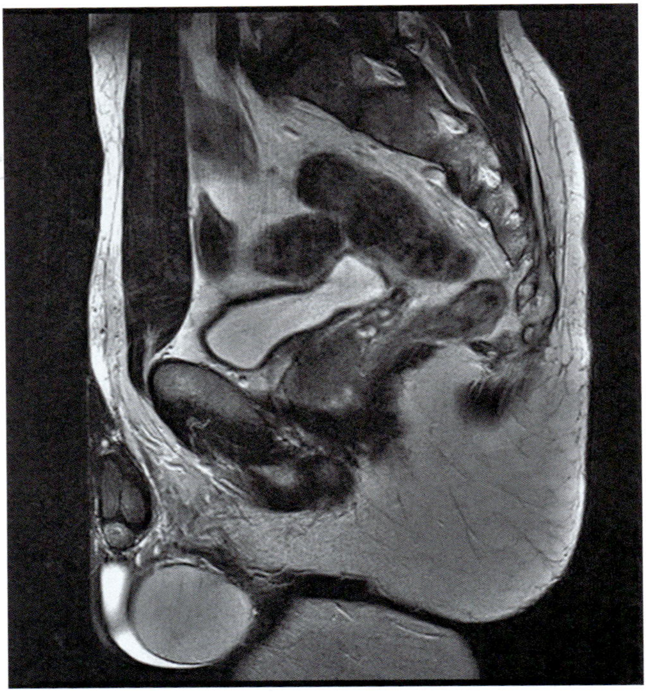

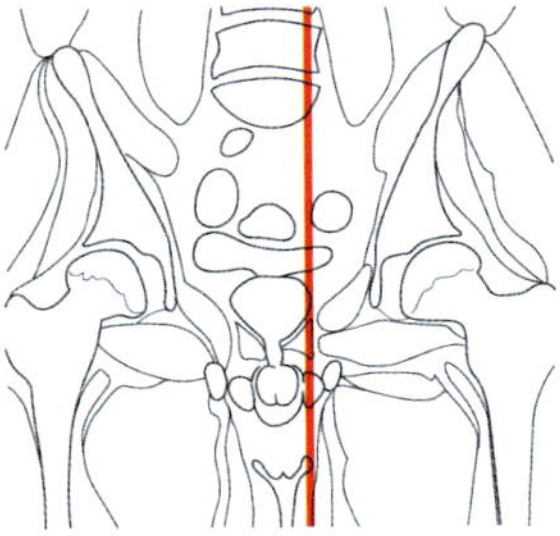

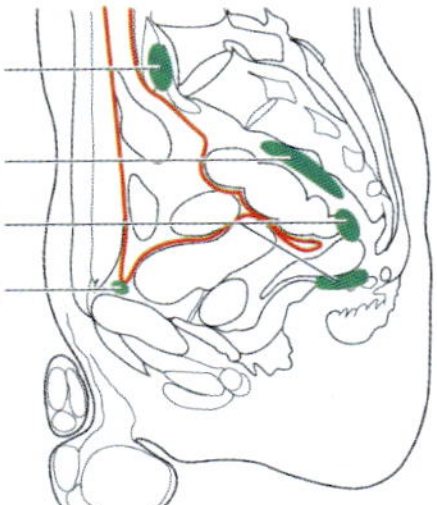

● =淋巴结(见封底内页)

—— =腹膜

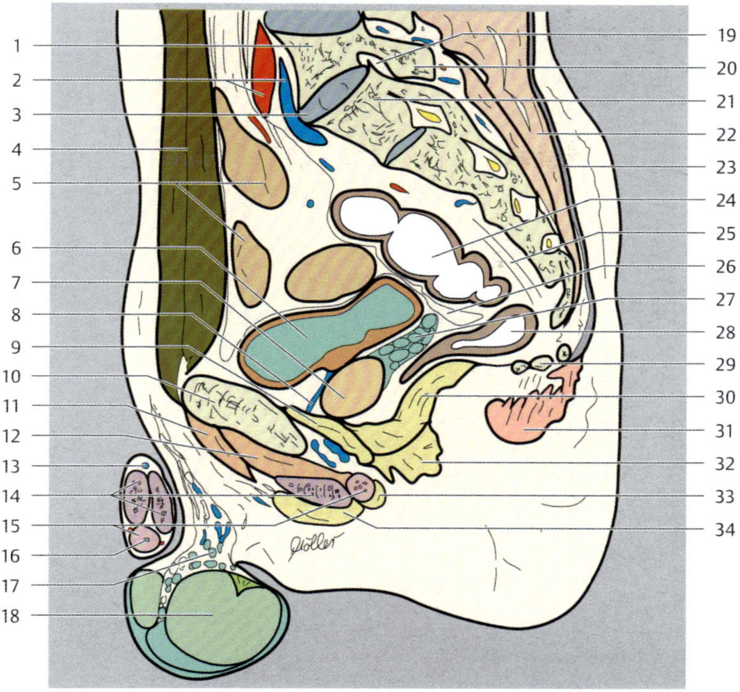

1 第5腰椎
2 髂总动、静脉
3 L5与S1之间椎间盘
4 腹直肌
5 小肠
6 膀胱
7 前列腺(外周带)
8 耻骨后间隙与膀胱前列腺静脉丛
9 泌尿生殖隔
10 耻骨
11 短收肌
12 闭孔外肌
13 阴茎背侧动脉
14 阴茎海绵体
15 尿道海绵体
16 尿道
17 附睾
18 睾丸
19 椎间孔
20 下关节突
21 骶椎(S1)
22 竖脊肌(外侧束)
23 胸腰筋膜
24 乙状结肠
25 骶前间隙
26 直肠膀胱陷凹
27 精囊腺
28 直肠
29 尾骨
30 肛提肌
31 臀大肌
32 肛门外括约肌
33 球海绵体肌
34 坐骨海绵体肌

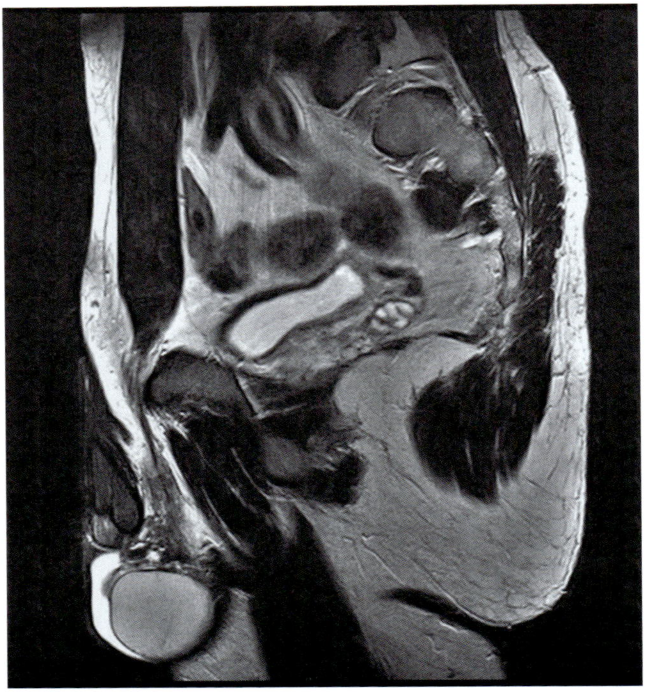

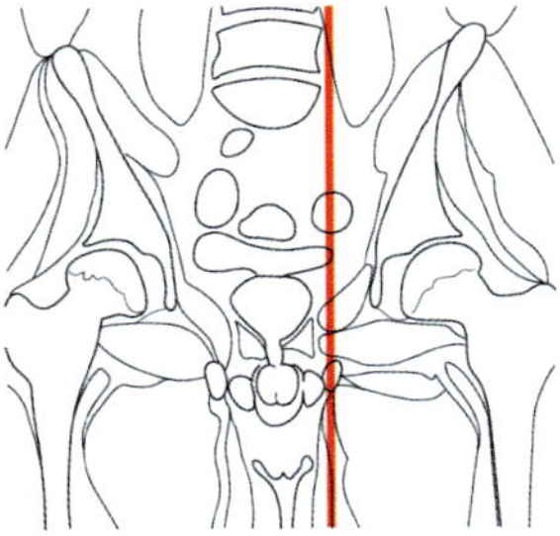

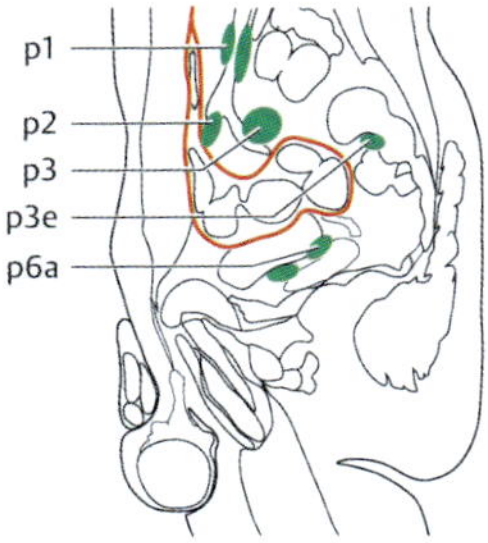

● =淋巴结(见封底内页)

—— =腹膜

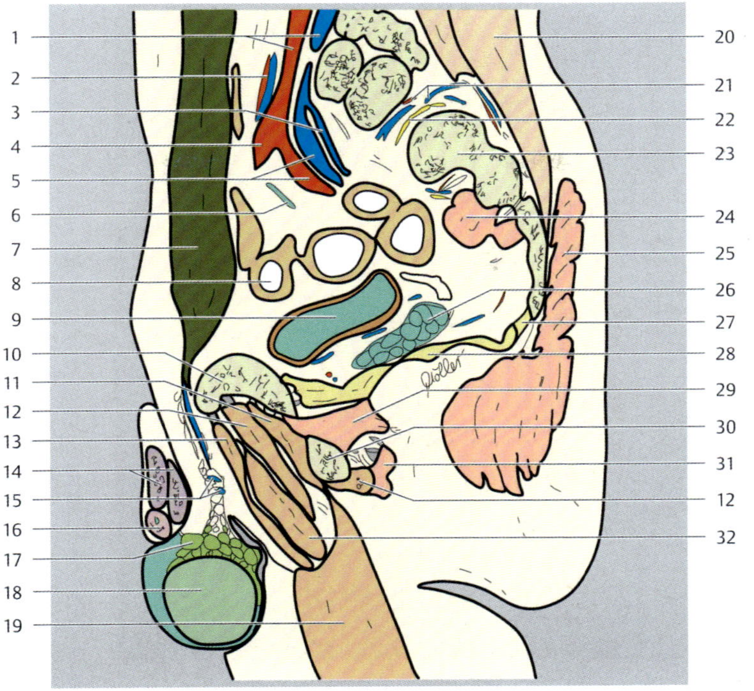

1 髂总动、静脉
2 肠系膜下动脉
3 臀上静脉
4 髂外动脉
5 髂内动、静脉
6 尿道
7 腹直肌
8 小肠
9 膀胱
10 耻骨
11 闭孔外肌
12 大收肌
13 长收肌
14 阴茎海绵体
15 腹股沟管
16 尿道海绵体
17 附睾
18 睾丸
19 股薄肌
20 最长肌(竖脊肌外侧束)
21 骶外侧动、静脉
22 骶神经
23 骶骨外侧部
24 梨状肌
25 臀大肌
26 精囊腺
27 尾骨肌
28 肛提肌
29 闭孔内肌
30 坐骨
31 半腱肌
32 短收肌

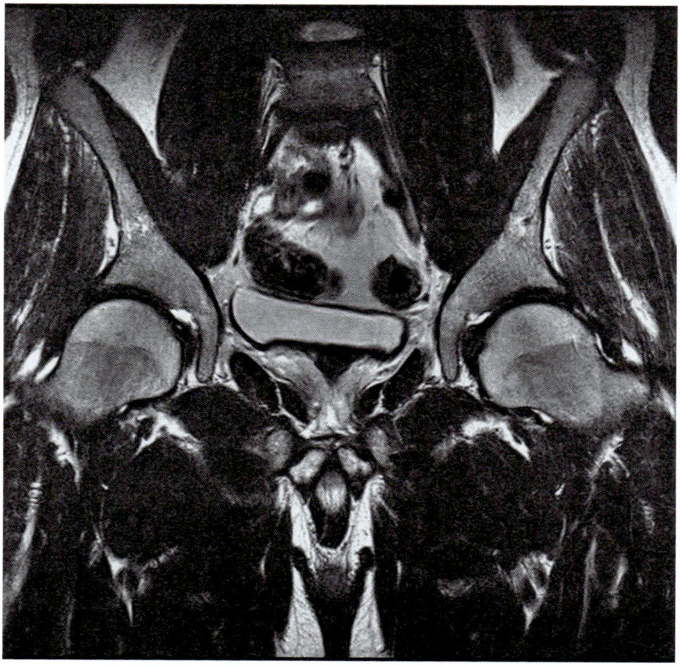

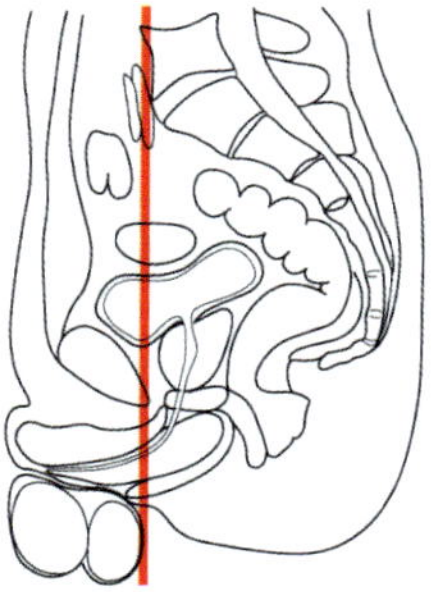

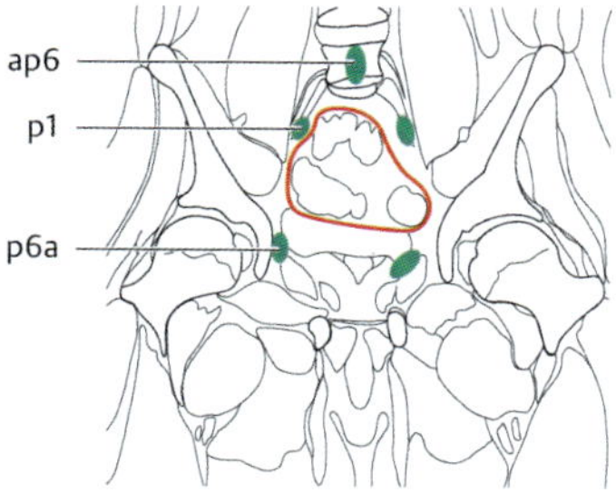

● =淋巴结(见封底内页)

—— =腹膜

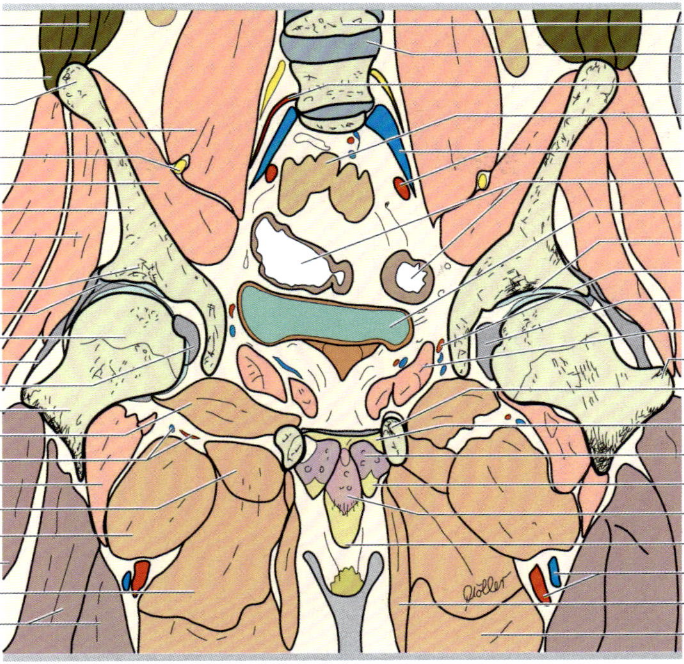

1 腹内斜肌
2 腹横肌
3 腹外斜肌
4 髂前上棘
5 腰大肌
6 股神经
7 髂肌
8 髂骨
9 臀小肌
10 臀中肌
11 髋臼盖
12 髋臼唇
13 股骨头
14 髂股韧带
15 股骨头韧带
16 股骨颈
17 闭孔外肌
18 旋股内侧动脉
19 髂腰肌
20 小收肌
21 耻骨肌
22 股外侧肌
23 短收肌
24 股中间肌
25 第4腰椎
26 L4与L5之间椎间盘
27 腰动脉
28 小肠
29 髂总动、静脉
30 乙状结肠
31 膀胱
32 髋关节
33 闭孔动、静脉
34 股骨头凹
35 闭孔内肌
36 大转子
37 耻骨
38 泌尿生殖隔
39 阴茎海绵体
40 坐骨海绵体肌
41 尿道海绵体
42 球海绵体肌
43 股动、静脉
44 股薄肌
45 长收肌

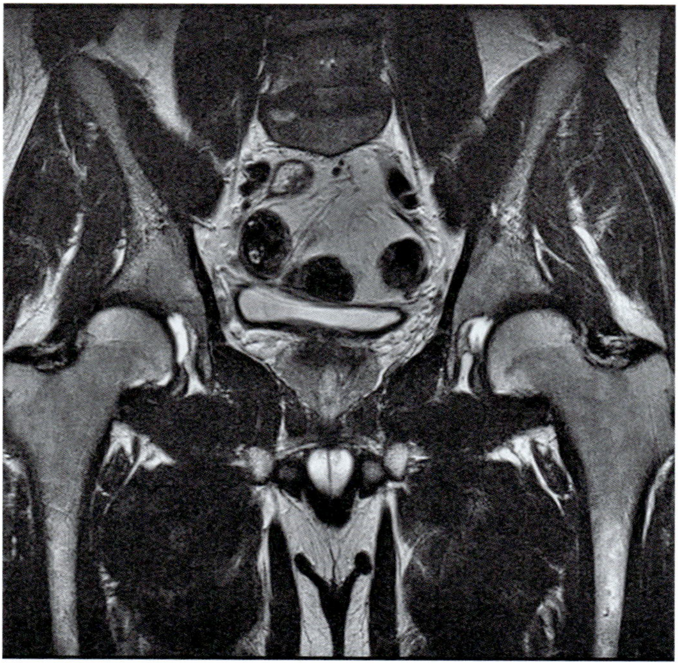

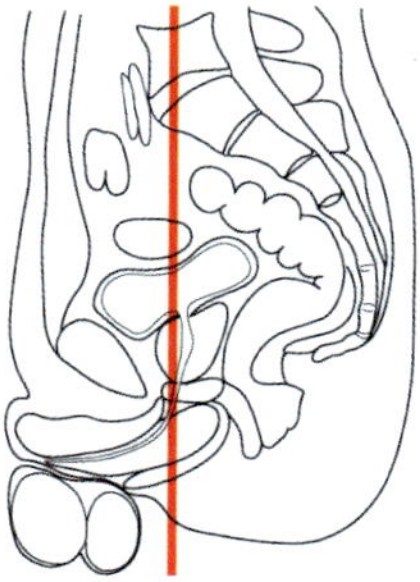

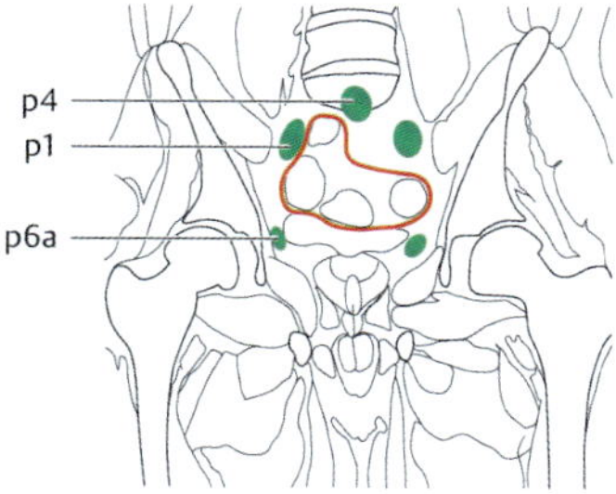

1 腹横肌
2 腹内斜肌
3 腹外斜肌
4 髂前上棘
5 腰大肌
6 髂肌
7 闭孔神经 ▶

● =淋巴结(见封底内页)
—— =腹膜

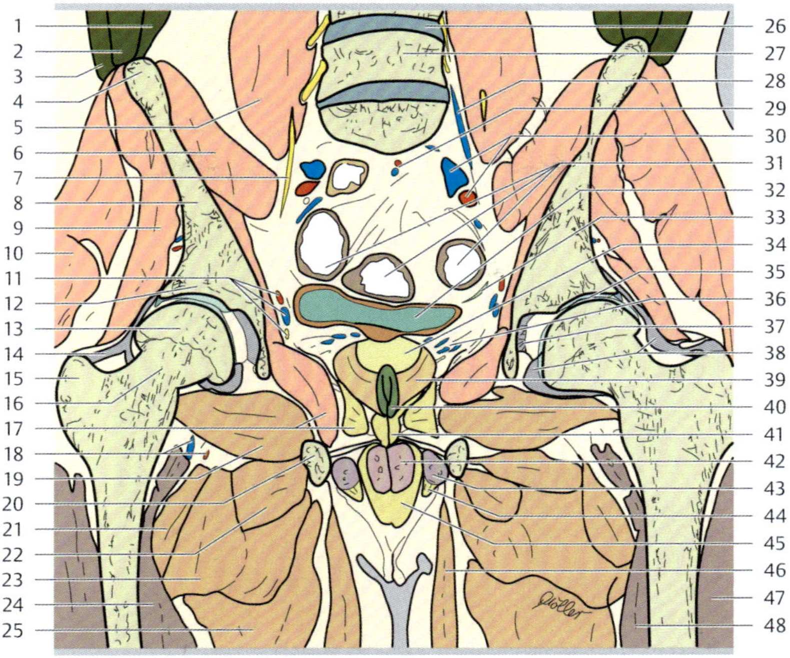

8 髂骨
9 臀小肌
10 臀中肌
11 闭孔动脉、静脉与神经
12 髋臼盖
13 股骨头
14 髂股韧带
15 大转子
16 股骨颈
17 闭孔内肌（泌尿生殖隔）
18 旋股内侧动、静脉
19 闭孔外肌
20 耻骨
21 耻骨肌
22 小收肌
23 短收肌
24 髂腰肌
25 大收肌
26 L4与L5之间椎间盘
27 第5腰椎
28 腰升静脉
29 直肠上动、静脉
30 髂总动、静脉
31 乙状结肠
32 膀胱
33 输尿管
34 前列腺(中央带)
35 髋关节
36 前列腺静脉丛
37 股骨头韧带
38 轮匝带
39 前列腺(外周带)
40 前列腺(移行带)
41 尿道
42 尿道海绵体
43 阴茎海绵体
44 坐骨海绵体肌
45 球海绵体肌
46 股薄肌
47 股外侧肌
48 股中间肌

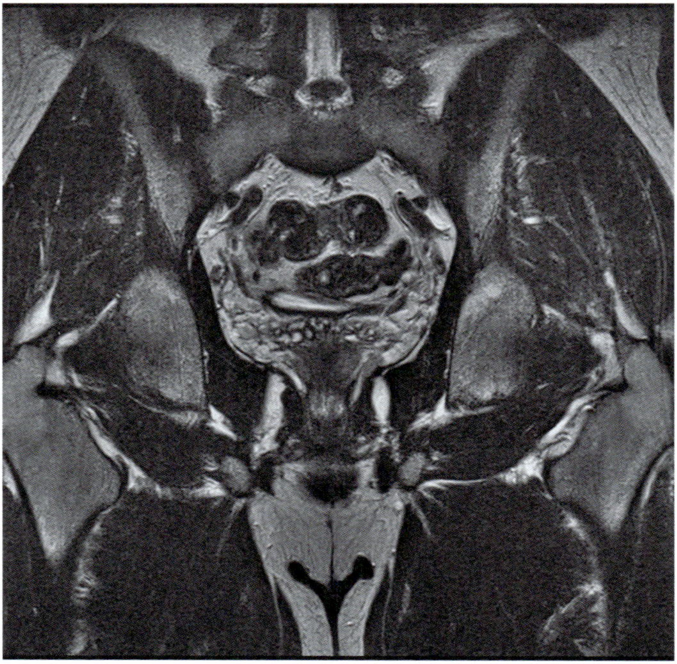

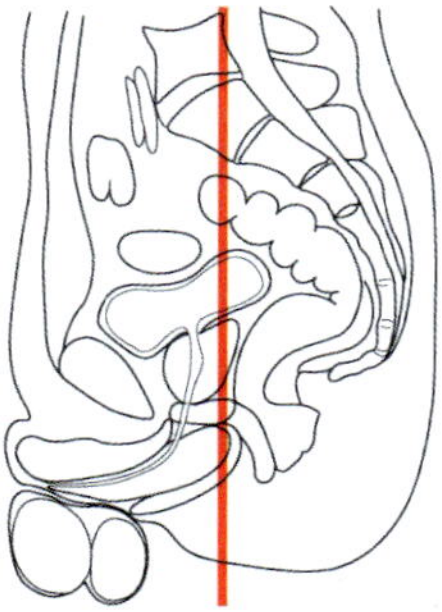

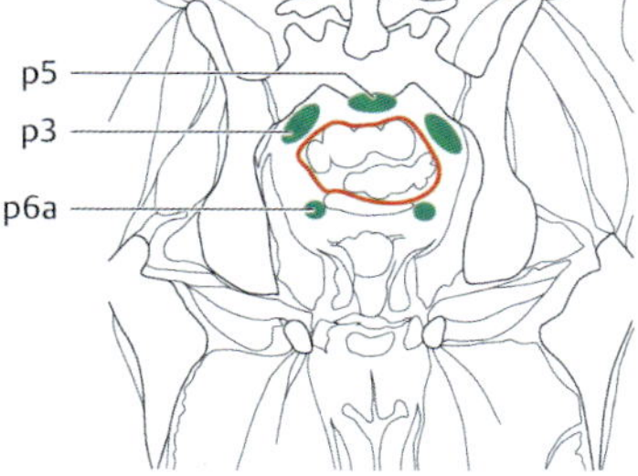

● =淋巴结(见封底内页)

—— =腹膜

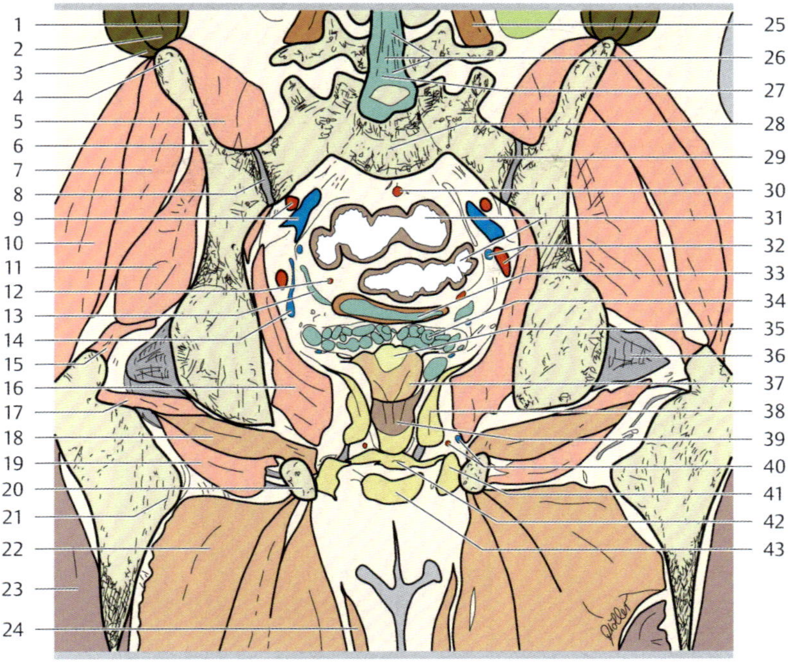

1 腹横肌
2 腹内斜肌
3 腹外斜肌
4 髂嵴
5 髂肌
6 髂骨
7 臀中肌
8 骶髂关节
9 髂内动、静脉
10 臀大肌
11 臀小肌
12 髋臼唇
13 输尿管
14 膀胱静脉丛
15 臀小肌与臀中肌止点(大转子)
16 闭孔内肌
17 下孖肌
18 闭孔外肌
19 股方肌
20 坐骨结节
21 小转子
22 大收肌
23 股外侧肌
24 股薄肌
25 横突棘肌(竖脊肌内侧束)
26 脊髓马尾
27 硬脊膜
28 骶骨
29 骶骨翼
30 直肠上动脉
31 乙状结肠
32 闭孔动、静脉
33 膀胱
34 精囊腺
35 前列腺(中央带)
36 关节囊
37 前列腺(外周带)
38 肛提肌
39 直肠壁
40 阴部内动、静脉
41 坐骨海绵体肌
42 泌尿生殖隔
43 球海绵体肌

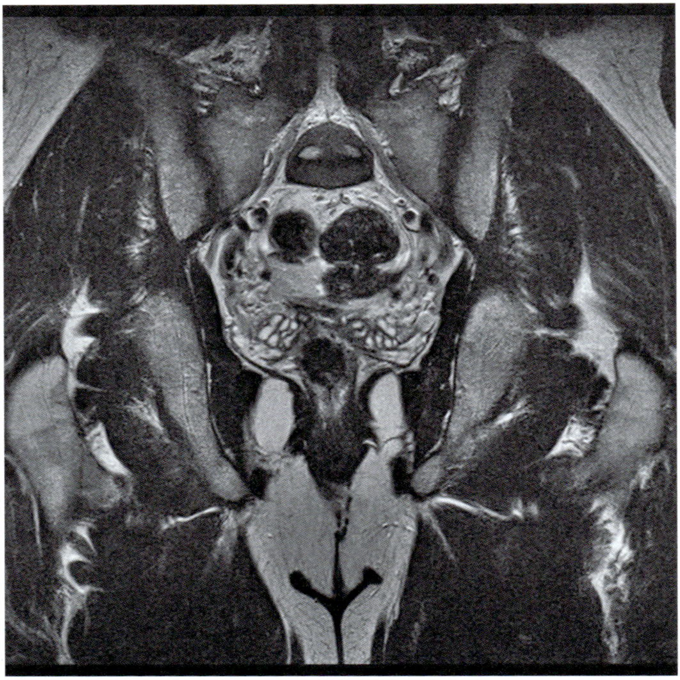

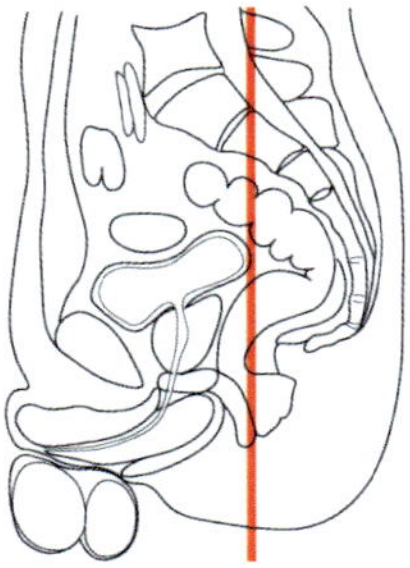

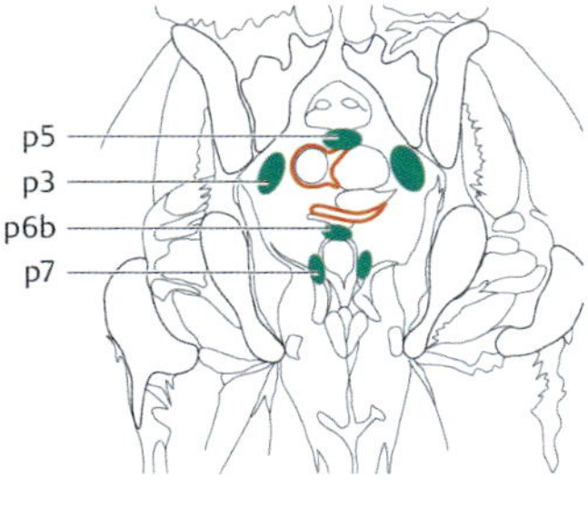

● =淋巴结(见封底内页)

—— =腹膜

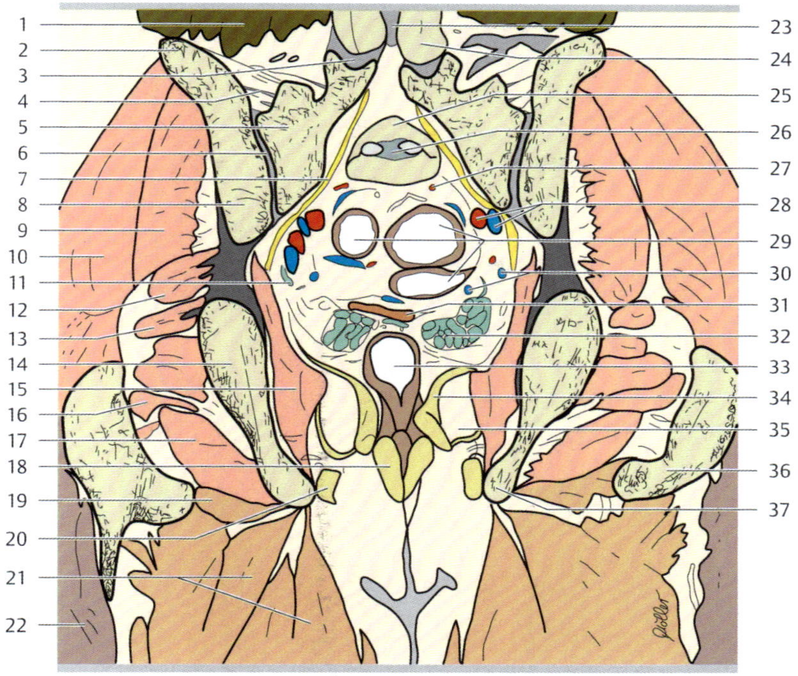

1 腰方肌
2 髂嵴
3 关节突关节
4 骶髂骨间韧带
5 骶骨翼
6 骶髂关节
7 骶神经
8 髂骨翼
9 臀中肌
10 臀大肌
11 输尿管
12 梨状肌
13 上孖肌
14 髂骨翼
15 闭孔内肌
16 下孖肌
17 股方肌
18 肛门外括约肌
19 小收肌
20 坐骨海绵体肌
21 大收肌
22 股外侧肌
23 硬脊膜
24 L5下关节突
25 骶椎(S1)
26 S1与S2之间椎间盘
27 直肠上动脉
28 髂内动、静脉
29 乙状结肠
30 膀胱静脉丛
31 膀胱
32 精囊腺
33 直肠(壶腹)
34 肛提肌
35 坐骨直肠窝
36 转子间嵴
37 坐骨结节

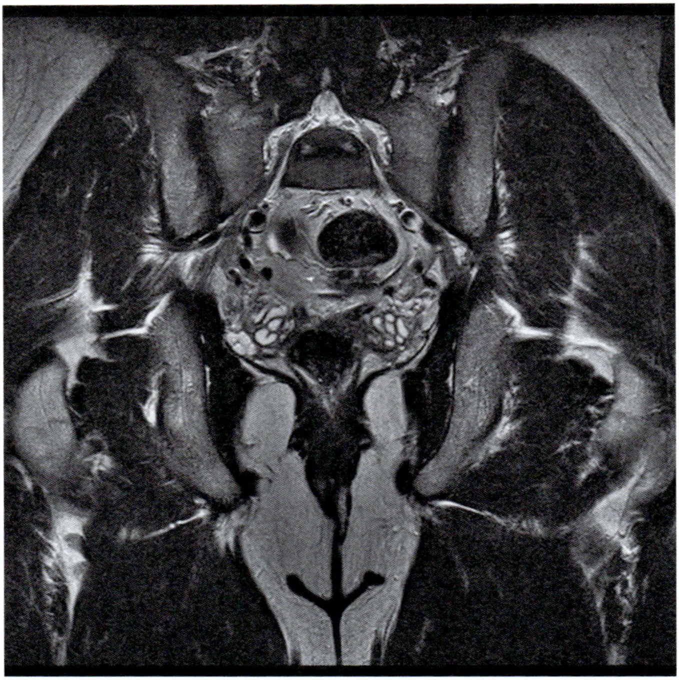

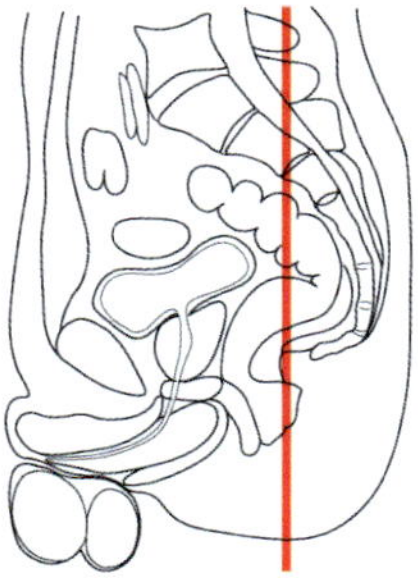

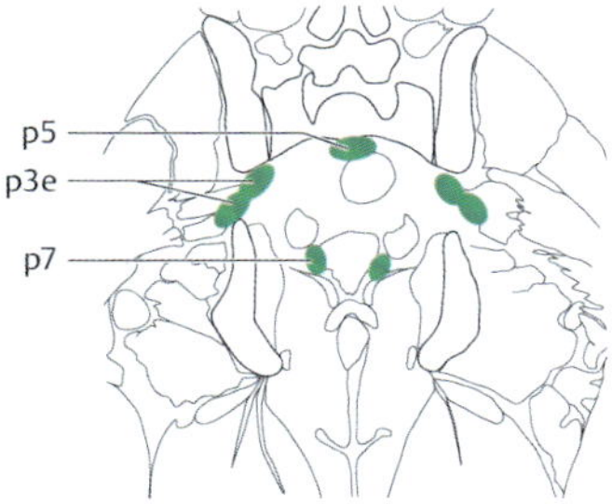

● =淋巴结(见封底内页)

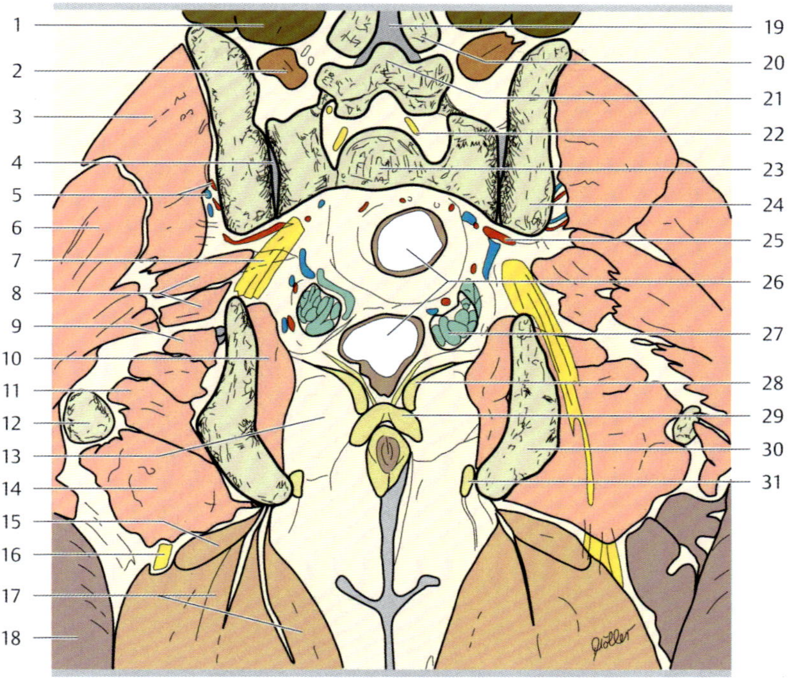

1 腰方肌
2 多裂肌
3 臀中肌
4 骶髂关节
5 臀上动、静脉
6 臀大肌
7 骶丛
8 梨状肌
9 上孖肌
10 闭孔内肌
11 下孖肌
12 大转子
13 坐骨直肠窝
14 股方肌
15 小收肌
16 坐骨神经
17 大收肌
18 股外侧肌
19 棘间韧带
20 下关节突(L4)
21 第5腰椎
22 脊神经(L5)
23 骶骨
24 髂骨
25 髂内动、静脉
26 直肠
27 精囊腺
28 肛提肌
29 肛门外括约肌
30 坐骨
31 坐骨海绵体肌

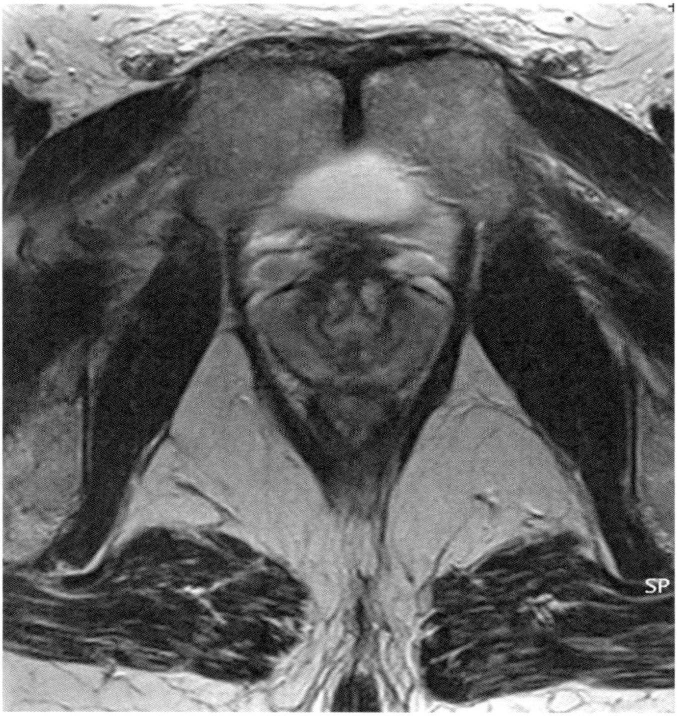
SP

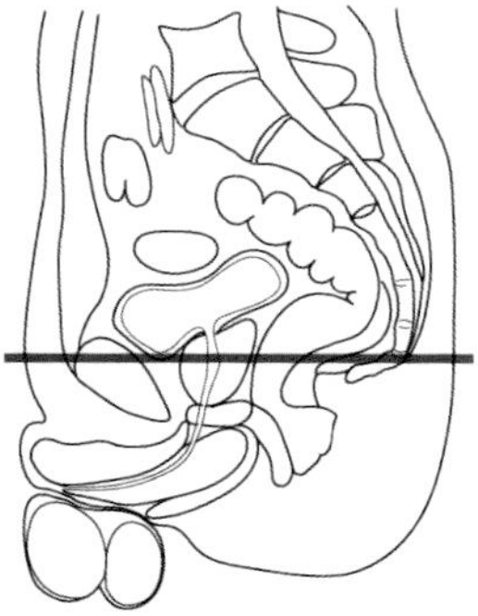

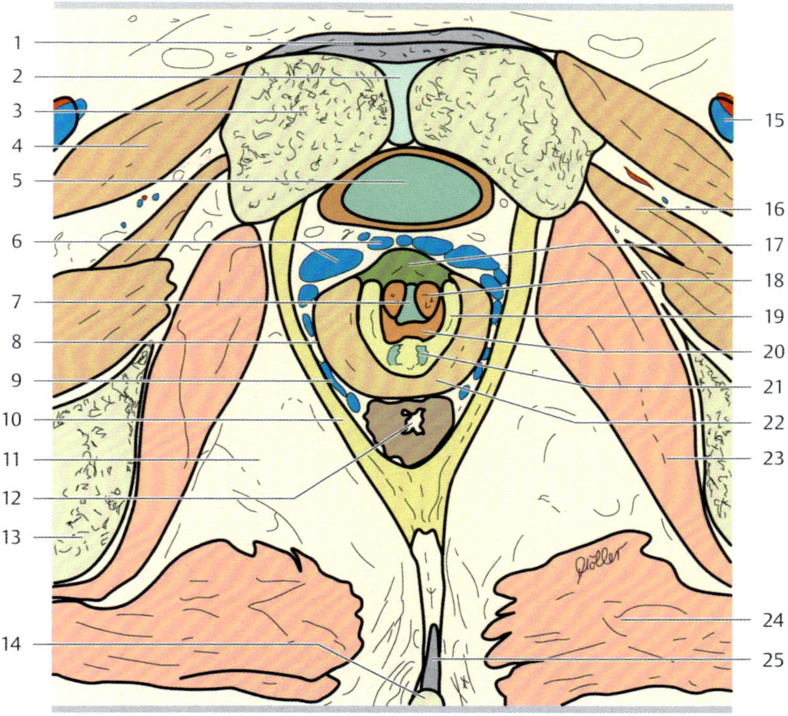

1 阴茎系韧带与悬韧带
2 耻骨联合
3 耻骨
4 耻骨肌
5 膀胱
6 前列腺静脉丛(前部)
7 尿道
8 前列腺被膜
9 外侧静脉丛(神经血管束)
10 肛提肌
11 坐骨直肠窝
12 肛门
13 坐骨
14 尾骨
15 股动脉、静脉与神经
16 闭孔外肌
17 前列腺(前部,前纤维肌质,峡部)
18 前列腺(中央部,移行带)
19 前列腺(中央部,中央带)
20 前列腺(中叶与精阜)
21 射精管
22 前列腺(外周带)
23 闭孔内肌
24 臀大肌
25 肛尾韧带

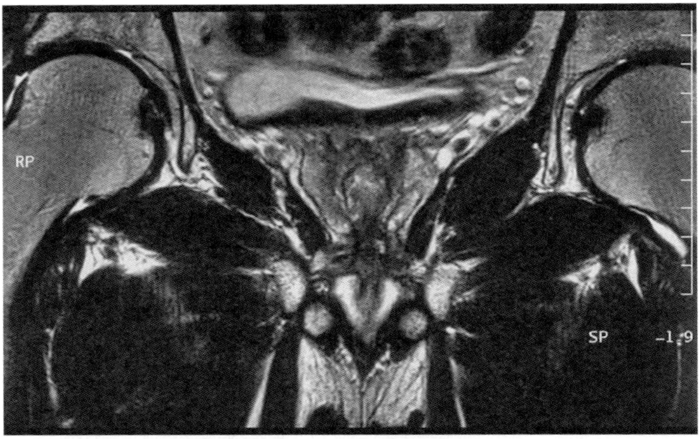

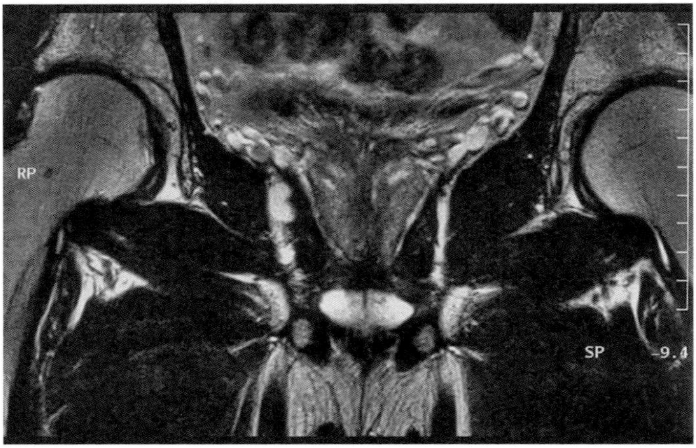

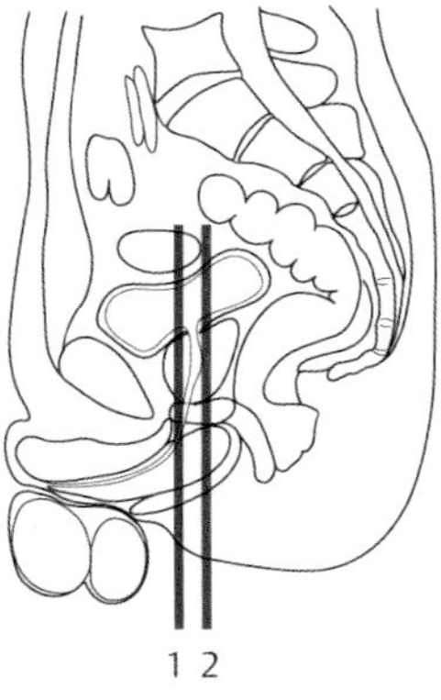

1 髂骨(髋臼盖)
2 髋关节
3 膀胱
4 股骨头韧带
5 精囊腺
6 闭孔内肌
7 肛提肌
8 旋股内侧动脉
9 耻骨 ▶

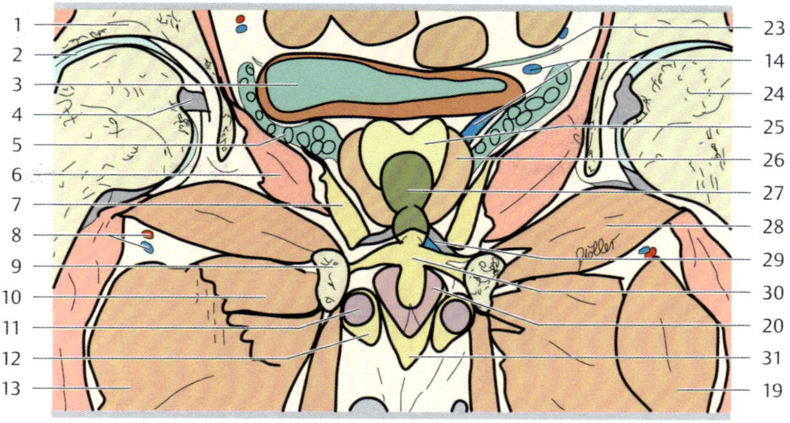

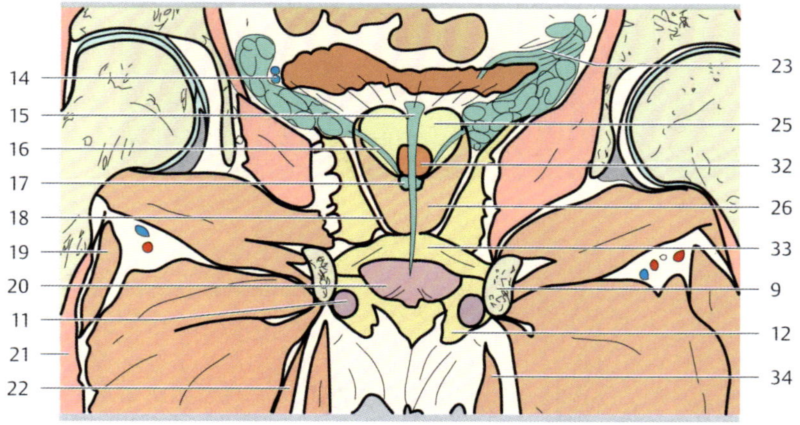

10 小收肌
11 阴茎海绵体
12 坐骨海绵体肌
13 短收肌
14 外侧静脉丛
15 尿道
16 射精管
17 精阜(射精管开口)
18 前列腺被膜
19 耻骨肌
20 尿道海绵体
21 髂腰肌
22 大收肌
23 输尿管
24 股骨头
25 前列腺(中央带)
26 前列腺(外周带)
27 前列腺(前纤维肌质)
28 闭孔外肌
29 前列腺静脉丛与耻骨前列腺韧带
30 泌尿生殖隔
31 球海绵体肌
32 前列腺(中叶伴精阜)
33 尿道括约肌与泌尿生殖隔
34 股薄肌

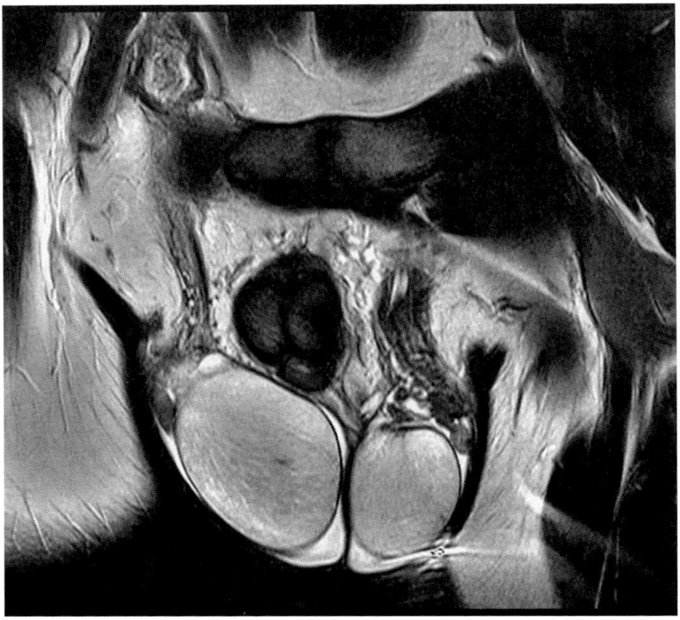

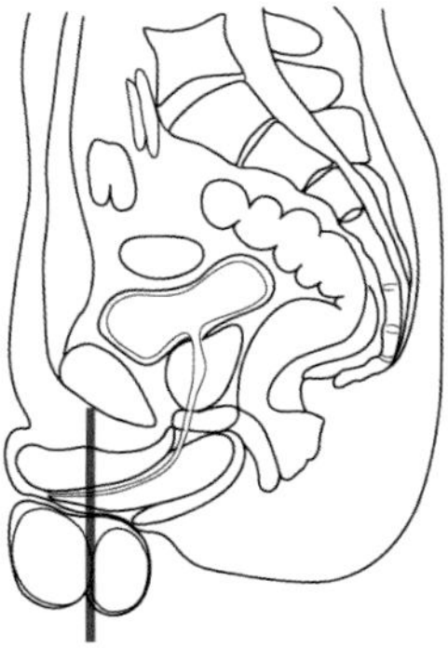

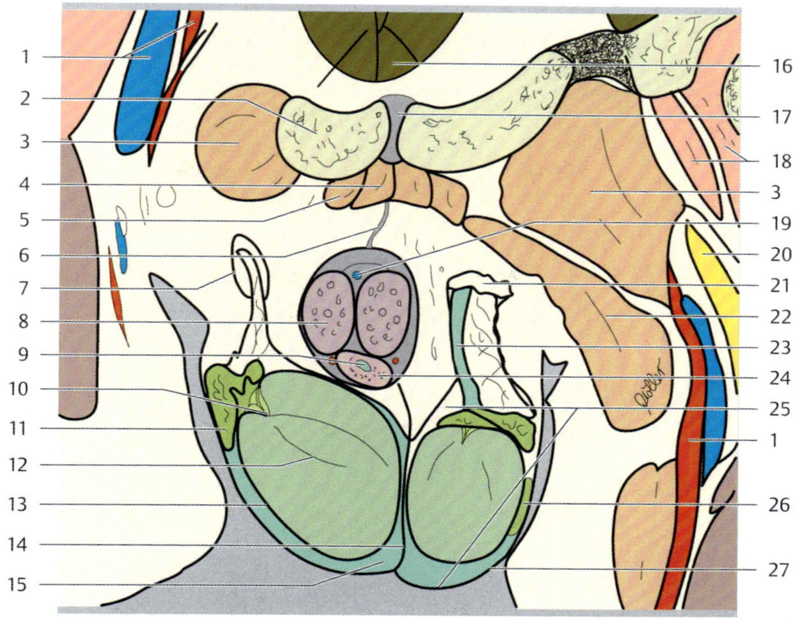

1 股动、静脉
2 耻骨
3 耻骨肌
4 长收肌
5 短收肌
6 阴茎悬韧带
7 腹股沟浅环
8 阴茎海绵体
9 尿道
10 睾丸纵隔
11 附睾头
12 睾丸小隔
13 白膜
14 阴囊中隔
15 阴囊腔
16 锥状肌
17 耻骨联合
18 髂腰肌
19 阴茎背深静脉
20 股神经
21 精囊筋膜与提睾肌
22 闭孔外肌
23 输精管
24 尿道海绵体
25 左阴囊腔
26 附睾体
27 阴囊壁(与肉膜、精索筋膜和提睾肌)

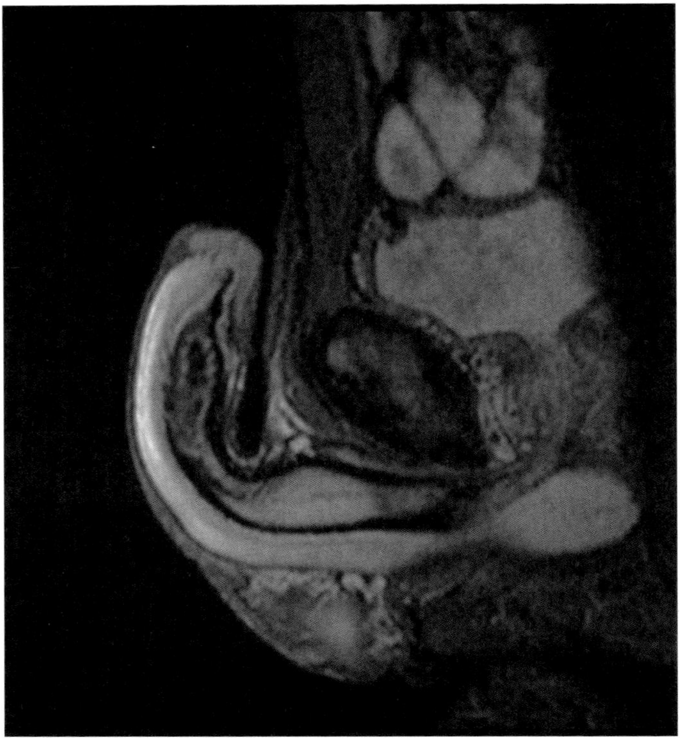

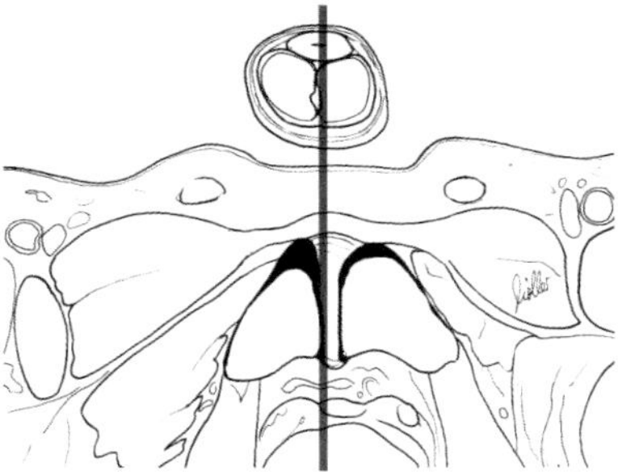

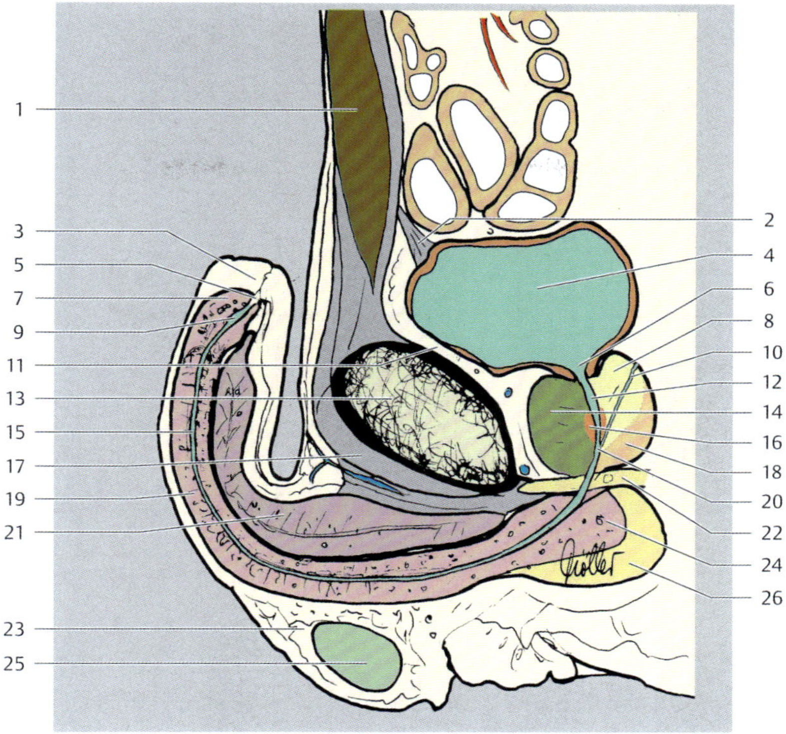

1	腹直肌	14	前列腺(前纤维肌质)
2	脐正中韧带	15	尿道(海绵体部)
3	阴茎包皮	16	前列腺(移行带)
4	膀胱	17	阴茎悬韧带
5	尿道外口	18	前列腺(外周带)
6	膀胱颈	19	尿道海绵体
7	阴茎头	20	精阜
8	前列腺(中央带)	21	阴茎海绵体
9	尿道(舟状窝)	22	会阴深横肌
10	射精管	23	阴囊
11	耻骨后间隙	24	阴茎球(尿道海绵体)
12	尿道(前列腺部)	25	睾丸
13	耻骨联合	26	球海绵体肌

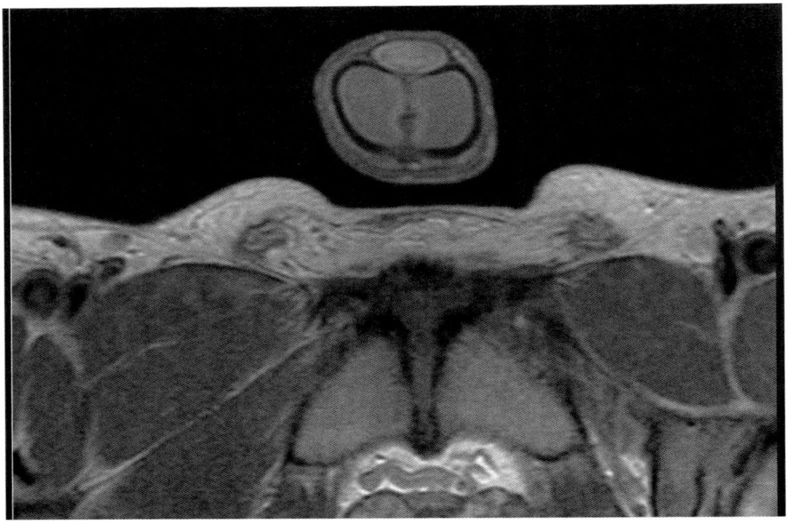

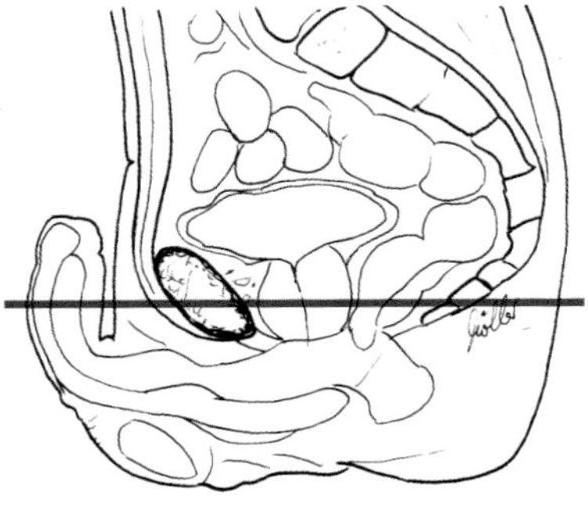

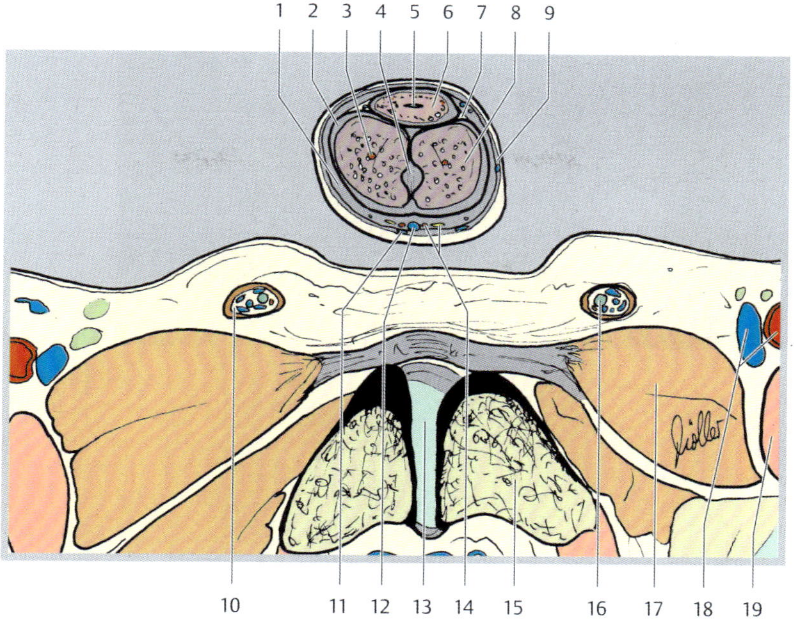

1	阴茎深筋膜(Buck筋膜)	10	精索
2	阴茎海绵体白膜	11	阴茎背浅静脉
3	阴茎深动脉	12	阴茎背深静脉
4	阴茎中隔	13	耻骨联合
5	尿道(海绵体部)	14	阴茎背侧动、静脉
6	尿道海绵体	15	耻骨
7	尿道海绵体白膜	16	输精管
8	阴茎海绵体	17	耻骨肌
9	阴茎皮下组织（阴茎浅筋膜,肉膜）	18	股动、静脉
		19	髂腰肌

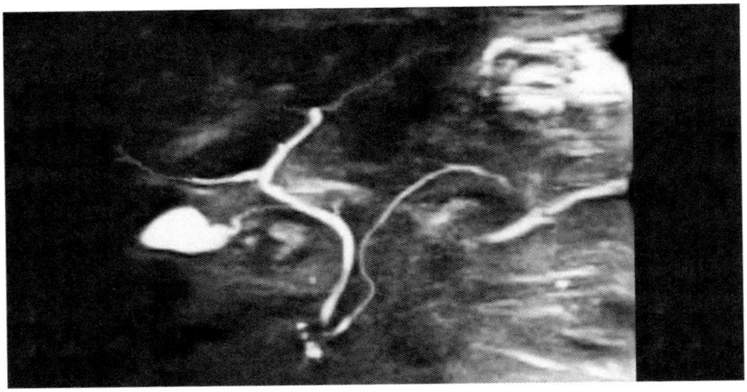

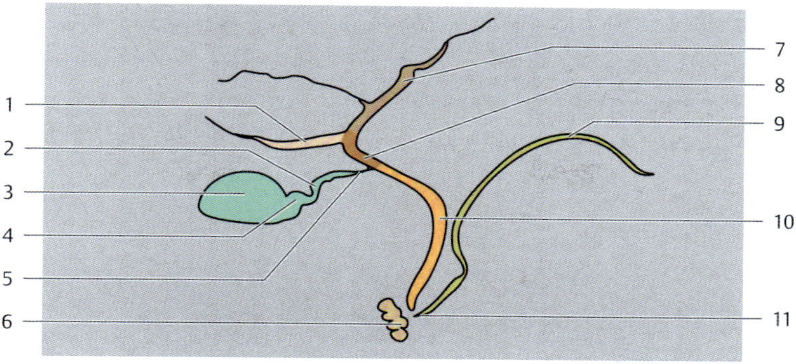

1	右肝管	7	左肝管
2	胆囊管(螺旋襞)	8	肝总管
3	胆囊体	9	胰管
4	胆囊颈	10	胆总管
5	胆囊管(松弛部或直部)	11	十二指肠乳头
6	十二指肠		

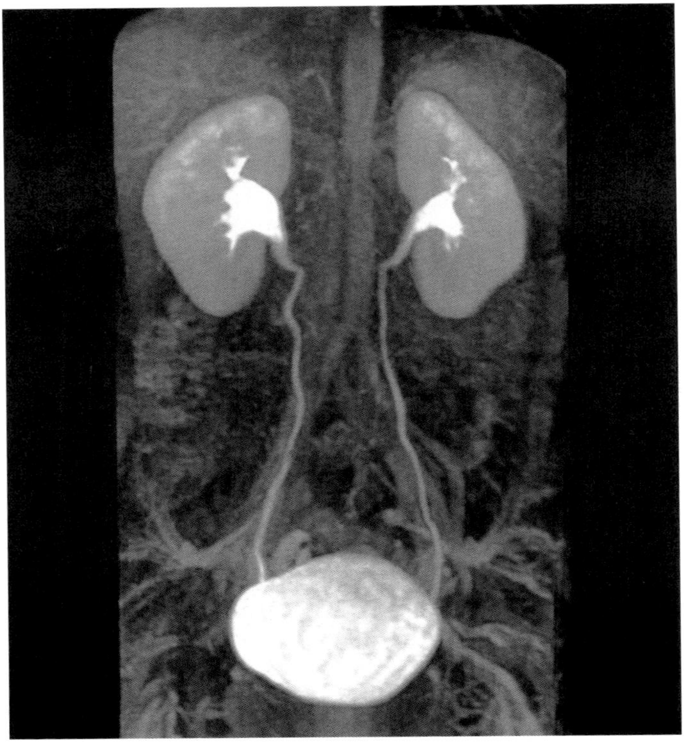

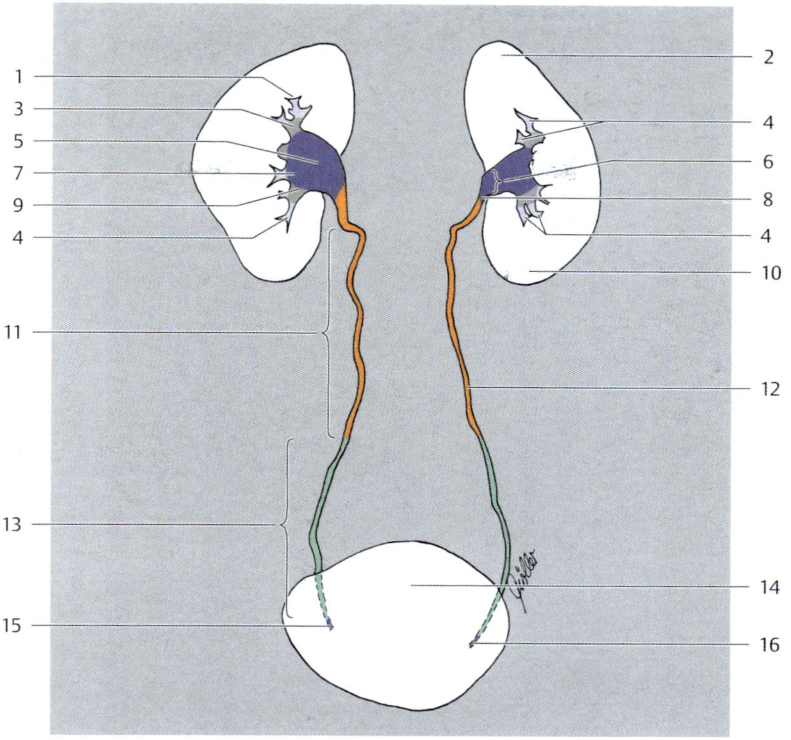

1	肾乳头	9	肾大盏下组
2	肾上极	10	肾下极
3	肾大盏上组	11	输尿管腹段
4	肾小盏	12	输尿管
5	肾盂	13	输尿管盆段
6	肾门	14	膀胱
7	肾大盏中组	15	输尿管壁内段
8	输尿管肾盂连接部	16	输尿管入口

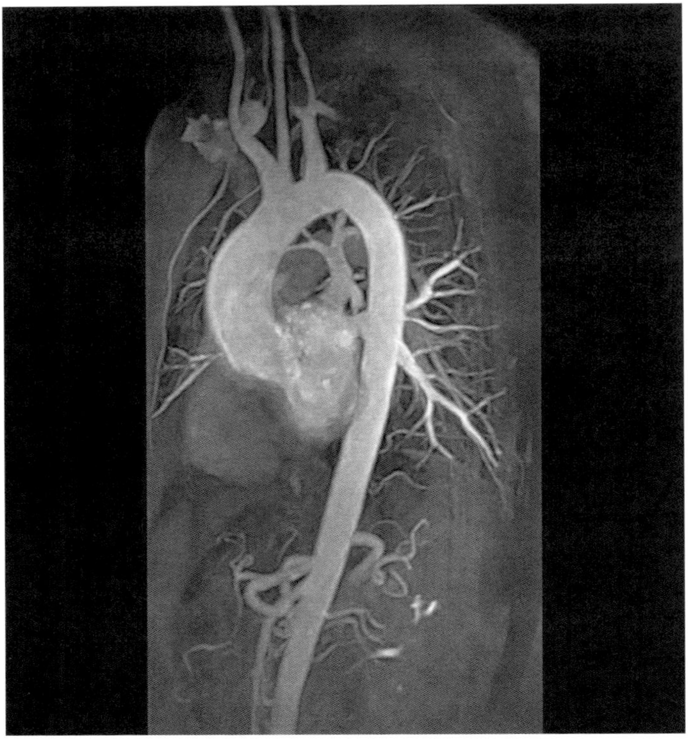

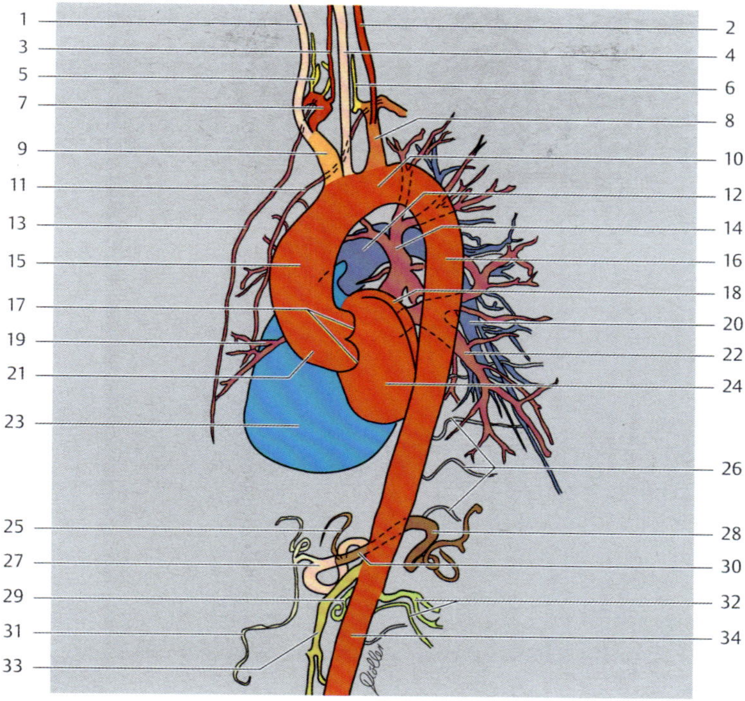

1 右颈总动脉
2 左椎动脉
3 右椎动脉
4 左颈总动脉
5 右颈深动脉
6 甲状腺下动脉
7 右锁骨下动脉
8 左锁骨下动脉
9 头臂干
10 主动脉弓
11 左胸廓内动脉
12 肺动脉干
13 右胸廓内动脉
14 左上肺静脉
15 升主动脉
16 降主动脉
17 主动脉瓣
18 左心房
19 右下肺静脉
20 左肺动脉(下叶动脉)
21 主动脉球
22 左下肺静脉
23 右心室
24 左心室
25 胃左动脉
26 腰动脉
27 肝总动脉
28 脾动脉
29 右肾动脉
30 腹腔干
31 胃十二指肠动脉
32 左肾动脉(变异:双支肾动脉)
33 肠系膜上动脉
34 腹主动脉

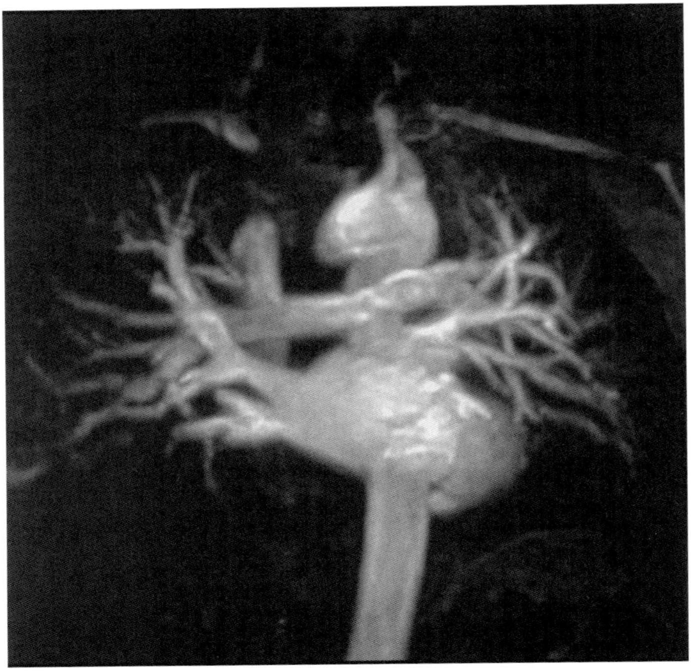

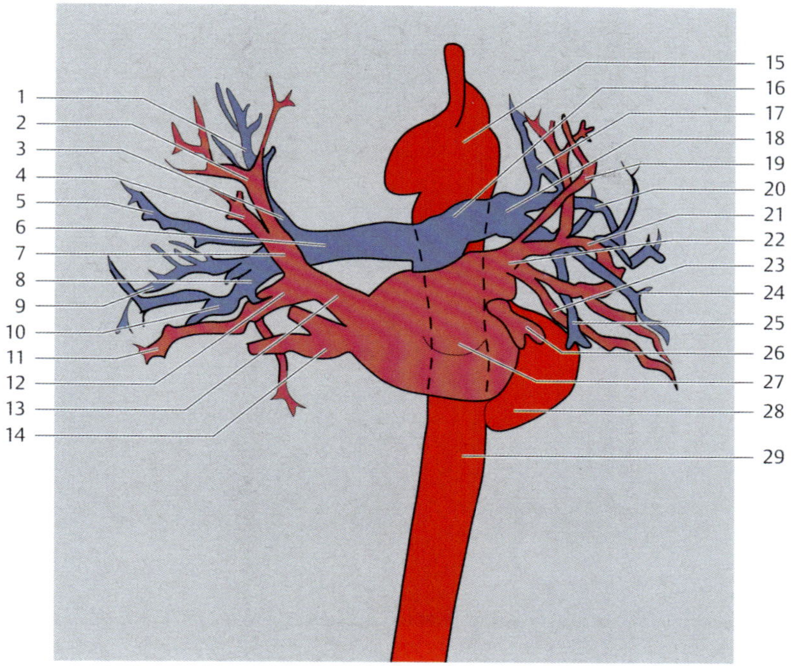

1 右肺上叶动脉尖段支
2 右肺上静脉尖段支
3 右肺动脉升支
4 右肺上静脉后支
5 右肺上叶动脉后支
6 右肺动脉
7 右肺上静脉前支
8 右肺动脉基底部
9 右肺下叶动脉上支
10 右肺动脉前基底支
11 右肺静脉中叶支
12 右肺中叶静脉内侧支
13 右上肺静脉
14 右下肺静脉
15 主动脉弓
16 肺动脉干
17 左肺动脉上叶支
18 左肺动脉
19 左肺上叶静脉尖后支
20 左肺动脉舌段支
21 左上肺静脉前支
22 左上肺静脉
23 左上肺静脉舌段支
24 左肺动脉外基底支
25 左肺动脉后基底支
26 左下肺静脉
27 左心房
28 左心室
29 降主动脉

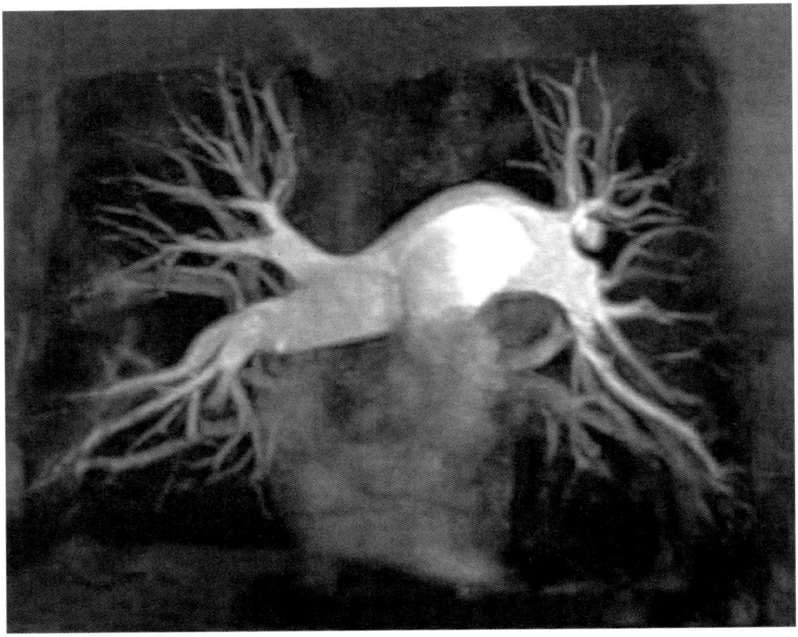

右肺

1 中叶动、静脉内侧段
2 下叶动脉外基底段，Ⅸ
3 中叶动脉内侧段，Ⅳ
4 下叶动脉上段，Ⅵ ►

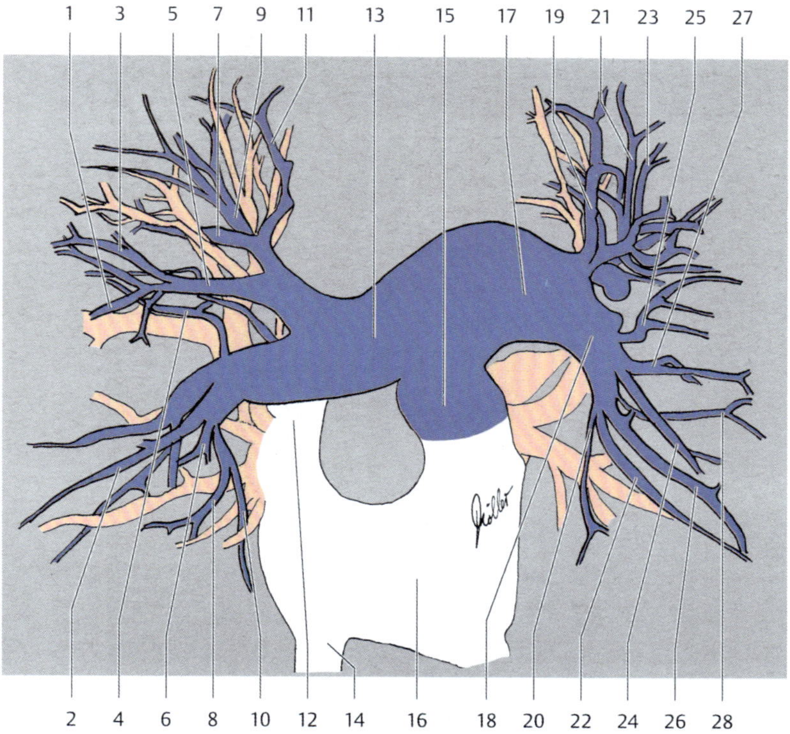

5 中叶动脉
6 下叶动脉前基底段，Ⅷ
7 上叶动脉前段，Ⅲ
8 下叶动脉后基底段，Ⅹ
9 上叶动脉后段，Ⅱ
10 下叶动脉后基底段，Ⅶ
11 上叶动脉尖段，Ⅰ
12 上腔静脉
13 右肺动脉
14 下腔静脉
15 肺动脉干
16 右心室
17 左肺动脉

左肺

18 中叶动脉
19 上叶动脉前基底，Ⅰ
20 下叶动脉内基底段，Ⅶ
21 上叶动脉后段，Ⅱ
22 下叶动脉后基底段，Ⅹ
23 上叶动脉前段，Ⅲ
24 下叶动脉前基底段，Ⅷ
25 下叶动脉上段，Ⅵ
26 下叶动脉外基底段，Ⅸ
27 上舌段动脉，Ⅳ
28 下舌段动脉，Ⅴ

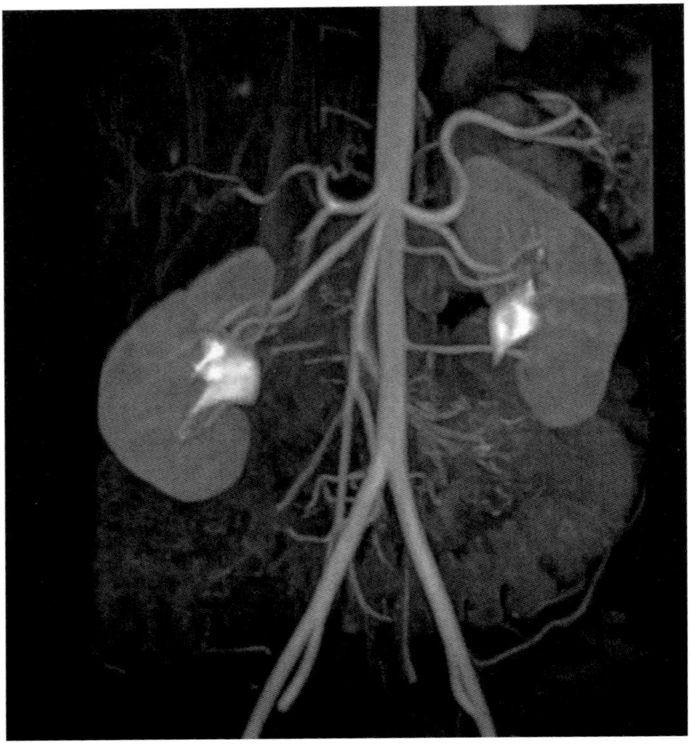

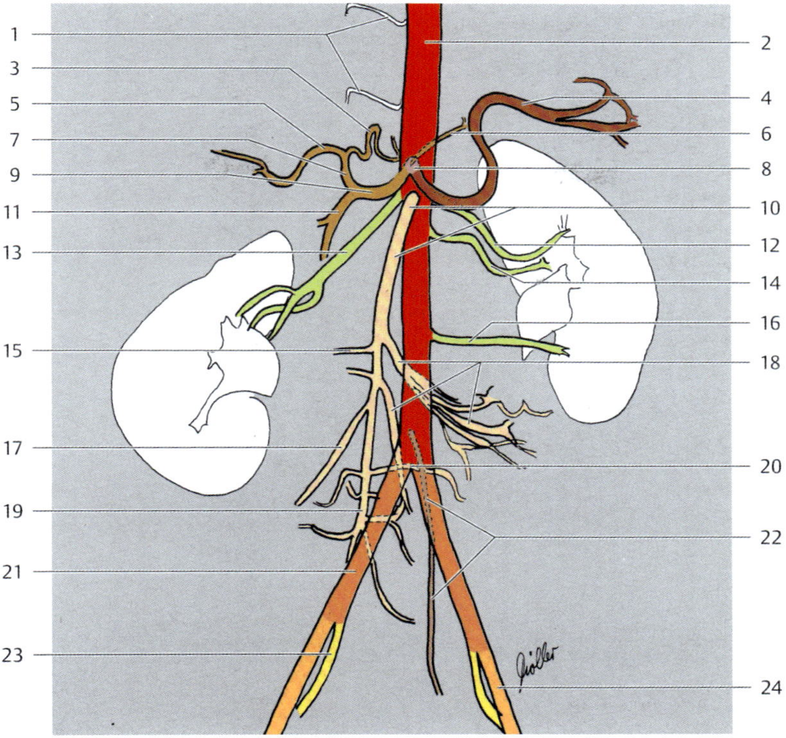

1	腰动脉	13	右肾动脉
2	腹主动脉	14	左肾动脉前支
3	肝动脉左支	15	胰十二指肠后下动脉
4	脾动脉	16	左肾动脉下段支
5	肝动脉右支	17	右结肠动脉
6	胃左动脉	18	空回肠动脉
7	肝固有动脉	19	回结肠动脉
8	腹腔干	20	主动脉分叉
9	肝总动脉	21	右髂总动脉
10	肠系膜上动脉	22	肠系膜下动脉
11	胃十二指肠动脉	23	髂内动脉
12	左肾动脉后支	24	髂外动脉

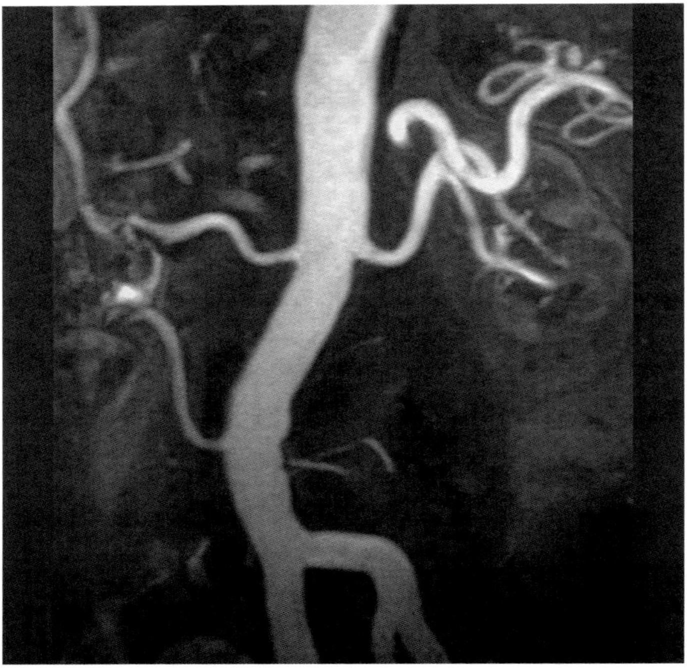

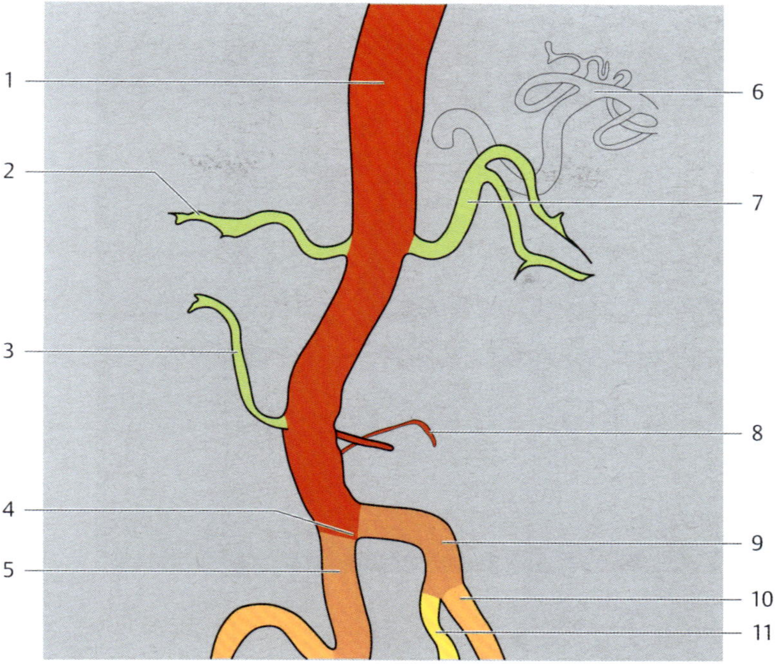

1	腹主动脉	7	左肾动脉
2	右肾动脉	8	腰动脉
3	肾动脉下包膜支	9	左髂总动脉
4	主动脉分叉	10	髂外动脉
5	右髂总动脉	11	髂内动脉
6	脾动脉		

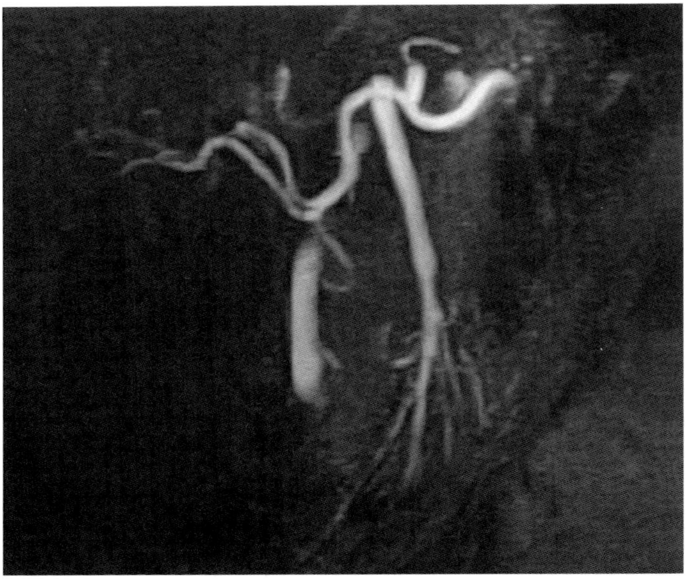

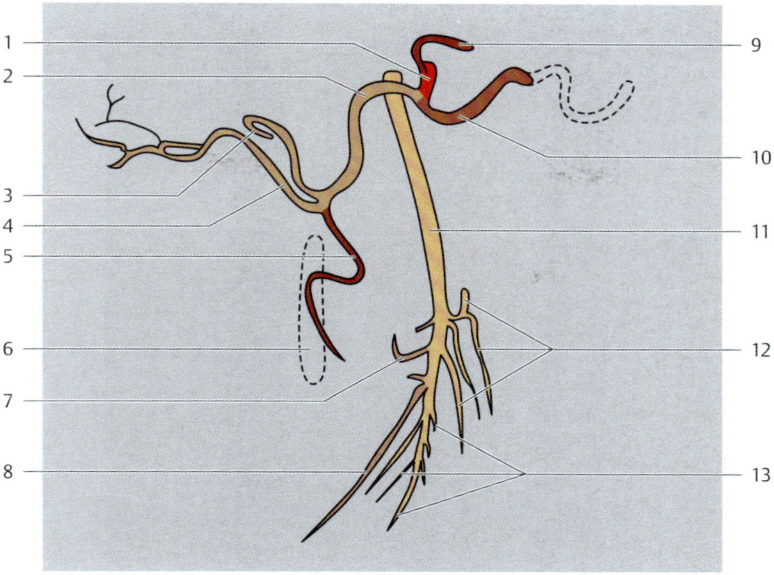

1	腹腔干	8	回结肠动脉
2	肝总动脉	9	胃左动脉
3	肝左动脉	10	脾动脉
4	肝右动脉	11	肠系膜上动脉
5	胃十二指肠动脉	12	空肠动脉
6	腹主动脉	13	回肠动脉
7	右结肠动脉		

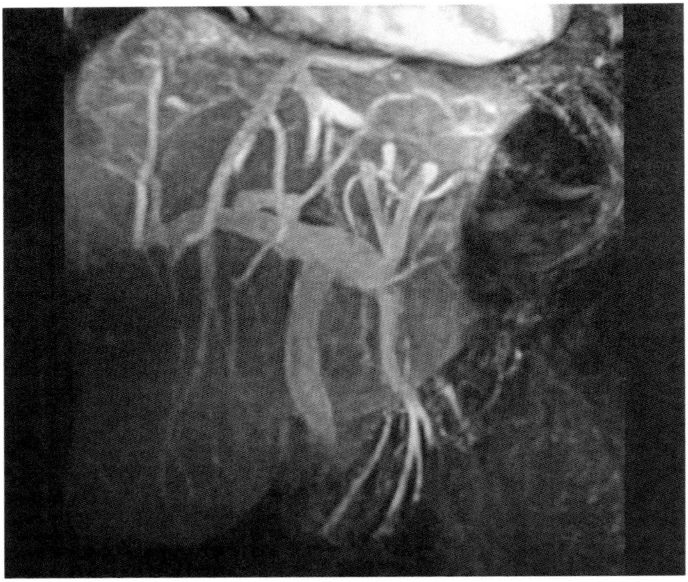

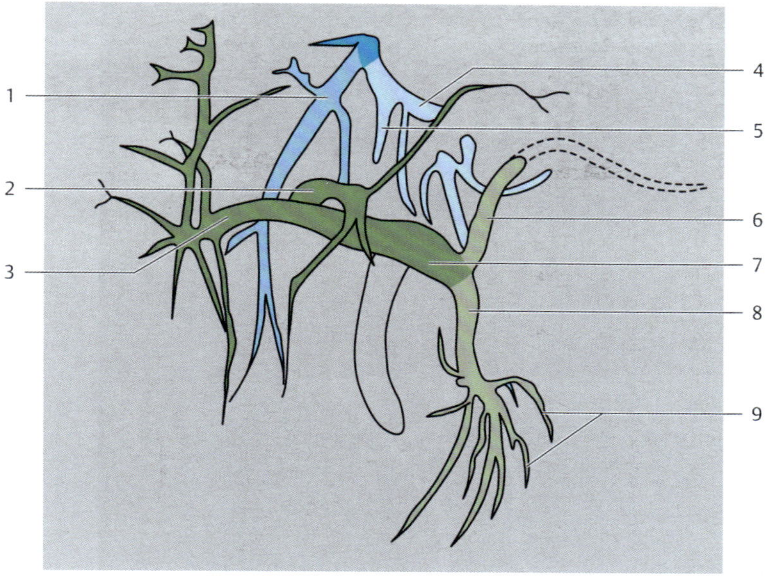

1	肝右静脉	6	脾静脉
2	门静脉左支	7	门静脉
3	门静脉右支	8	肠系膜上静脉
4	肝左静脉	9	空肠与回肠静脉
5	肝中静脉		

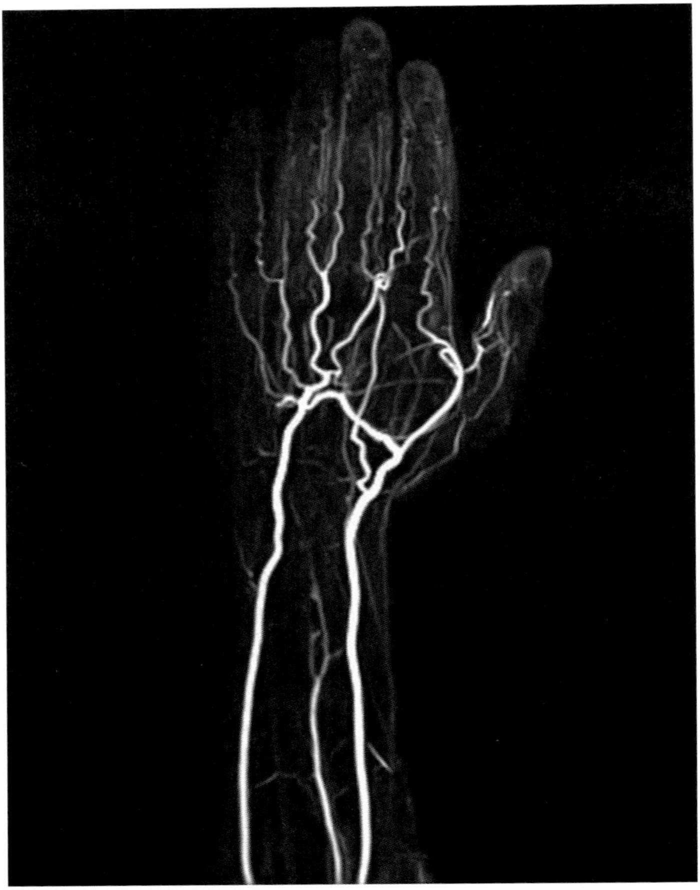

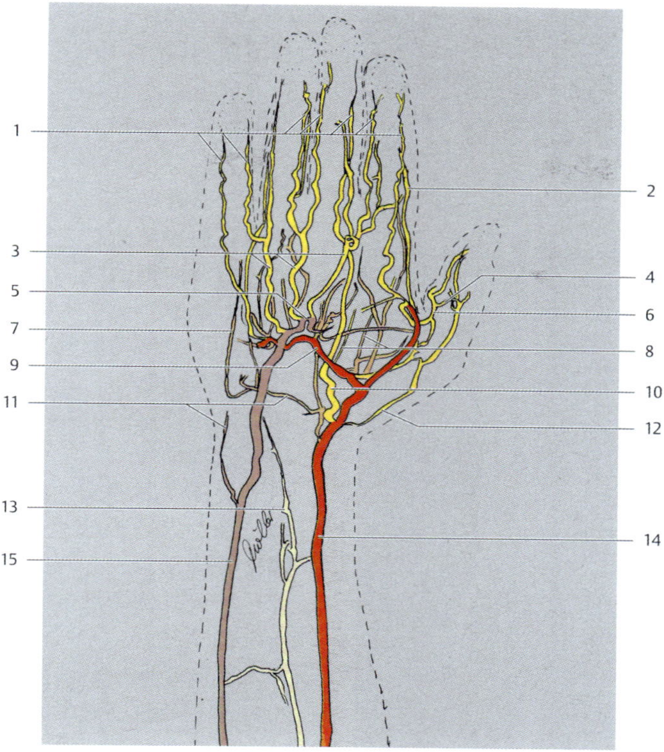

1 指掌侧固有动脉
2 示指桡侧动脉
3 指掌侧总动脉
4 指弓
5 掌浅弓
6 拇指固有动脉
7 掌深支
8 掌背侧动脉
9 掌深弓
10 桡动脉浅掌支
11 腕背侧支
12 拇主动脉
13 前骨间动脉
14 桡动脉
15 尺动脉

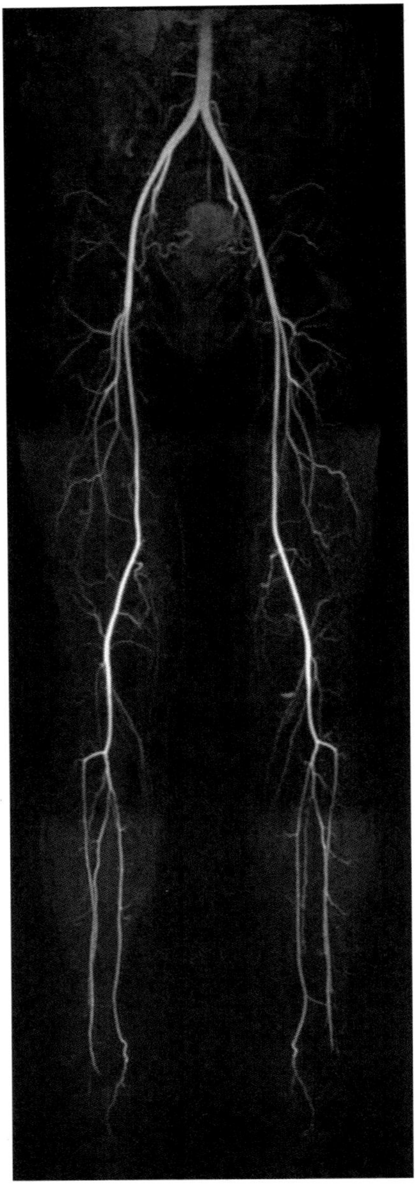

1 腹主动脉
2 腰动脉(Ⅳ)
3 腹主动脉分叉
4 骶正中动脉
5 右髂总动脉
6 左髂外动脉
7 右髂内动脉
8 旋股内侧动脉
9 股动脉
10 旋股外侧动脉升支
11 闭孔动脉
12 股深动脉
13 股浅动脉
14 股深动脉穿支
15 膝上内侧动脉
16 膝降动脉
17 膝上外侧动脉
18 腘动脉
19 腓肠动脉
20 膝下外侧动脉
21 胫后总动脉与腓动脉
22 胫前动脉
23 腓动脉
24 足底外侧动脉
25 胫后动脉
26 足底内侧动脉
27 足背动脉

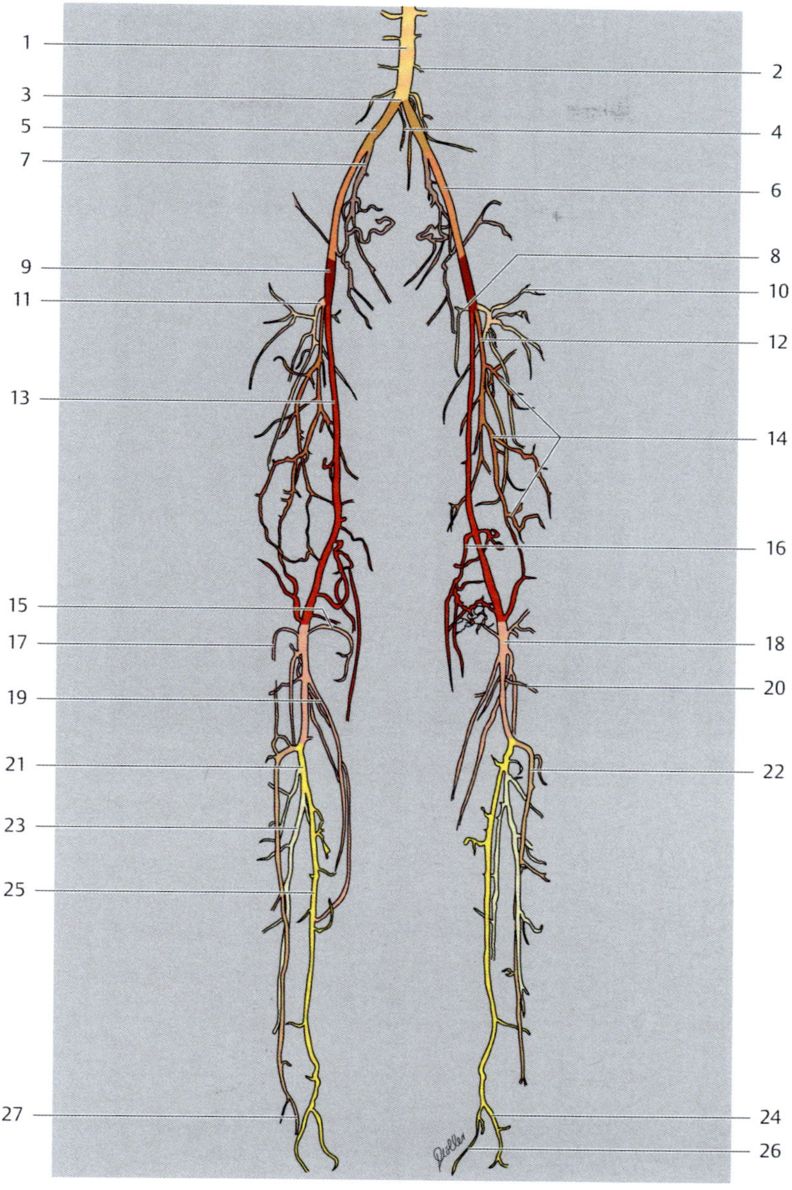
1
2
3
5
4
7
6
9
8
11
10
12
13
14
16
15
17
18
20
19
21
22
23
25
27
24
26

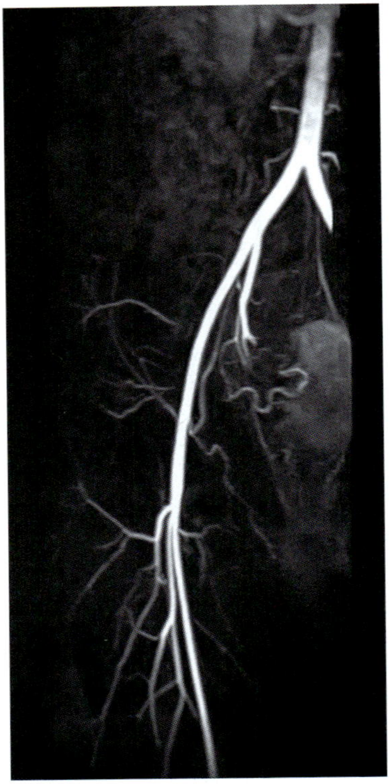
前后(10°斜位)

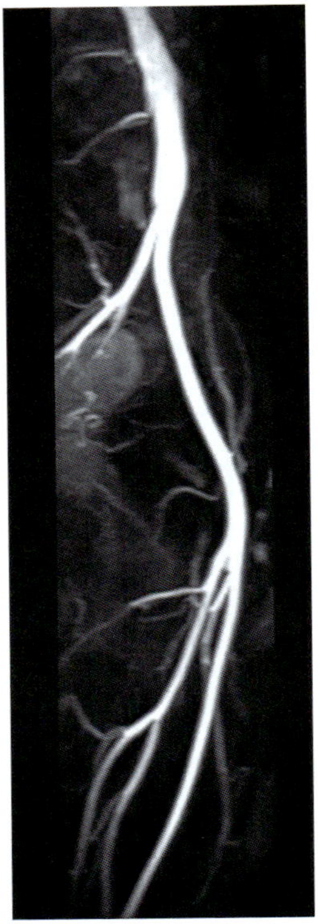
侧面

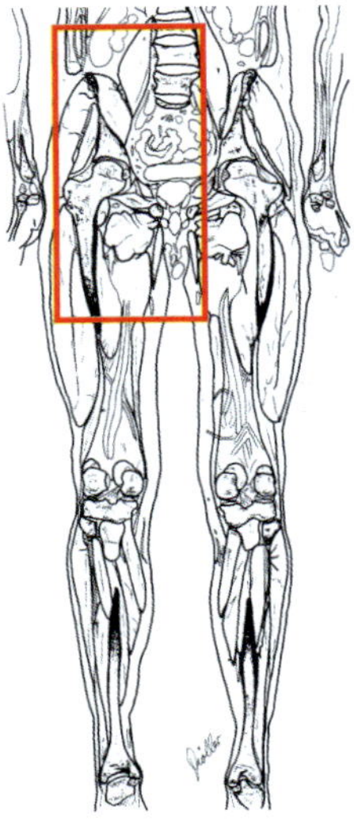

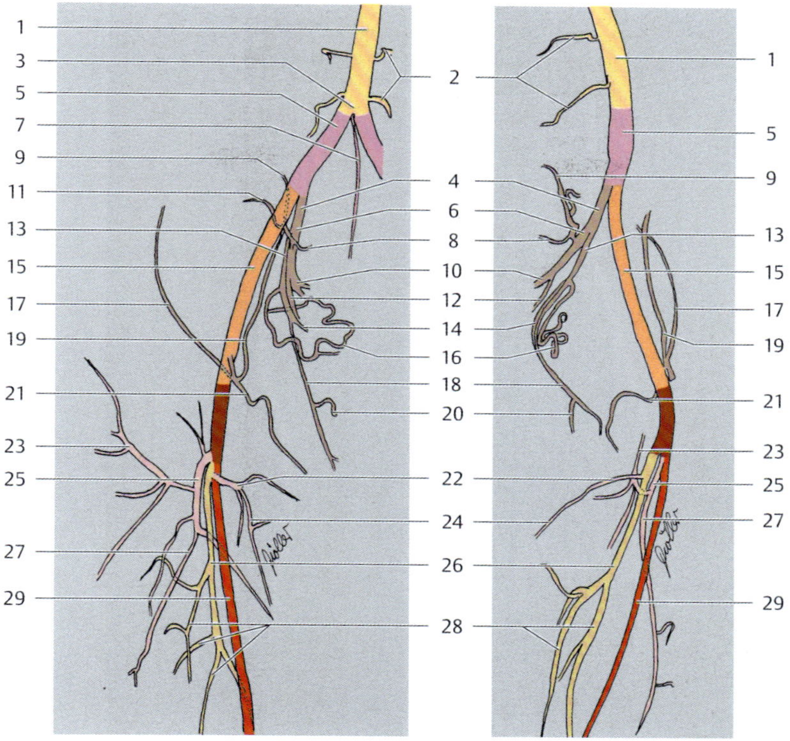

1 腹主动脉
2 腰动脉
3 主动脉分叉
4 髂内动脉
5 右髂总动脉
6 髂内动脉后部
7 骶正中动脉
8 骶外侧动脉
9 髂腰动脉
10 臀上动脉
11 旋髂深动脉
12 臀下动脉
13 髂内动脉前部
14 阴部内动脉
15 右髂外动脉
16 子宫动脉
17 旋髂深动脉
18 闭孔动脉
19 腹壁下动脉
20 膀胱上动脉
21 腹壁下动脉闭孔支
22 旋股内侧动脉
23 旋股外侧动脉升支
24 旋股内侧动脉深支
25 旋股外侧动脉
26 股深动脉
27 旋股外侧动脉降支
28 股深动脉穿支
29 股动脉(浅支)

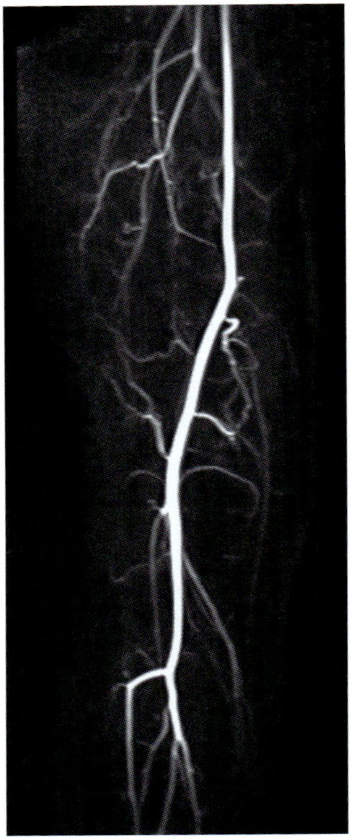

前后(10°斜位)

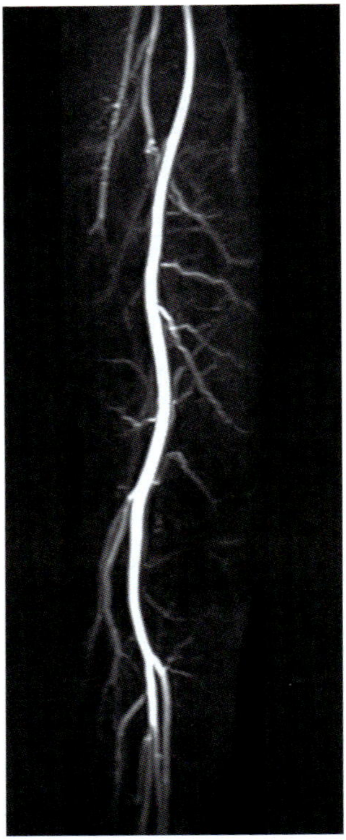

侧面

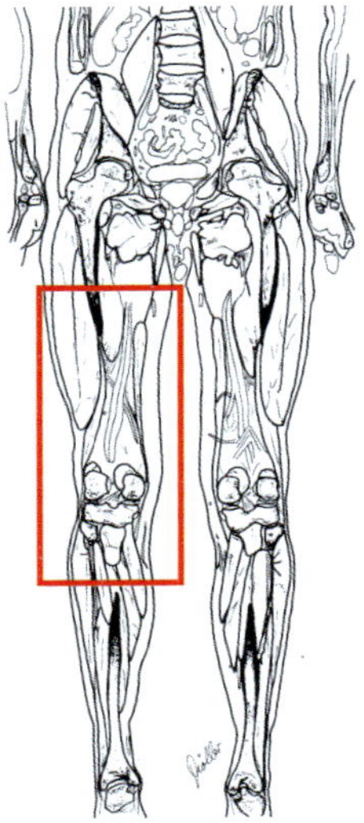

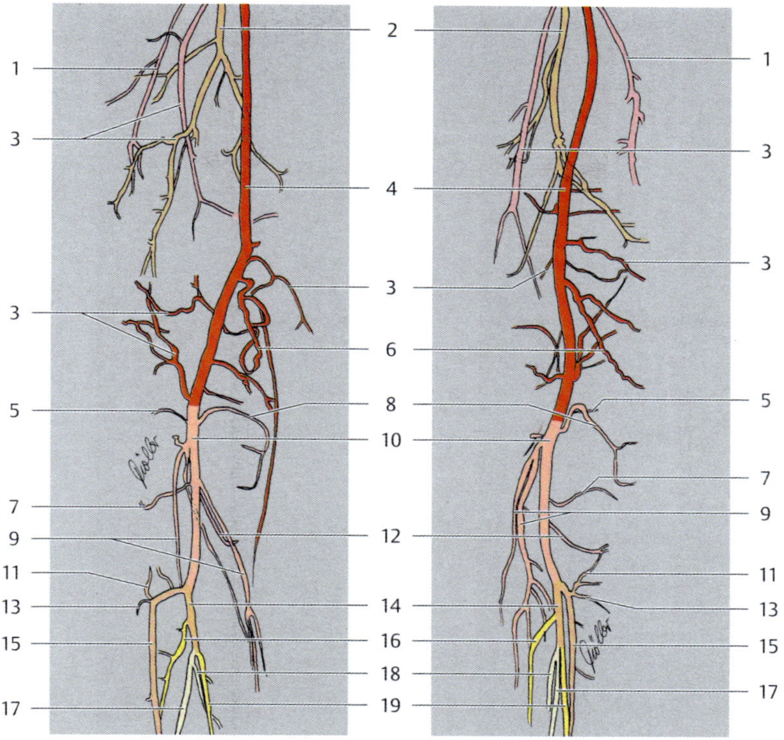

1 旋股外侧动脉降支
2 股深动脉
3 穿动脉
4 股动脉(浅支)
5 膝上外侧动脉
6 膝降动脉
7 膝下外侧动脉
8 膝上内侧动脉
9 腓肠动脉
10 腘动脉
11 胫后返动脉
12 膝下内侧动脉
13 胫前返动脉
14 胫后干(胫后动脉与腓动脉的总干)
15 胫前动脉
16 旋腓动脉
17 腓动脉
18 腓动脉肌支
19 胫后动脉

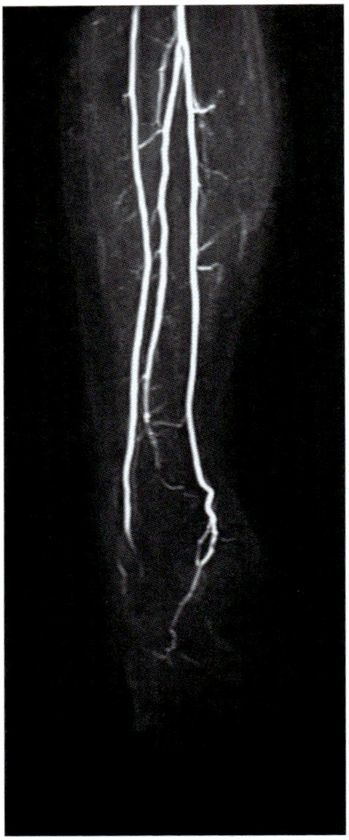

前后(10°斜位)

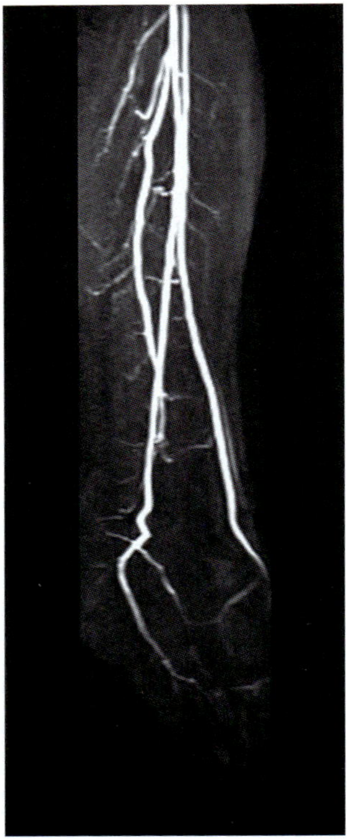

侧面

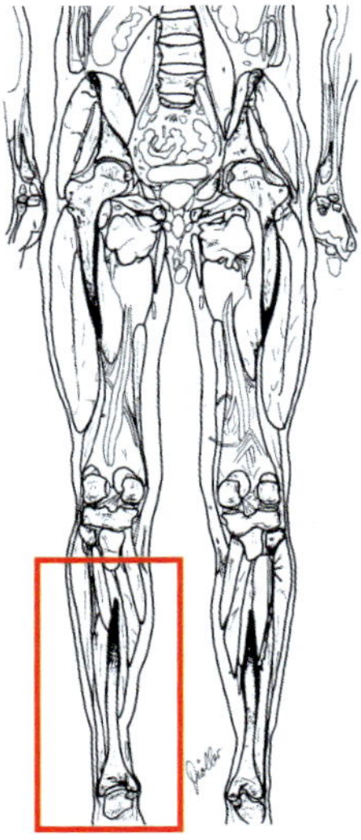

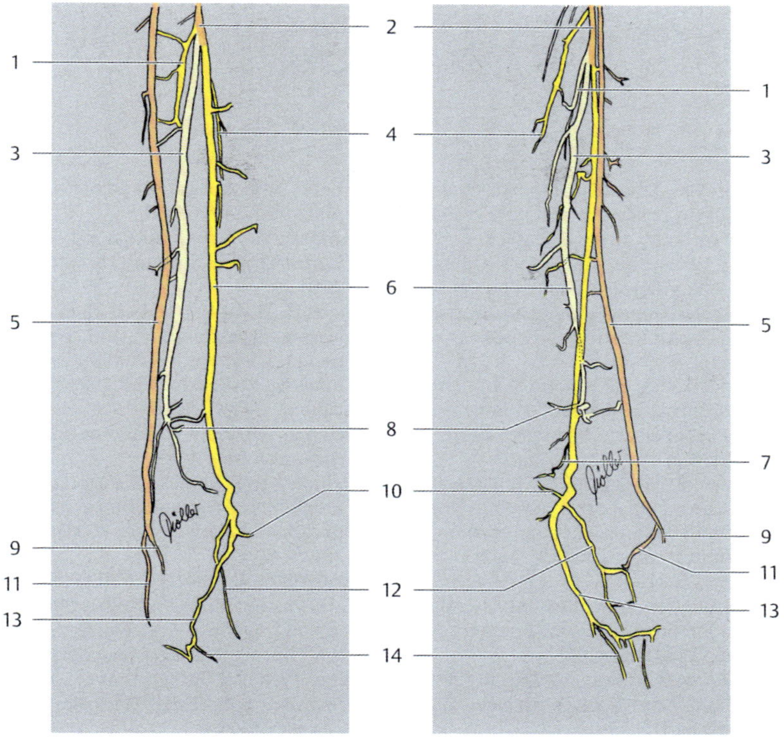

1　旋腓动脉
2　胫后干(胫后动脉与腓动脉的总干)
3　腓动脉
4　胫后动脉肌支
5　胫前动脉
6　胫后动脉
7　胫后动脉内踝支
8　腓动脉肌支
9　足背动脉
10　胫后动脉跟支
11　跗外侧动脉
12　足底内侧动脉
13　足底外侧动脉
14　足心动脉

参考文献

Austen WG, Edwards J, Frye RL, et al. A reporting system on patients evaluated for coronary artery disease. Report of the Ad Hoc Committee for Grading of Coronary Disease, Council on Cardiovascular Surgery, American Heart Association. Circulation 1975;51 (Suppl. 4):5–40

Beyer-Enke SA, Tiedemann K, Görich J, et al. Dünnschichtcomputertomographie der Schädelbasis. Radiologe 1987; 27:438–8

Bhosale PR, Patnana M, Viswanathan C, et al. The inguinal canal: anatomy and imaging features of common and uncommon masses. Radiographics 2008;28:819–35

Cahill DR, Orland MJ, Reading CC. Atlas of Human Cross-Sectional Anatomy. New York: Wiley-Liss;1995

Chacko AK, Katzberg RW, MacKay A. MRI Atlas of Normal Anatomy. New York: McGraw-Hill;1991

Dauber W. Pocket Atlas of Human Anatomy. Stuttgart: Thieme;2006

El-Khoury GY, Bergman RA, Montgomery EJ. Sectional Anatomy by MRI/CT. New York: Churchill Livingstone;1990

Faucheron N, Reimer P. Koronare Herzcomputertomographie. Radiologe 2008;48:681–96

Federle MF, Rosado-de-Christenson ML, Woodward PJ, et al. Imaging Anatomy: Chest, Abdomen, Pelvis. Salt Lake City: Amirsys;2006

Fritsch H, Kühnel W. Color Atlas of Human Anatomy. Stuttgart: Thieme;2007

Goo HW, Park IS, Ko JK, et al. CT of congenital heart disease: normal anatomy and typical pathologic conditions. Radiographics 2003;23:suppl 1:147–165

Hagens G von, Romrel LJ, Ross MH, Tiedemann K. The Visible Human Body. Philadelphia: Lea &Febinger; 1991

Hoffmann U, Pena AJ, Cury RC, et al. Cardiac CT in emergency department patients with acute chest pain. Radiographics 2006;26:963–78

Hombach V, Grebe O, Botnar RM. Kardiovaskuläre MRT. Stuttgart: Schattauer; 2005

Hricak H, Marotti M, Gilbert TJ, et al. Normal penile anatomy and abnormal penile conditions: evaluation with MR imaging. Radiology 1988;169:683–90

Koritke JG, Sick H. Atlas of Sectional Human Anatomy. Baltimore: Urban & Schwarzenberg;1988

Leyendecker JR, Barnes CE, Zagoria RJ. MR urography: techniques and clinical applications. Radiographics 2008; 28:23–48

Lombardi M, Bartolozzi C. MRI of the heart and vessels. Milan: Springer; 2005

Meschan I. Synopsis of Radiologic Anatomy. Philadelphia: W.B. Saunders;1978

Möller TB, Reif E. Pocket Atlas of Sectional Anatomy, Vol. I. Head, Neck. Stuttgart: Thieme; 2006

Möller TB, Reif E. Pocket Atlas of Sectional Anatomy, Vol. III. Spine, Extremities, Joints. Stuttgart: Thieme; 2006

Möller TB, Reif E. Atlas of Sectional Anatomy: The Musculoskeletal System. Stuttgart: Thieme; 2009

Moeller TB, Reif E. Pocket Atlas of Radiographic Anatomy. Stuttgart: Thieme; 2010

Nagel E, van Rossum AC, Fleck E, eds. Kardiovaskuläre MRT. Darmstadt: Steinkopf; 2002

Netter FH. Atlas of Human Anatomy, 4th ed. Philadelphia: Saunders; 2006

Ohashi I, Ina H, Okada Y, et al. Segmental anatomy of the liver under the right diaphragmatic dome: evaluation with axial CT. Radiology 1996;200:779–83

Pannu HK, Flohr TG, Corl FM, Fishman EK. Current concepts in multi-detector row CT evaluation of the coronary arteries: principles, techniques, and anatomy. Radiographics 2003;23:S 111–25

Pretorius WS, Siegelmann ES, Ramchandani P, et al. MR imaging of the penis. Radiographics 2001;21:283–99

Rauber A, Kopsch F. In: Leonhardt H, Tillmann B, Töndury G, Zilles H, eds. Anatomie des Menschen. Lehrbuch und Atlas. Bd. 1. Stuttgart: Thieme; 2003

Reiser MF, Takahashi M, Modic M, Becker CR, eds. Multislice CT. Berlin: Springer; 2004

Richter E, Feyerabend T. Normal lymph node topography. Berlin: Springer; 1991

Rummeny EJ. MR imaging of the body. Stuttgart: Thieme; 2008

Schünke M, Schulte E, Schumacher U, Ross LM, Lamperti E. Thieme Atlas of Anatomy – Neck and Internal Organs. New York: Thieme; 2010

Stark DD, Bradley WG. Magnetic Resonance Imaging. St. Louis: Mosby; 1999

Sugita R, Yamazaki T, Fujita N, Naitoh T, Kobari M, Takahashi S. Cystic artery and cystic duct assessment with 64-detector row CT before laparoscopic cholecystectomy. Radiology 2008; 248:124–31

Tiedemann K. Anatomy of the Head and Neck. Weinheim: VCH; 1993

Witzig H. Punkt-Punkt-Komma-Strich. Niedernhausen: Falken; 2000

Yoo E, Kim JH, Kim MJ, et al. Greater and lesser Omenta: Normal Anatomy and Pathologic Processes. RadioGraphics 2007;27:707–720

索　引

淋巴结

头颈部淋巴结

s 锁骨上淋巴结
cs 颈浅淋巴结
cp 颈深淋巴结*
cp1 颏下与颌下淋巴结

颈部外侧淋巴结

cp2 颈部外侧淋巴结，外上组
cp3 颈部外侧淋巴结，外中组
cp4 颈部外侧淋巴结，外下组
cp5 颈后三角淋巴结
cp5(a) 项淋巴结
cp6 颈前淋巴结

臂淋巴结

a 腋窝淋巴结

胸部淋巴结

t 胸壁淋巴结
t1 锁骨下淋巴结
t2 肋间后淋巴结
t3 胸肌间淋巴结
t4 内乳淋巴结
t5 胸骨旁淋巴结
t6 膈上淋巴结
t7 乳腺旁淋巴结
m 中心(纵隔)淋巴结**

锁骨上区

1 下颈、锁骨上与胸骨结节淋巴结

上纵隔淋巴结

2R 气管旁右上淋巴结
2L 气管旁左上淋巴结
3a 血管前淋巴结
3p 气管后淋巴结
4R 气管旁右下淋巴结
4L 气管旁左下淋巴结

主动脉淋巴结

5 主动脉下淋巴结
6 主动脉旁淋巴结(升主动脉或膈上)

下纵隔淋巴结

7 隆突下淋巴结
8 食管旁淋巴结(隆突下)
9 肺韧带淋巴结

N1 淋巴结

10 肺门淋巴结
11 肺叶间淋巴结
12 肺叶淋巴结
13 肺段淋巴结
14 肺亚段淋巴结
m15 心包前淋巴结
m16 心包外侧淋巴结
m17 椎旁淋巴结
m18 主动脉旁淋巴结

---

* 基于美国耳鼻喉学会头颈外科1991年Robbins分类

** 基于IASLC，AJCC，UICC关于肺癌的分类

腹部淋巴结

ap 腹壁淋巴结
ap1 膈下淋巴结
主动脉旁淋巴结
ap2 主动脉外侧淋巴结
ap3 中间腰(主动脉下腔静脉间)淋巴结
ap4 腰淋巴结(左)
ap5 主动脉前淋巴结
ap6 主动脉后淋巴结
腔静脉旁淋巴结
ap7 腔静脉外侧淋巴结
ap8 腔静脉后淋巴结
av 腹部内脏淋巴结
av1 腹腔淋巴结
av2 右结肠淋巴结
av3 中结肠淋巴结
av4 左结肠淋巴结
av5 胃网膜淋巴结
av6 胃左淋巴结
av7 肝淋巴结
av8 回结肠淋巴结
av9 小肠旁淋巴结
av10 肠系膜下淋巴结
av11 肠系膜上淋巴结
av11 中间肠系膜上淋巴结
av12 结肠系膜淋巴结
av13 胰腺淋巴结
av14 结肠旁淋巴结
av15 盲肠前淋巴结
av16 幽门淋巴结
av17 乙状结肠淋巴结
av18 脾淋巴结

p 盆腔淋巴结
盆壁淋巴结
P1 髂总淋巴结
P1a 髂总淋巴结外侧组
P1b 髂总淋巴结内侧组
P1c 髂总淋巴结中(后)组
P2 髂外淋巴结
P2a 髂外淋巴结外侧组
P2b 髂外淋巴结中组
P2c 髂外淋巴结内侧(闭孔)组
P3 髂内淋巴结
P3a 髂内淋巴结骶外侧组
P3b 髂内淋巴结骶前组
P3c 髂内淋巴结前组
P3d 髂内淋巴结下腹组
P3e 髂内淋巴结臀上组
P4 骶岬淋巴结
P5 骶骨淋巴结
内脏淋巴结
膀胱旁淋巴结:
P6a 膀胱外侧淋巴结
P6b 膀胱后组淋巴结
P6c 膀胱前组淋巴结
P7 直肠旁淋巴结
P8 直肠上淋巴结
P9 子宫旁淋巴结
P10 阴道旁淋巴结

腹股沟淋巴结:
P11 腹股沟淋巴结
P11a 腹股沟浅淋巴结
P11b 腹股沟深淋巴结

肺段

左肺

1 + 2	上叶尖后段
3	上叶前段
4	上叶上舌段
5	上叶下舌段
6	下叶上段
7 + 8	下叶内前基底段
9	下叶外基底段
10	下叶后基底段

右肺

1	上叶尖段
2	上叶后段
3	上叶前段
4	中叶外侧段
5	中叶内侧段
6	下叶上段
7	下叶内基底段
8	下叶前基底段
9	下叶外基底段
10	下叶后基底段

肝段

肝左叶

1	肝尾叶
2	肝左叶外侧后段
3	肝左叶外侧前段
4	肝左叶内侧段（4a 上亚段，4b 下亚段）

肝右叶

5	肝右叶前内侧段
6	肝右叶后内侧段
7	肝右叶前外侧段
8	肝右叶后外侧段